手計算で誰もがわかる

医学統計学

帝京平成大学 元教授
明治鍼灸大学 元講師

篠原 鼎

浪速社

序　文

　著者が長年考えていた医学統計学に関する内容を、出版することにしました。

　個々の統計手法がそれぞれバラバラでなく、ある目的のために測定したデータに対して、いろいろのパラメトリック統計手法やノンパラメトリック統計手法や計数値の統計手法が適用できると同時に、それぞれの統計手法にどのような違いがあるかを、分かって頂けたなら著者として本望につきます。

　パソコンがない 1980 年代は手計算で統計処理をしていて、とても時間がかかりました。今では統計ソフトも揃い、誰でもデスクトップパソコンやノートパソコンやタブレットにデータを入力すれば簡単に計算することができるようになり、とてもありがたい時代になりました。

　ただし簡単に扱えるようになった分、生データの変化率や変化量による捏造、順位データにパラメトリック統計手法を行う誤用も多くなりました。データの扱い方や統計手法をよく理解することが今後とも大切になります。

　正しい統計処理した論文が多くない医療業界で、今後正しい統計処理した論文が増えることを期待します。

2020 年 3 月 31 日　著者　青山にて

目 次

第1章　基礎的な統計学知識
1. 統計学に必要な基礎知識 　　　　　　　　　　　　　　　　　　　　1
2. 算術平均(平均値)と相乗(幾何)平均の違い 　　　　　　　　　　　　1
3. 平均値と中央値の違い 　　　　　　　　　　　　　　　　　　　　　2
4. 平均偏差と標準偏差と標準誤差の違い 　　　　　　　　　　　　　　3
　　-1) バラツキ(散らばり)は、平均偏差でなく標準偏差 　　　　　　3
　　-2) 標準偏差と標準誤差の違い 　　　　　　　　　　　　　　　　5
　　-3) 変動係数 　　　　　　　　　　　　　　　　　　　　　　　　7

第2章　基礎統計学Ⅰと問題点
5. 平均値の差があるかどうか、どうしたら分るか 　　　　　　　　　　8
　　(治療効果の差をどうしたら決定できるのか)
　　-1) 平均値の差の意味 　　　　　　　　　　　　　　　　　　　　8
　　-2) 統計グラフでは平均値と標準誤差が必要 　　　　　　　　　　10
6. 尺度と統計手法の問題点 　　　　　　　　　　　　　　　　　　　　12
　　-1) 4種の測定尺度といろいろな統計手法 　　　　　　　　　　　12
　　-2) データの外れ値 　　　　　　　　　　　　　　　　　　　　　14
7. 捏造統計処理と具体例 　　　　　　　　　　　　　　　　　　　　　15
　　-1) 捏造統計処理 　　　　　　　　　　　　　　　　　　　　　　15
　　-2) 生データ (Raw Data) と2種類の捏造データの変換加工 　　　16
　　　　-1) 測定した生データでは有意差はない 　　　　　　　　　　16
　　　　-2) 生データの最初を100と加工した変化率の捏造データで有意差が出る 　17
　　　　-3) 生データの最初を0と加工した変化量の捏造データで有意差が出る 　　18
　　-3) 対照群なしで実験群の最初を総て100または1または0にした捏造データ 　19

第3章　基礎統計学Ⅱ
8. 母数の推定と検定 　　　　　　　　　　　　　　　　　　　　　　　20
　　-1) 母数の推定 　　　　　　　　　　　　　　　　　　　　　　　20
　　-2) 母数の検定 　　　　　　　　　　　　　　　　　　　　　　　21
9. 相関関係について 　　　　　　　　　　　　　　　　　　　　　　　21
10. 確率分布…正規分布とt分布とχ^2分布とF分布 　　　　　　　　23
11. 片側検定と両側検定の違い 　　　　　　　　　　　　　　　　　　　25
12. 危険率 p、$p<0.05$、$p<0.01$、$p<0.001$ の意味 　　　　　　　26
13. 第1種の過誤 α、第2種の過誤 β の意味 　　　　　　27

第4章　2群のパラメトリック統計学
14. 正規性のピアソン適合度χ^2検定 　　　　　　　　　　　　　　29
15. 等分散性のF検定 　　　　　　　　　　　　　　　　　　　　　　　35
16. スチューデントのt検定 　　　　　　　　　　　　　　　　　　　　38

II

- 17. ウェルチのt検定　43
- 18. 対応のあるt検定　45
- 19. 母平均のZ検定　50
  - １）母分散が既知のときの母平均のZ検定　50
  - ２）母分散が未知のときの母平均のZ検定とt検定　51
- 20. ピアソン相関係数のt検定　51

第5章　2群のノンパラメトリック統計学

- 21. パラメトリック統計学とノンパラメトリック統計学の違い　56
- 22. マン・ホイットニ検定とウィルコクソン順位和検定　57
- 23. ウィルコクソン符号付順位和検定　65
- 24. ノンパラメトリックの相関　70
  - １）スピアマン順位相関係数とZ検定　70
- 25. 2群の計数値の統計学　75
  - １）2×2分割表(クロス集計表)のピアソン独立性χ^2検定　75
  - ２）比率の差のZ検定　82
  - ３）対応のある2×2分割表のマクニマーχ^2検定　83
  - ４）マンテル・ヘンツェルχ^2検定　85
  - ５）計数値の2×2分割表(クロス集計)の関連性を示す値　86

第6章　一元配置のパラメトリック統計学

- 26. 分散分析　89
  - １）分散分析　89
  - ２）分散分析とt検定の関係　89
- 27. 要因と水準、バラツキの加法性、偏差平方和、頑健性、ベースライン、対照群　89
  - １）要因と水準　89
  - ２）バラツキ(散らばり)の加法性　89
  - ３）平方和と偏差平方和　89
  - ４）分散分析の頑健(強)性　89
  - ５）ベースラインと対照群　90
- 28. 等分散性の検定　90
  - １）いろいろな等分散性の検定　90
  - ２）バートレット検定　90
  - ３）レーベン(ルビーン)検定　92
- 29. 一元配置の分散分析　96
- 30. 経時型(反復測定)一元配置の分散分析　101
  - １）A.経時型(反復測定)一元配置の分散分析　101
  - ２）B.経時型(反復測定)一元配置の分散分析の調整自由度　103
    - １）G-G調整　103
    - ２）H-F調整　104
- 31. 累積傾向一元配置の分散分析　115
- 32. 多群のピアソン相関係数とt検定　115

第7章　1要因多群のノンパラメトリック統計学

- 33. クラスカル・ワリス検定　116
- 34. フリードマン検定　120
- 35. クェード検定　121
- 36. ヨンキー傾向検定　129
- 37. 多群のスピアマン順位相関係数とZ検定　129
- 38. 多群の計数値の統計学　129
  - 1）M×N分割表のピアソン独立性χ^2検定　129
  - 2）対応のあるM×N分割表　132
  - 3）行・列の一方に順序関係がある時　134
    - 1）$Bj\ (j=1\cdots a)$に順序関係がある場合の2×N分割表　134
    - 2）Aiの分類数が3以上の場合のM×N分割表　135
    - 3）行・列の2方向に順序関係がある場合のM×N分割表　136
  - 4）多群比率のZ検定　137
  - 5）コクランQ検定　137
  - 6）計数値のM×N分割表（クロス集計）の関連性を示す値　139

第8章　一元配置の多重比較法

- 39. 多重比較法　142
  - 1）考えられた多重比較法　142
  - 2）主な多重比較法　142
  - 3）多重比較とt検定の関係　142
  - 4）多重性の問題の解決法　142
- 40. 一元配置の多重比較法　142
  - 1）フィッシャーLSD法（最小有意差限界法）　143
  - 2）ボンフェローニ・ダン法　143
  - 3）チューキー・クレーマ法　144
  - 4）シェフェ法　144
  - 5）ダネット法　144
- 41. 経時型（反復測定）一元配置の多重比較法　149
- 42. 一元配置の多重傾向法　157
  - 1）ウイリアムズ法　157
- 43. 一元配置の直交多項式推定　157
  - 1）等間隔の場合　158
  - 2）不等間隔の場合　159

第9章　1要因多群のノンパラメトリック多重比較法

- 44. 1要因多群のノンパラメトリック多重比較法　165
  - 1）スチール・ドワス法　165
  - 2）ノンパラメトリック・ボンフェローニ・ダン法　166
  - 3）ノンパラメトリック・チューキー・クレーマ法　166
  - 4）ノンパラメトリック・シェフェ法　167
  - 5）スチール法　167

- 45. 対応のある1要因多群のノンパラメトリック多重比較法 　173
- 46. 1要因多群のノンパラメトリック多重傾向法 　179
  - －1）シャーリー・ウイリアムズ法 　179
- 47. 多群比率のZ検定と多重比較法 　179
- 48. M×N分割表のリジッド分析 　181

第10章　二元配置のパラメトリック統計学

- 49. 二元配置の分散分析の概要 　184
  - －1）二元配置の分散分析の特徴 　184
  - －2）ベースライン 　184
  - －3）交互作用 　184
  - －4）二元配置の分散分析の種類 　185
- 50. 二元配置の等分散性検定 　186
  - －1）二元配置のバートレット検定 　186
  - －2）二元配置のレーベン検定 　187
- 51. 二元配置の分散分析 　193
- 52. 経時型(反復測定)二元配置の分散分析 　202
  - －1）A. 経時型(反復測定)二元配置の分散分析 　202
  - －2）B. 経時型(反復測定)二元配置の分散分析の調整自由度 　206
    - －1）G-G調整 　206
    - －2）H-F調整 　207
  - －3）経時型(反復測定)と分割型(重複測定)と枝分かれ型の違い 　208
- 53. 二元配置の分散分析表と経時型(反復測定)二元配置の分散分析表の見方 　217

第11章　クロスオーバ経時型二元配置の分散分析と多重比較法とノンパラ統計学

- 54. クロスオーバ(交差)経時型二元配置の分散分析 　219
- 55. 二元配置の多重比較法 　229
  - －1）フィッシャーLSD（最小有意差限界）法 　229
  - －2）ボンフェローニ・ダン法 　230
  - －3）チューキー・クレーマ法 　230
  - －4）シェフェ法 　231
- 56. 2要因多群フリードマン検定 　238
- 57. ノンパラメトリックの繰返しのある2要因多群の順位検定がない理由 　241

第12章　生存分析

- 58. カプラン・マイヤー法 　244
- 59. ログランク検定 　247

統計数値表　(1〜19)
日本語索引　(1〜4)

統計ソフトはSPSSを前提にしています。
または無料ソフトEZRを、インターネットから手に入れて実行して下さい。

第1章 基礎的な統計学知識

1．統計学に必要な基礎知識

　統計と統計学をよく混同しますが、統計と統計学は違います。統計は統計データとして単に集計したデータを指します。例えば政府統計データなどがあります。統計学は採取したデータとか測定したデータを用いて従来の既成概念が正しいかどうかを検証する学問です。もちろん集計データを使って統計学を行うこともできます。統計学を始めるのに確率論から入ると難しい学問になってしまいます。確率論がベースにありますが、それらを特に述べずに、有意差が何であるかを知った方が先の楽しみになります。

　推論の方法には、演繹法(synthesis)と帰納法(induction)があります。
演繹法は、既に確かめられた法則や理論を前提として１つ１つの事柄に関する結論を得ようとする推論法です。帰納法は推測とも言い、個別の情報を多く集めて、または実験計画を立てて、実際に実験して、法則を見出そうとする方法です。統計学は後者の道具として利用されます。推測統計学の名称もあります

　統計学に必要な計算は四則演算の足し算、引き算、掛け算、割り算と、２乗、ルート($\sqrt{\ }$)の計算です。微積分は使いません。２乗した値は偏差平方和へ、$\sqrt{\ }$は偏差平方和などを元に戻すために利用します。また標準偏差や標準誤差の計算に使います。そして初めて見るかもしれないシグマ(Σ)の計算があります。Σは極めて単純なことを表しています。Σは決められた数の数値を加算することです。英語の SUM の頭文字で、ギリシャ文字のシグマ(sigma,Σ)で表したものです。例えばX_iのデータ 1,2,3,4,5 の５個を合計する時は$\sum_{i=1}^{5} X_i = 15$ となります。

２．算術平均（平均値）と相乗（幾何）平均の違い

[データの中心（senter of data）]
大きさ n の個々のデータの値を $X_1, X_2, \cdots, X_n$ とすると、・・・n はデータ数を示します。

① 算術平均（相加平均、arithmetic mean）は

$$\overline{X} = Ma = \frac{X_1 + X_2 + \cdots + X_n}{n} = \frac{\sum_{i=1}^{n} X_i}{n} \quad 、これが算術平均です。・・・①$$

② 相乗平均（幾何平均、geometric mean）は

$$Mg = \sqrt[n]{X_1 \times X_2 \times \cdots X_n} \quad 、増加率とか償却率の平均に使います。・・・②$$

　算術平均（平均値）と相乗平均の違いは、①の式のように全データを足し算してデータ数で割ったもの、そして②の式のように全データを掛け算してn回ルートしたものです。算術平均（平均値）は、後述するパラメトリック統計学で使います。

【実例１】12 名の最高血圧(systolic pressure)と最低血圧(diastolic pressure)と脈拍数(pulse rate)の算術平均を出します。以下の実例にならって自分で収集したデータで試してみて下さい。

最高血圧	124	122	122	117	116	119	123	122	123	126	127	123
最低血圧	71	76	82	70	67	78	77	74	79	75	83	74
脈拍数	65	66	64	68	73	69	70	61	66	59	64	68

算術平均（平均値）は、①の式から下のようになります。
　　最高血圧 = 122　　　　最低血圧 = 75.5　　　　脈拍数 = 66 (66.08)
参考のため、相乗平均を出します。値を見比べて下さい。
　　最高血圧 = 122 (121.96)　　最低血圧 = 75 (75.36)　　脈拍数 = 66 (65.98)

【実例２】同じ英語の問題を出題して、ある大学のＡ学科とＢ学科の点数の平均値を出します。
　　Ａ学科 60 60 82 52 56 54 70 66 80 46 56 40 80 74 58 46 28 36 60 54
　　　　　76 56 82 52 36 72 78 76 38 92 50 60 72 38 36 36 54 94 42　　(n=39)

算術平均（平均値）は、①の式から下のようになります。
　　算術平均（平均値） = 59 (58.92)　　相乗平均 = 56 (56.42)　　　但し四捨五入

　　Ｂ学科 66 22 58 66 38 38 26 36 46 44 98 60 24 12 38 46 68 84 86 52
　　　　　58 46 34 38 60 34 52 28 58 82 44 28 92 78 50 36 78 22 38 48 44 4　(n=42)

算術平均（平均値）は、①の式から下のようになります。
　　算術平均（平均値） = 49 (49.05)　　相乗平均 = 43 (43.20)　　　但し四捨五入

３．平均値と中央値の違い

[データの中心]

③　中央値 Me（median, メディアン）は
　データを小さい方から大きい方へ並びかえた(昇順)時、あるいは大きい方から小さい方へ並びかえた(降順)時、中央に位置する値のことです。データが偶数個の時は、中央にある２個のデータの平均値で求めます。ノンパラメトリック統計学で使います。

④　最頻値 Mo（mode, モード）は
　データの中で最も頻度の多い値です。

⑤　調和平均 H（harmonic mean, ハーモニック・ミーン）
　「データの逆数の算術平均」の逆数で、次式によって定義されます。

$$H = \frac{1}{\frac{1}{n}(\frac{1}{X_1} + \frac{1}{X_2} + \cdots + \frac{1}{X_n})} = \frac{n}{\sum_{i=1}^{n} \frac{1}{X_i}}$$

、平均値の多重比較法の時に使われます。

⑥　移動平均 M（moving average）
　時系列データで、前後のデータの平均を求めることで、偶然変動や季節変動などを取り除くことができます。変動の傾向を知るための平均値で次式によって定義されます。３項移動平均と５項移動平均がよく使われます。よく知られているのは株価の推移などで多項移動平均が使われています。

コロナで有名になった実効再生産数(effective reproduction number: Rt)は、この移動平均を言います。簡易 Rt 推定法として「直近 7 日間の新規陽性報告者数／(世代時間)日前 7 日間の新規陽性報告者数」が定義されています。例えば世代時間を 5 日として、3 月 20 日時点での Rt を推定したい場合は、その時点での 7 日間移動平均 (3 月 14〜20 日までの累積新規症例報告数を 7 で除する)を 5 日前時点での 7 日間移動平均 (3 月 9〜15 日までの累積新規症例報告数を 7 で除する)で除した値です。

$$3項移動平均 = \frac{X_{i-1}+X_i+X_{i+1}}{3} = \frac{\sum_{i=1}^{3}X_i}{3}$$

$$7項移動平均 = \frac{X_{i-3}+X_{i-2}+X_{i-1}+X_i+X_{i+1}+X_{i+2}+X_{i+3}}{7} = \frac{\sum_{i=1}^{7}X_i}{7}$$

$$多項移動平均 = \frac{X_1+X_2+\cdots+X_n}{n} = \frac{\sum_{i=1}^{n}X_i}{n}$$

【実例3】実例1のデータを用いて、12名の最高血圧の中央値と最頻値を出します。
　　　124　122　122　117　116　119　123　122　123　126　127　123
　　小さい順から並べなおして、次の中央値 Me(__)と最頻値 Mo(__)を求めます。
　　　116　117　119　122　122　122　123　123　123　124　126　127

　　中央値 =(122+123)／2 = 122.5　　　　最頻値 = 122, 123
　　前述の最高血圧の算術平均(平均値)の 122 と見比べて下さい、若干違います。

【実例4】実例2のデータを用いて、A学科の英語の中央値と最頻値を出します。
　　A学科 60　60　82　52　56　54　70　66　80　46　56　40　80　74　58　46　28　36　60　54
　　　　　76　56　82　52　36　72　78　76　38　92　50　60　72　38　36　36　54　94　42　(n=39)
　　小さい順から並べなおして、次の中央値 Me(__)と最頻値 Mo(__)を求めます。
　　A学科 28　36　36　36　36　38　38　40　42　46　46　50　52　52　54　54　54　56　56　56
　　　　　58　60　60　60　60　66　70　72　72　74　76　76　78　80　80　82　82　92　94

　　中央値 = 56　　　　　　最頻値 = 36 と 60
　　前述の実例2の算術平均(平均値)の 59 と見比べて下さい、どれも違います。

4．平均偏差と標準偏差と標準誤差の違い
4-1．バラツキ(散らばり)は、平均偏差でなく標準偏差

① 平均偏差 M.D. (mean deviation)は、次式になります。

$$M.D. = \frac{|X_1-算術平均|+\cdots+|X_n-算術平均|}{データの個数}$$

$$= \frac{\sum_{i=1}^{n}|X_i-\overline{X}|}{n} \qquad \cdots ①$$

② 分散 V (S^2, variance) は、次式で求めます。

$$V = S^2 = \frac{(X_1 - 算術平均)^2 + (X_2 - 算術平均)^2 + \cdots + (X_n - 算術平均)^2}{データの個数 - 1}$$

$$= \frac{(X_1 - \overline{X})^2 + (X_2 - \overline{X})^2 + \cdots + (X_n - \overline{X})^2}{データの個数 - 1}$$

$$= \frac{\sum_{i=1}^{n}(X_i - \overline{X})^2}{n - 1} \qquad \cdots ②$$

(X_i − 算術平均)^2 は偏差平方和、(X_i − 算術平均) は算術平均からの偏差、( )^2 は平方和。

③ 標準偏差 S.D.(standard deviation) は、次式で求めます。これは分布のバラツキになります。

$$S.D. = \sqrt{分散} = S = \sqrt{V} = \sqrt{\frac{\sum_{i=1}^{n}(X_i - \overline{X})^2}{n - 1}} \qquad \cdots ③$$

平均偏差は、「平均値からのバラツキを絶対値」にしたものを合計して「データ数(number of data)」で割っています。一方、標準偏差は「平均値からのバラツキを二乗」したものを合計して「データ数−1」で割ってその平方根にしています。一見すると平均偏差の方が標準偏差よりシンプルで、ばらつきを直感的に把握できるので使われてもよいのですが、後述する **28-3. レーベン(ルビーン)検定**以外にはあまり使われていません。

標準偏差を求める式の中で、どうして分母が $n-1$ であるのか理由があります。
標準偏差の場合の分母の数値 $n-1$ を自由度(degrees of freedom)と言います。自由度は、データ数 n から推定した平均値の個数 1 を引いた数なので、$n-1$ になります。
データの数が多い場合には、分母の $n-1$ は、n であろうが $n-1$ であろうが計算に影響しませんが、少ない場合には影響がでます。

④ 標準誤差 S.E.(standard error) は、次式になります。平均値のバラツキを表します。

$$S.E. = \frac{S.D.}{\sqrt{n}} \qquad \cdots ④$$

⑤ 変動係数 C.V. (coefficient of variation)は、次式になります。精度を表します。

$$C.V. = \frac{S.D.}{\overline{X}} \times 100 = \frac{標準偏差}{平均値} \times 100 \qquad \cdots ⑤ \quad 単位はパーセント。$$

⑥ 標準化変量 Z (standardized variable)は、次式になります。平均値や標準偏差を使います。
標準得点またはZスコアと言います。

$$Z_i = \frac{X_i - \overline{X}}{S.D.} = \frac{X_i - 平均値}{標準偏差} \qquad \cdots ⑥ \quad X_i は各データを示します。$$

⑦ 偏差値は、次式から求めます。

$$\text{偏差値} = \frac{X_i - \overline{X}}{S.D.} \times 10 + 50 = \frac{X_i - 平均値}{標準偏差} \times 10 + 50 \quad \cdots ⑦$$

4-2．標準偏差と標準誤差の違い

前述の標準偏差の③の式から　　$S.D. = \sqrt{\dfrac{\sum_{i=1}^{n}(X_i - \overline{X})^2}{n-1}}$

前述の標準誤差の④の式から　　$S.E. = \dfrac{S.D.}{\sqrt{n}} = \sqrt{\dfrac{\sum_{i=1}^{n}(X_i - \overline{X})^2}{(n-1) \times n}}$

　標準偏差と標準誤差はよく混同して用いられています。権威ある医学書の中にもこの誤りは多くみられ、その混乱ぶりがうかがわれます。両方ともバラツキです。標準偏差は分布に使い、標準誤差は平均値に使います。すなわち標準偏差が、"データ一つ一つのバラツキ"を示す統計量であるのに対し、標準誤差は、"データ平均のバラツキ"を示す統計量です。換言すれば、標準誤差は平均値の信頼性を裏付けしているのです。

　標準偏差(S.D.)はデータ数に関係なく決まります。標準誤差(S.E.)値は2番目の式の$\sqrt{n}$で除することから分かるようにデータが増えるとS.E.値はより小さくなります。

【実例5】実例1のデータで、最高血圧と最低血圧と脈拍数の分散，標準偏差，標準誤差を求めてみます。

　　分散とは、次のような計算をしています。「各データ－算術平均」の二乗を足し合わせて、「データの個数－1」で割る。

　　分散(最高血圧) = [(124-122)²+(122-122)²+(122-122)²+(117-122)²+(116-122)²+(119-122)²
　　　　+(123-122)²+(122-122)²+(123-122)²+(126-122)²+(127-122)²+(123-122)²]／(12-1)
　　　　= [2²+0²+0²+(-5)²+(-6)²+(-3)²+1²+0²+1²+4²+5²+(-1)²]／11
　　　　= (4+0+0+25+36+9+1+0+1+16+25+1)／11
　　　　= 118／11 = 10.73

　標準偏差は、次のような計算をしています。「分散」をルートする。
　標準偏差(最高血圧) = $\sqrt{10.73}$ = 3.275
　標準誤差は、次のような計算を、「標準偏差」を「ルートしたサンプル数」で割る。
　標準誤差(最高血圧) = 3.275／$\sqrt{12}$ = 3.275／3.464 = 0.9454

　　分散(最低血圧) = [(71-75.5)²+(76-75.5)²+(82-75.5)²+(70-75.5)²+(67-75.5)²+(78-75.5)²
　　　　+(77-75.5)²+(74-75.5)² +(79-75.5)²+(75-75.5)²+(83-75.5)²+(74-75.5)²]／(12-1)
　　　　= [(-4.5)²+0.5²+6.5²+(-5.5)²+(-8.5)²+2.5²+1.5²+(-1.5)²+3.5²+(-0.5)²+7.5²+(-1.5)²]／11
　　　　= (20.25+0.25+42.25+30.25+72.25+6.25+2.25+2.25+12.25+0.25+56.25+2.25)／11
　　　　= 247／11 = 22.45

　標準偏差(最低血圧) = $\sqrt{22.45}$ = 4.739
　標準誤差(最低血圧) = 4.739／$\sqrt{12}$ = 4.739／3.464 = 1.368

$$\begin{aligned}
\text{分散(脈拍数)} &= [(65-66)^2+(66-66)^2+(64-66)^2+(68-66)^2+(73-66)^2+(69-66)^2 \\
&\quad +(70-66)^2+(61-66)^2+(66-66)^2+(59-66)^2+(64-66)^2+(68-66)^2]/(12-1) \\
&= [(-1)^2+0^2+(-2)^2+2^2+7^2+3^2+4^2+(-5)^2+0^2+(-7)^2+(-2)^2+2^2]/11 \\
&= (1+0+4+4+49+9+16+25+0+49+4+4)/11 \\
&= 165/11 = 15
\end{aligned}$$

標準偏差(脈拍数) $= \sqrt{15} = 3.873$

標準誤差(脈拍数) $= 3.873/\sqrt{12} = 3.873/3.464 = 1.118$

【実例6】 実例2のデータでA学科とB学科の英語の分散，標準偏差，標準誤差を求めてみます。

$$\begin{aligned}
\text{分散(A学科)} &= [(60-59)^2+(60-59)^2+(82-59)^2+(52-59)^2+(56-59)^2+(54-59)^2+(70-59)^2+(66-59)^2 \\
&\quad +(80-59)^2+(46-59)^2+(56-59)^2+(40-59)^2+(80-59)^2+(74-59)^2+(58-59)^2+(46-59)^2 \\
&\quad +(28-59)^2+(36-59)^2+(60-59)^2+(54-59)^2+(76-59)^2+(56-59)^2+(82-59)^2+(52-59)^2 \\
&\quad +(36-59)^2+(72-59)^2+(78-59)^2+(76-59)^2+(38-59)^2+(92-59)^2+(50-59)^2+(60-59)^2 \\
&\quad +(72-59)^2+(38-59)^2+(36-59)^2+(36-59)^2+(54-59)^2+(94-59)^2+(42-59)^2]/(39-1) \\
&= [(1)^2+(1)^2+(23)^2+(-7)^2+(-3)^2+(-5)^2+(11)^2+(7)^2+(21)^2+(-13)^2+(-3)^2+(-19)^2+(21)^2+(15)^2 \\
&\quad +(-1)^2+(-13)^2+(-31)^2+(-23)^2+(1)^2+(-5)^2+(17)^2+(-3)^2+(23)^2+(-7)^2+(-23)^2+(13)^2+(19)^2 \\
&\quad +(17)^2+(-21)^2+(33)^2+(-9)^2+(1)^2+(13)^2+(-21)^2+(-23)^2+(-23)^2+(-5)^2+(35)^2+(-17)^2]/38 \\
&= (1+1+529+49+9+25+121+49+441+169+9+361+441+225+1+169+961+529+1+25 \\
&\quad +289+9+529+49+529+169+361+289+441+1089+81+1+169+441+529+529+25+1225 \\
&\quad +289)/38 = 11159/38 = 293.7
\end{aligned}$$

標準偏差 $= \sqrt{293.7} = 17.14$

標準誤差 $= 17.14/\sqrt{39} = 17.14/6.245 = 2.744$

$$\begin{aligned}
\text{分散(B学科)} &= [(66-49)^2+(22-49)^2+(58-49)^2+(66-49)^2+(38-49)^2+(38-49)^2+(26-49)^2+(36-49)^2 \\
&\quad +(46-49)^2+(44-49)^2+(98-49)^2+(60-49)^2+(24-49)^2+(12-49)^2+(38-49)^2+(46-49)^2 \\
&\quad +(68-49)^2+(84-49)^2+(86-49)^2+(52-49)^2+(58-49)^2+(46-49)^2+(34-49)^2+(38-49)^2 \\
&\quad +(60-49)^2+(34-49)^2+(52-49)^2+(28-49)^2+(58-49)^2+(82-49)^2+(44-49)^2+(28-49)^2 \\
&\quad +(92-49)^2+(78-49)^2+(50-49)^2+(36-49)^2+(78-49)^2+(22-49)^2+(38-49)^2+(48-49)^2 \\
&\quad +(44-49)^2+(4-49)^2]/(42-1) \\
&= [(17)^2+(-27)^2+(9)^2+(17)^2+(-11)^2+(-11)^2+(-23)^2+(-13)^2+(-3)^2+(-5)^2+(49)^2+(11)^2 \\
&\quad +(-25)^2+(37)^2+(-11)^2+(-3)^2+(19)^2+(35)^2+(37)^2+(3)^2+(9)^2+(-3)^2+(-15)^2+(-11)^2 \\
&\quad +(11)^2+(-15)^2+(3)^2+(-21)^2+(9)^2+(33)^2+(-5)^2+(-21)^2+(43)^2+(29)^2+(1)^2+(-13)^2 \\
&\quad +(29)^2+(-27)^2+(-11)^2+(-1)^2+(-5)^2+(-45)^2]/41 \\
&= (289+729+81+289+121+121+529+169+9+25+2401+121+625+1369+121+9 \\
&\quad +361+1225+1369+9+81+9+225+121+121+225+9+441+81+1089+25+441 \\
&\quad +1849+841+1+169+841+729+121+1+25+2025)/41 \\
&= 19442/41 = 474.2
\end{aligned}$$

標準偏差 $= \sqrt{474.2} = 21.77$

標準誤差 $= 21.77/\sqrt{41} = 21.77/6.403 = 3.399$

4-3. 変動係数

変動係数は、変異係数とも言われます。

前述の変動係数の⑤の式から　　$C.V. = \dfrac{S.D.}{\bar{X}} \times 100 = \dfrac{標準偏差}{平均値} \times 100$

データの集団が異なると、算術平均(平均値)の大きさも違うし、データの単位も違うので、集団間の標準偏差を単純に比較しても、集団間の散らばりの程度を比べることはできません。変動係数であると異なった集団間の散らばりを比較することができ、これを精度とも言います。すなわち測定系のバラツキ(標準偏差)の大きさが、対象の大きさ(算術平均)に比例していると仮定できます。

【実例7】実例1のデータから、最高血圧と最低血圧と脈拍数の変動係数を出します。

算術平均（平均値）
最高血圧 = 122　　　　最低血圧 = 75.5　　　　脈拍数 = 66(66.08)

標準偏差
最高血圧 = 3.275　　　最低血圧 = 4.739　　　脈拍数 = 3.873

変動係数
最高血圧 = (3.275／122)×100 = 2.684
最低血圧 = (4.739／75.5)×100 = 6.277
脈拍数 = (3.873／66.08)×100 = 5.861

臨床化学検査36項目では、許容誤差限界値としてC.V.が使われています。[1]

上のような具体的な計算過程を見ていただくと、算術平均(平均値)、相乗平均、中央値、最頻値、標準偏差、標準誤差、変動係数がどのように算出されるかが分かります。これらで計算した平均値、標準偏差、標準誤差、中央値は後で述べる**実例**で使います。

平均値、標準偏差、標準誤差、中央値を出しているだけでは統計学は面白くありません。統計学の醍醐味は、自分の研究から得られたデータの平均値が、過去に分かっている平均値との間で平均値に差があるか、知りたくなります。そこで有意差が出れば新しい事実が分かって、物事が変わっていきます。新しい発見を発表できることになります。

文献

1) 日本臨床化学会クオリティマネジメント専門委員会：生理的変動に基づいた臨床化学検査36項目における測定の許容誤差限界，臨床化学，35：pp144-153，2006

第2章 基礎統計学Ⅰと問題点

5．平均値の差(mean difference)があるかどうか、どうしたら分るか

ここで治療効果の差をどうしたら決定できるかについての方法を説明します。

5-1．平均値の差の意味

平均値の差が有るのかどうか、図だけでは分かりません。例えば**実例1**で計算した最高血圧と最低血圧の平均値の差、その差は46.5mmHg(最高血圧 122mmHg，最低血圧 75.5mmHgから)。下図に2つの平均値をグラフにしました。差があるだろうか？ 差46.5が数値的に大きいから差があるとなるかもしれませんが、これだと何をもって差があるかの基準が分かりません。

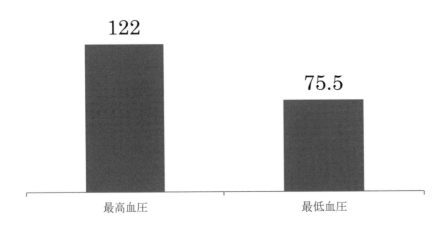

ではどうしたらよいのでしょう。平均値の差が本当にあるかどうかは、統計検定のお世話になるしかありません。データ数が少ない時は、**1908年にイギリスのスチューデント Student**(**ゴセット、Gosset, William**)[1]が見つけ出したt検定(t検定のtはStudentのtから名付けられました)。t検定から2つの違いを判定します。なぜゴセットがStudentと言うペンネームを使ったかと言うと、ゴセットはギネスビールのビール技術者で、統計学会にt検定の論文を出すのに名前を知られたくなかったため、ペンネームを使いました。現在もこのまま使用されているのです。それまではデータ数の多い(n_1, n_2>30以上)、ガウスが見つけたZ検定で判定していました。臨床ではn_1, n_2>30以上を集めるのはなかなか大変です。

[コラム] よく統計検定を行った結果、p<0.05またはp<0.01だけ記述している医学論文が多いようです。最低限として使用した「**統計ソフト名**」と後で出てくる**分散分析表**などの「**統計検定表(table of statistic test)**」を必ず書くべきです。そうすればデータ数から自由度が分かり、信頼ある統計ソフトでちゃんと検定したかで説明が十分となります。危険率はp(Probability)で表します。危険率(critical rate ; level of significance)については **12．危険率p<Probability>、p<0.05、p<0.01、p<0.001の意味**で詳しく解説します。簡単に言うと危険率5％とは検定を100回して5回の検定が誤っていることです。

【実例8】実例1の最高血圧と最低血圧に、差が有るかを検定します。この検定には独立2群のスチューデントのt検定で行います。

最高血圧	124	122	122	117	116	119	123	122	123	126	127	123
最低血圧	71	76	82	70	67	78	77	74	79	75	83	74

手計算で行った統計検定表は次のようになります。計算過程は **16. スチューデントのt検定** の実例23で述べます。

統計検定表	平均値の差	自由度	t値	$t_{0.001(22)}$
最高血圧, 最低血圧	46.5	22	27.96	3.792

統計検定表があると、t値 27.96＞境界 $t_{0.001(22)}$ 値 3.792 なので、危険率 0.1％で有意差があることが分かります。昔はP値(有意確率)が簡単に出せないため、計算したt値の絶対値とt分布表から求めた境界t値とを比較して、このように出していました。

【実例9】実例2のある大学のAとBの2学科の学生に、英語の同一問題を出題した時の学生の得点を示しています。2学科の学生の得点の平均値に差があるかを検定します。

A学科　60 60 82 52 56 54 70 66 80 46 56 40 80 74 58 46 28 36 60 54 76 56 82 52 36 72 78 76 38 92 50 60 72 38 36 36 54 94 42

B学科　66 22 58 66 38 38 26 36 46 44 98 60 24 12 38 46 68 84 86 52 58 46 34 38 60 34 52 28 58 82 44 28 92 78 50 36 78 22 38 48 44 4

手計算で行った統計検定表は次のようになります。

統計検定表	平均値の差	自由度	t値	$t_{0.005(79)}$
A学科, B学科	9.8	79	2.256	1.990

t値 2.256＞境界 $t_{0.05(79)}$ 値 1.990 なので、A学科とB学科は危険率5％で英語学力の平均値に差があります。

実例8との比較のために**実例9**のデータを今後よく使います。

次に平均値の差が有るか無いかの統計検定の内容について詳しく説明します。昔は手計算でやったので、統計検定の内容がよく分かりましたが、今はノートパソコンなどで即座に計算してくれるので何を行っているのかが分からず、結果だけ見ているのが現状です。以下を見てもらうとよく理解できると思います。

t検定の定義式は、下記のように難しい式ですが、理解し易くするためにデータ数を同じにしバラツキも同じにして、$n_1 = n_2 = n$、$s_1^2 = s_2^2 = s^2$ とします。t値は下記のようになります。

$$t = \frac{\overline{X}_1 - \overline{X}_2}{\sqrt{\frac{s_1^2 + s_2^2}{n}}} = \frac{\overline{X}_1 - \overline{X}_2}{\sqrt{\frac{s^2 + s^2}{n}}} = \frac{\overline{X}_1 - \overline{X}_2}{\sqrt{\frac{2 \times s}{\sqrt{n}}}} = \frac{平均値の差}{1.414 \times 標準誤差}$$

この式で、$\overline{X}_1 - \overline{X}_2$ は平均値の差で、$\frac{s}{\sqrt{n}}$ は標準誤差です。

すなわちt検定で求めるt値は、$\frac{平均値の差}{1.414 \times 標準誤差}$ で求めます。

t値は「平均値の差」を、「2群で作られた標準誤差」に係数1.414を掛けた値で割っていることが分かります。「2群で作られた標準誤差」の一般式は**16．スチューデントのt検定**のように複雑なので、前頁のように簡単に「2つの標準誤差を足して2で割る」とします。

次に計算で示します。**実例5**で計算した最高血圧と最低血圧の標準誤差から「2群で作られた標準誤差」＝（0.9454+1.368）／2 ＝ 1.1567を求めて、**実例1**の最高血圧と最低血圧の平均値の差を割ると、t＝（122－75.5）／（1.1567×1.414）＝46.5/1.636＝28.42になります。t分布表から求めた境界t値3.792（前述）以上なので、有意差があります。計算したt＝28.42が**実例8**の統計検定表のt＝27.96とほぼ同じと考えてよいです。なぜなら分母の最高血圧の標準誤差0.9454と最低血圧の標準誤差1.368の数値が大きく違わないからです。

英語の同一問題を出題した、ある大学2つの学科の平均値の差9.87と、**実例6**にある標準誤差から（2.744+3.399）／2＝3.072から、t＝9.87／（3.072×1.414）＝2.273になります。t分布表から求めた境界t値1.990（前述）より大きいので、有意差があります。計算したt＝2.273が**実例9**の統計検定表のt＝2.256とほぼ同じと考えてよいです。なぜなら分母のA学科の標準誤差2.744とB学科の標準誤差3.399が大きく違わないからです。

5-2．統計グラフでは平均値と標準誤差が必要

グラフは何のためにあるのかを改めて考える必要があります。単に綺麗に見せるためではなく、統計検定表以外にグラフ上で平均値の差がバラツキの何倍あるかによって、差が本当にあるのかないのかを見せる必要があります。具体的には平均値の差が標準誤差の何倍あるかによって、差が本当にあるかが分ります。標準偏差だとバーが重なり合って差があるかどうか分かりません。統計でわざわざ**エラーバー**という言葉があるので、**標準誤差バー**が正しい使い方なのです。標準偏差バー（デビエーションバー）では名称にも反しています。実際は間違った使われかたが多く標準偏差バーが使われています。多くの学位論文は標準偏差バーのグラフになっています。これでは有意差があるのかないのかをグラフからは分からなくしています。標準誤差は平均値に使います。すなわち標準偏差が、"データのバラツキ"を示す単なる統計量であるのに対し、標準誤差は、"平均値の信頼精度"を示す統計量であるからです。

t検定は平均値を問題にしているので、**標準誤差**が必要です。

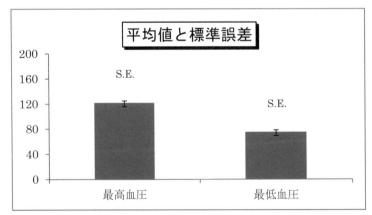

すなわち上図のように平均値と標準誤差（エラー）バーだと有意差の有無がよく分かるのです。

平均値の差が標準誤差の何倍あるかによって、有意差の有無をグラフで確認する方法を詳しく説明しますと、

前述のt式 $t=\dfrac{\text{平均値の差}}{1.414\times\text{標準誤差}}$ は、$\dfrac{\text{平均値の差}}{\text{標準誤差}}=1.414\times t$ となります。

このt値にはt分布表境界値を、すなわち統計書の巻末によく掲載されている**t分布表の両側パーセント点表**の数値を代入します。

データ数が最低限の各々4例（自由度 8-2 =6）だと $\dfrac{\text{平均値の差}}{\text{標準誤差}}$ は約4〜5倍差が必要です。
なぜならt分布表の自由度=6のα危険率の5％両側確率を見ると2.447。それの1.414倍は3.46、1％両側確率を見ると3.707。それの1.414倍は5.24になるので、**約4〜5倍差が必要**なるわけです。ただし各々4例だと例数が少ないため、その分β危険率が増えます。

データ数が各々10例（自由度 20-2 =18）だと $\dfrac{\text{平均値の差}}{\text{標準誤差}}$ は約3〜4倍差が必要です。
なぜならt分布表の自由度=18 のα危険率の5％両側確率を見ると 2.101。それの 1.414 倍は 2.97、1％両側確率を見ると 2.878。それの1.414倍は4.07になるので、**約3〜4倍差が必要**になるわけです。ただし各々10例だと例数が十分とはいえませんが、β危険率が少なくなります。

データ数が各々15例になるとβ危険率20％位になり検定が確かになります。
データ数が各々30例になるとZ検定も使えます。（α危険率やβ危険率については**13. 第1種の過誤α、第2種の過誤βの意味**に詳しく解説します。）

エラーバーで重要なのは、図の「左のエラーバー（標準誤差バー）の下側」と「右のエラーバー（標準誤差バー）の上側」の引っかかり具合です。**実例8をエラーバーで表現しますと下図のようになり、グラフから平均値の差｝がエラーバーの3倍以上あるので、有意差があると判断します。図のようなエラーバーを書くことが重要です。**（ただし対応あるデータとか経時データの場合は、群内(誤差)変動の偏差平方和からブロック変動の偏差平方和が除かれるので、このような説明ができない場合があります。）

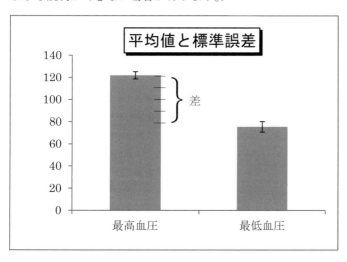

6．尺度(scale)と統計手法(statistic method)の問題点
6-1．4種の測定尺度といろいろな統計手法

　数量の体系である測定尺度は、種々の見地から分類でき、スティーブンス(Stevens)[2]は

　Ⅰ．名義尺度(nominal scale)
　Ⅱ．順序尺度(ordinal scale)
　Ⅲ．間隔尺度(interval scale)
　Ⅳ．比例尺度(ratio scale)

の4種に区別しています。尺度の水準は後者ほど高くなります。すなわち順序尺度は名義尺度でもあり、間隔尺度は順序尺度でも名義尺度でもあり、比例尺度は以上3つの尺度のいずれも含んでいます。名義尺度と順序尺度を質的データ、間隔尺度と比例尺度を量的データとして扱います。

　最近は測定尺度からでなく数値からみた分け方として、計量値と計数値に分けることがあります。これらと測定尺度の関係は次のようになります。

A．計量値(metric data)

　連続量データ(continuous data)　→比例尺度　間隔尺度のうち絶対0点がある：長さ、
　　　　　　　　　　　　　　　　　　　　　時間、物理化学量
　　　　　　　　　　　　　　→間隔尺度：学力試験の得点、摂氏(℃)
　数量化データ(quantification data)→順序尺度：ペインスケール(VAS)、各種の人為的スケール

B．計数値(enumerated data)

　離散量データ(discrete data)→順序尺度：++・+・±・−、著効・有効・不変・悪化、
　　　　　　　　　　　　　　　　　　　好き・どちらでもない・嫌い
　計数値データ(counted data)→名義尺度：性別、国別、病名別、職業別、項目別、グループ別

Ⅰ．名義尺度(nominal scale)

　分類尺度とも言います。名義尺度は、対象をそれぞれの分類ごとに与えられた度数（頻度）データから成り立ちます。名義尺度ではどの分類に一番度数が多いのかに興味があります。すなわち性別や国別など、他と区別するためにしか意味がなく、分類に計量的な意味を持たないため、四則演算，平均値，標準誤差などは使えません。すなわち名義尺度は最も原始的な尺度ですが、現在もよく使われています。

　例えば実験に性別の分類がある場合、これを男、女とし、男が女より大きいという意味はありません。また国別の場合も日本人、アメリカ人、中国人、インド人という分類は一つの名義尺度です。更にこれらの対象についてスマートフォン所有の(有：無)という分類にすると、別の名義尺度を考えることができ、名義尺度は二要因になります。ここで二要因的な名義尺度の間に、独立性を検定するのはχ^2(かいじょう)検定であり、連関の程度を検定するのが連関係数です。

　ところが度数でも全体の分類に対するある分類の相対的度数を知るために、比率を計算することがあります。注意すべきは比率になった数量は名義尺度ではなくなります。なぜなら例えば2人は1人の2倍であるといった単位の考えが出てきます。すなわち度数は基数ですが、比率は分数で絶対零度をもっていないので、名義尺度や順序尺度より一層意味する内容が高くなります。後で出てくる間隔尺度に分類されます。

　名義尺度に用いる統計手法としては、

① 1要因多分類では、ピアソン適合度χ^2検定

② 2要因2分類の対応なしでは、ピアソン独立性χ^2検定、フィッシャーの直接確率P値、イェーツの補正χ^2値、マンテル・ヘンツェルχ^2検定
③ 2要因2分類の対応ありでは、マクニマーχ^2検定
④ 2要因2分類の関連性では、連関係数(分割係数)C値、Φ係数、ユールQ値、オッズ比(OR)
⑤ 2要因3分類以上の対応なしでは、ピアソン独立性χ^2検定、対数線形モデル
⑥ 2要因3分類以上の対応ありでは、コクランQ検定
⑦ 多要因多分類(M×N分割表)では、ピアソン独立性χ^2検定、分析係数、クラーメルV値
などがあります。

II. 順序尺度(ordinal scale)

順位尺度(rank scale)とも言います。順序尺度における数量は順序づけであって間隔尺度や比例尺度の意味はありません。与えられた数の大小関係のみが意味を持ちます。たとえば生徒の学力テストで点数から順序づけるのは順序尺度になりますが、通常点数は間隔尺度として扱います。

また生徒の"真面目さ"を点で順位づけようとしても、これを行うことは難しく、通常多くの場合は、「非常に真面目、真面目、普通、不真面目、非常に不真面目」の5段階法を用います。学力を「A、B、C、E（不合格）」とするのも順序尺度です。医療での治療判定法として「++、+、±、−」、「著効、有効、やや有効、無効、判定不能」の5段階や「著効、有効、不変、悪化」の4段階、嗜好度としての「好き、普通、嫌い」、品評法としての「最優、優、良、可、不可」、官能評価法としての「特に良好、良好、同等、やや劣る、劣る」などはすべて順序尺度です。また順序を「1、2、3、4、5」、「1〜100」とするのも順序尺度です。

順序尺度と名義尺度の違いは前者には方向性があることです。これに対し名義尺度は順序を変えてもかまいません。順序尺度は方向さえあれば数量化データでも離散量データでもかまいません。ただし順序に計量的な意味がないため、四則演算, 平均値, 標準誤差などは使えません。順序尺度で用いられる統計量は、順位統計量として中央値, 四分位範囲, パーセンタイル順位, 順位相関係数などが用いられます。順序尺度で使う統計はノンパラメトリック統計学となります。

順序尺度に用いるノンパラメトリック統計手法としては、
① 1要因2群の対応なしでは、マン・ホイットニ（ウィルコクソン順位和）検定
② 1要因2群の対応ありでは、ウィルコクソン符号付順位和検定
③ 1要因多群の対応なしでは、クラスカル・ワリス検定とノンパラメトリック多重比較法
④ 1要因多群の対応ありでは、フリードマン検定とクェード検定と対応ある 〃
⑤ 1要因多群では、ヨンキー傾向検定とシャーリー・ウイリアムズ法
⑥ 1要因多群比率の多重比較法：Z検定
⑦ 2要因多群では、フリードマン検定
⑧ 2要因間の相関は、スピアマン順位相関係数とZ検定
などがあります。

III. 間隔尺度(interval scale)

順序尺度で分類された数値間に間隔の概念が入ると間隔尺度になります。間隔尺度は任意の原点と等間隔な単位をもち数値の差が意味を持ちます。通常連続量データがこれにあたります。

たとえば学力試験の得点が間隔尺度であるならば、その尺度で測られた得点の30点と25点の差5点は、100点と95点の差5点と等間隔です。

温度の摂氏(℃)と華氏(°F)とでは0点が等しくないので比例尺度でなく間隔尺度になります。

山の高さは海面から測りますが、これも他の基準から測ってもかまわないので比例尺度でなく間隔尺度になります。

間隔尺度の特徴は等間隔なので加算性であり、絶対0点はいりません。したがって加算性の操作を用いる四則演算、平均値、標準誤差などが使えますが、比率の検定には使えません。

間隔尺度において正規分布であればパラメトリック統計学が使えますが、そうでない場合は順序尺度で用いるノンパラメトリック統計学になります。

Ⅳ．比例尺度(ratio scale)

絶対0点をもつ間隔尺度を、比例尺度また比尺度と言います。比率の検定があるので比率尺度という言葉は使いません。長さ(cm)、重さ(g)も比例尺度です。なぜなら全く長さのない時が0cmであり、全く重さのない時が0gなので。温度では摂氏(℃)と華氏(°F)と絶対温度(K)において、摂氏(℃)と華氏(°F)は間隔尺度で、絶対温度(K)は比例尺度です。なぜなら10℃から20℃になっても2倍になったことを意味しません。それぞれを華氏にすると50°Fや68°Fになり、その比が2倍でないからです。物理量や化学量がつくものは比例尺度になります。間隔尺度や比例尺度で用いるパラメトリック統計学には特に違いはありませんが、間隔尺度や比例尺度の場合は、以下に示した①の母平均(母比率)の区間推定などや、⑪の多群比率の統計手法は使えません。

間隔尺度や比例尺度に用いるパラメトリック統計手法としては、

① 母平均（母比率）の区間推定 など
② まず2群の正規性のピアソン適合度 χ^2 検定をし、等分散性のF検定をする
③ 2群間の対応なし（独立2群）で、等分散では、スチューデントのt検定
④ 2群間の対応なし（独立2群）で、不等分散では、ウェルチのt検定
⑤ 2群間の対応あり（関連2群）では、対応のあるt検定
⑥ 2群間の相関を表すのが、ピアスン相関係数のt検定
⑦ まず3群以上の正規性の χ^2 検定をし、等分散性のバートレット検定かレーベン検定をする
⑧ 一元配置の分散分析と多重比較法
⑨ 経時型（反復測定）一元配置の分散分析と多重比較法
⑩ 累積傾向一元配置の分散分析と多重傾向法（ウイリアムズ法）
⑪ 多群比率のZ検定と多重比較法
⑫ 二元配置の分散分析と多重比較法
⑬ 経時型（反復測定）二元配置の分散分析と多重比較法
⑭ クロス・オーバ（交差）経時型（反復測定）二元配置の分散分析と多重比較法

などがあります。

6-2．データの外れ値(outlier)

データの外れ値の存在は、平均値や標準誤差や標準偏差などに大きな影響を与えます。したがって統計処理の結果にも影響してきます。外れ値は、単位の間違い、データの入力ミス、測定のミスなどによって起こります。これらの原因が分かっているなら外れ値を除いて計算し直す必要があります。よくあるのは外れ値1つを外すと有意差が出る場合があります。外れ値1つを無視して論文にしたい衝動に駆られますが、この場合は可能であれば再測定(re-measurement)を行

うのが正しいやり方です。それでも外れ値が出て解決しない場合は、正規分布以外の分布に従うことを意味します。この場合の1つの方法はデータの変数変換をして再統計処理をします。例えば自然対数で変換した数値を用いて検定してみます。もう1つの方法はノンパラメトリック統計学で統計処理します。ノンパラメトリック統計学は順序データとして扱いますので外れ値の影響を受けにくいという特徴があります。

7．捏（ねつ）造統計処理と具体例
7-1．捏造統計処理(lying statistical treatment)

ところで医学で測定したデータに「物理化学的な単位がない％データ」や「数量化データ」や「スコアデータ(score data)」の場合や、心理学や教育学での心理学的概念を数量化した「数量化データ」にもかかわらず、連続量データとして簡単に取扱われ、パラメトリック統計学の平均値、標準誤差、標準偏差などが、ほとんど無批判で計算されています。

「物理化学的な単位がない％データ」や「数量化データ」や「スコアデータ」が多くなった現在、いろいろと誤った結論を生み出しています。例えば医学の痛みなどで扱うペインスケール(Pain Scale、VAS)です。紙に書いた100mmの目盛りスケールを、患者に見せながら痛みの度合いを患者と治療者の双方で決定して、カルテに数値として記入しています。しかし100mmは長さの単位であり痛みの単位ではありません。単位を取って100とすると、この数値は物理化学的な単位が無いので順序だけを意味します。さらに目盛りスケールでの10と20の間隔10と、80と90の間隔10は、同じ等間隔ではないので間隔尺度にはなりません。たとえ正規性検定で正規性があるとの検定結果が出たとしても、上記の理由でパラメトリック統計学を用いることはできません。したがって順序尺度のノンパラメトリック統計学が適切な方法となります。

また各種の人為的なスケールのデータも、順序尺度のノンパラメトリック統計学を用いる必要があります。

ノンパラメトリック統計学を用いた場合は、前述したように平均値や標準誤差や標準偏差などは使えません。

次のような場合は捏造統計処理になります。
① 具体的な統計検定の記載が無く、単に論文に統計検定をしただけが書いてあって、グラフに$p<0.05$とか＊だけの記載のものやデータ数の記載がないものは捏造統計処理です。
② 「物理化学的な単位がない％データ」や「数量化データ」や「スコアデータ」や人為的なスケールのデータでは、一般的にマン・ホイットニ(ウィルコクソン順位和)検定やウィルコクソン符号付順位和検定を行いますが、これでは有意差が出なかったにもかかわらず、これらの検定結果を示さず、旨いこと結果の出たスチューデントのt検定やウェルチのt検定や対応のあるt検定を使って有意差を出した場合は、捏造統計処理になります。
③ 何とか統計結果で有意差を出したいために（有意差が出ないと論文として成り立たないので）、適切な統計手法を使わず、手当たり次第統計処理をして、有意差の出た結果を用いて論文発表している場合も多々あります。すなわち論文に統計検定の記載はありますが、多重比較の検定において間違った統計手法（例えばFisher最小有意差限界法；Fisher's Least Significant Difference Method）で出した場合は、捏造統計処理になります。もちろん正規性についての考えは全くありません。

7－2．生データ(Raw Data)と２種類の捏造データ(Faked Date)の変換加工を説明します

7－2－1　測定した生データ（ある血液成分μg/ml）では、有意差はない。

生データ	安静時	15分後	30分後	45分後	60分後
対照群	41.9	42.6	44	44.1	43.9
対照群	15.5	16	17	17.3	17.2
対照群	81	85.2	86.2	83.1	85.2
対照群	57.2	59.9	59.3	62	61.9
対照群	17.8	18.6	18.2	18.7	18.8
対照群	103.8	114.3	114.2	108	108.3
対照群	71.3	79	72.8	75.4	77.1
対照群	19.8	20.9	21	22.1	21.9
対照群	31.3	33.9	34.8	33.6	34.3
対照群	45.9	47.9	48	49.2	50.9
実験群	79.1	82.7	101.3	103.2	94.2
実験群	11.2	11	13.5	14.9	16.6
実験群	22.3	22.1	27.6	27.9	25.2
実験群	40.1	43.7	45.3	43.7	47.1
実験群	10.5	10.5	13.2	11.7	16.2
実験群	97	113.3	118.8	127.6	107.5
実験群	35.6	40.2	37.4	36.8	39.3
実験群	15.3	16.1	19.9	18.8	19.4
実験群	55	65.4	57.8	67.3	80
実験群	67.2	76	68.3	80.9	73.4

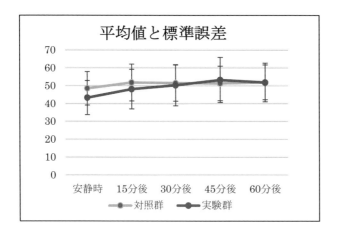

　統計学ではロー・データという言葉をよく聞きます。ロー・データとは生データのことで、加工していないデータのことです。しかし何とか統計検定で有意差を出したいために（有意差が出ないと論文として成り立たないので）、加工しがちです。

以下のような2種類の方法が、まことしやかに今なお行われています。

7-2-2　7-2-1の生データの最初を100または1と加工した変化率の捏造データで検定を行なうと、有意差が出ました。

変化率(percentage of change)とは、生データの各データを、各安静時データ(data at the time of resting)で割って、100または1を掛けたデータのことです[3]。

変化率	安静時	15分後	30分後	45分後	60分後
対照群	100	101.6	105	105.2	104.7
対照群	100	103.2	109.6	111.6	110.9
対照群	100	105.1	106.4	102.5	105.1
対照群	100	104.7	103.6	108.3	108.2
対照群	100	104.4	102.2	105	105.6
対照群	100	110.1	110	104	104.3
対照群	100	110.7	102.1	105.7	108.1
対照群	100	105.5	106	111.6	110.6
対照群	100	108.3	111.1	107.3	109.5
対照群	100	104.3	104.5	107.1	110.8
実験群	100	104.5	128	130.4	119
実験群	100	98.21	120.5	133	148.2
実験群	100	99.1	123.7	125.1	113
実験群	100	108.9	112.9	108.9	117.4
実験群	100	100	125.7	111.4	154.2
実験群	100	116.8	122.4	131.5	110.8
実験群	100	112.9	105	103.3	110.3
実験群	100	105.2	130	122.8	126.7
実験群	100	118.9	105	122.3	145.4
実験群	100	113	101.6	120.3	109.2

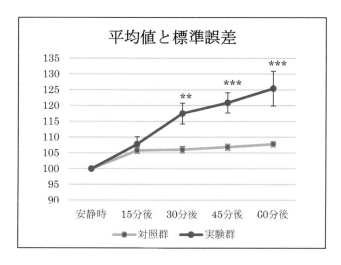

グラフを見ると、有意差が現れてきたことが明白です。数量化データやスコアデータでも、このような変化率に加工した捏造データが使われています[3]。

7－2－3　7－2－1の生データの最初を0と加工した変化量の捏造データで検定を行なうと、また有意差が出ました。

変化量(difference from an initial)とは、生データの各データを、各安静時データで引いたデータのことです[3]。

変化量	安静時	15分後	30分後	45分後	60分後
対照群	0	0.7	2.1	2.2	2
対照群	0	0.5	1.5	1.8	1.7
対照群	0	4.2	5.2	2.1	4.2
対照群	0	2.7	2.1	4.8	4.7
対照群	0	0.8	0.4	0.9	1
対照群	0	10.5	10.4	4.2	4.5
対照群	0	7.7	1.5	4.1	5.8
対照群	0	1.1	1.2	2.3	2.1
対照群	0	2.6	3.5	2.3	3
対照群	0	2	2.1	3.3	5
実験群	0	3.6	22.2	24.1	15.1
実験群	0	-0.2	2.3	3.7	5.4
実験群	0	-0.2	5.3	5.6	2.9
実験群	0	3.6	5.2	3.6	7
実験群	0	0	2.7	1.2	5.7
実験群	0	16.3	21.8	30.6	10.5
実験群	0	4.6	1.8	1.2	3.7
実験群	0	0.8	4.6	3.5	4.1
実験群	0	10.4	2.8	12.3	25
実験群	0	8.8	1.1	13.7	6.2

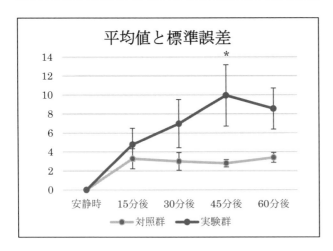

同じようにグラフを見ると、有意差が出てきたことが分かります。数量化データやスコアデータでも、このような変化量に加工した捏造データが使われています[3]。

7－3．もっとひどい捏造データで検定している場合があります。

　7－2－2や7－2－3の対照群と実験群の各経時毎の比較でなく、7－2－2や7－2－3の対照群なしで実験群のみで、実験群の安静時を対照群として、100あるいは1とした変化率の捏造データ、または0とした変化量の捏造データで、それと比較した経時後で、有意差を出しています。まず安静時のバラツキが0なので捏造したデータであることが分かります。また安静時のバラツキが0なので分後の比較とで有意差が出やすくなるのは当然です。

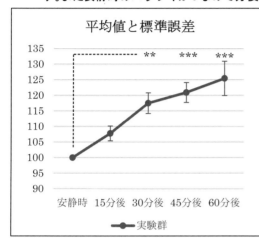
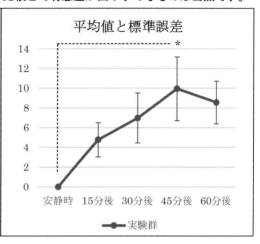

データの注意点

　対照群(control group)と実験群(experiment group)の測定した生データで統計処理するのではなく、データの最初を同じに揃えると、基準化できるということから、測定した生データの最初を100または1または0にした変化率のデータ変換加工して揃えること[3]が、医学分野の基礎実験や臨床試験で広く行われています。これによって統計処理をすると有意差が出ますので、論文として成り立つことから、このような捏造データが使われるわけです。論文作成している人は結果ありきなので、特に自分の作為性に気付かず問題にしていません。

　実は大変大きな問題を引き起こしています。すなわち対照群と実験群の各データをそれぞれの最初で割ったことにより、生データが変わってしまっているのです。また最初で割ったからといって基準化したわけでもなく、むしろこのような操作をして捏造データを作り出し、有意差のある論文を作っているのです。結果として意味のない論文が意味のあるかのように多数作り出されているということです。このような捏造データは正規性や等分散性もなくなります。

　また最近多くなった最初を0に揃えるとした変化量の捏造データは、元の生データと違ったデータ内容になっています。もちろん正規性や等分散性もなくなります。

　さらに対照群は置かずに実験群のみで最初と比較している論文も多くなっています。

　すなわち「生データ」や「数量化データ」や「スコアデータ」などで、有意差がなければ、その実験そのものに有意差はないということです。

文献

1) Sudent (Gosset, W.S.) : The probable error of a mean, Biometrika, 6 : pp1-25, 1908
2) Stevens,S.S. : Mathematics, measurement and psychophysics, In S.S.Stevens ed, Handbook of experimental psychology, New York,John Wikey, pp1-49, 1951
3) 古川俊之・丹後俊郎：新版医学への統計学，朝倉書店，p3，pp175-181，1993

第3章 基礎統計学Ⅱ

8．母数の推定と検定
8-1．母数の推定
8-1-1．母平均の区間推定（interval estimation of population mean）

　母平均の区間推定とは、実際には知ることが難しい母集団の平均（母平均）μ が、母集団から無作為に取り出したサンプルを用いて、どのくらいの区間に含まれるかを推定することです。その区間のことを信頼区間（confidence interval）と言い、その両端を信頼限界（confidence limit）と言います。信頼限界の小さい端を下側信頼限界（lower confidence limit）、大きい端を上側信頼限界（upper confidence limit）と言います。母平均の信頼区間として信頼度の95％や99％か標準偏差が用いられます。信頼度99％は甘くなり、95％や90％は厳しくなります。

（1）母分散 σ が既知のときの母平均 μ の推定

　サンプル数の大きさに関係なく、

　信頼度95％の信頼区間

$$\overline{X} - 1.96 \times \frac{\sigma}{\sqrt{n}} \leq \mu \leq \overline{X} + 1.96 \times \frac{\sigma}{\sqrt{n}}$$

　信頼度99％の信頼区間

$$\overline{X} - 2.576 \times \frac{\sigma}{\sqrt{n}} \leq \mu \leq \overline{X} + 2.576 \times \frac{\sigma}{\sqrt{n}}$$

　推定したい母平均値を μ とし、母分散を σ、データ数を n、平均値を $\overline{X}$ とします。

（2）母分散 σ が未知のときの母平均 μ の推定

　信頼度95％の信頼区間

$$\overline{X} - 1.96 \times \frac{s}{\sqrt{n}} \leq \mu \leq \overline{X} + 1.96 \times \frac{s}{\sqrt{n}}$$

　信頼度99％の信頼区間

$$\overline{X} - 2.576 \times \frac{s}{\sqrt{n}} \leq \mu \leq \overline{X} + 2.576 \times \frac{s}{\sqrt{n}}$$

　推定したい母平均値を μ とし、標準偏差を s、データ数を n、平均値を $\overline{X}$ とします。
　臨床データの正常範囲を決める時に使われます。

【実例10】12名の最高血圧データから 99％正常範囲と標準偏差を出してみます。

　　　　　最高血圧　　124　122　122　117　116　119　123　122　123　126　127　123

　実例1から平均値 = 122、実例5から標準誤差 = 0.945、標準偏差 = 3.275
　99％正常範囲（99％信頼区間の係数が 2.576）　　　　標準偏差
　$122 - 2.576 \times 0.945 \leq \mu \leq 122 + 2.576 \times 0.945$
　$122 - 2.4 \leq \mu \leq 122 + 2.4$　　　　　　　　　　　$122 - 3.3 \leq \mu \leq 122 + 3.3$

【実例11】12名の最低血圧データから 99％正常範囲と標準偏差を出してみます。

　　　　　最低血圧　　71　76　82　70　67　78　77　74　79　75　83　74

実例1から平均値 = 75.5、実例5から標準誤差 = 1.368、標準偏差 = 4.739

99%正常範囲　　　　　　　　　　　　　　　　　標準偏差

$75.5 - 2.576 \times 1.368 \leq \mu \leq 75.5 + 2.576 \times 1.368$

$75.5 - 3.5 \leq \mu \leq 75.5 + 3.5$　　　　　　　　$75.5 - 4.7 \leq \mu \leq 75.5 + 4.7$

【実例12】 12名の脈拍数データから 99%正常範囲と標準偏差を出してみます。

脈拍数　　65　66　64　68　73　69　70　61　66　59　64　68

実例1から平均値 = 66、実例5から標準誤差 = 1.118、標準偏差 = 3.873

99%正常範囲　　　　　　　　　　　　　　　　　標準偏差

$66 - 2.576 \times 1.118 \leq \mu \leq 66 + 2.576 \times 1.118$

$66 - 2.9 \leq \mu \leq 66 + 2.9$　　　　　　　　　$66 - 3.9 \leq \mu \leq 66 + 3.9$

8-2. 母数の検定

臨床管理データとの比較で検定する時に使います。

8-2-1. 母平均の検定

（3）母分散が既知のときの母平均のZ検定式

$$Z = \frac{\overline{X} - \mu}{\frac{\sigma}{\sqrt{n}}}$$

検定したい母平均値を μ とし、母分散を σ、データ数を n、平均値を $\overline{X}$ とします。

計算したZ値を、**19-1 母分散が既知のときの母平均のZ検定**の手順②③で有意差があるかを判断します。

（4）母分散が未知のときの母平均のt検定式

$$t = \frac{\overline{X} - \mu_0}{\frac{s}{\sqrt{n}}}$$

検定したい母平均値を μ_0 とし、標準偏差を s、データ数を n、平均値を $\overline{X}$ とします。

計算したt値を、**19-2 母分散が未知のときの母平均のZ検定とt検定**の手順②③で有意差があるかを判断します。

9．相関関係（correlation）について

XとYの間に、どの程度の直線的な関係があるかを示したものが相関係数（correlation coefficient）です。ここでは計量値のピアソン相関係数だけを扱います。対の組データが必要です。

ピアソン相関係数　$r = \dfrac{\sum_{i=1}^{n}(X_i - \overline{X}) \times (Y_i - \overline{Y})}{\sqrt{\sum_{i=1}^{n}(X_i - \overline{X})^2 \times \sum_{i=1}^{n}(Y_i - \overline{Y})^2}}$　　[定義式]

$= \dfrac{n \times \sum_{i=1}^{n} X_i \times Y_i - (\sum_{i=1}^{n} X_i) \times (\sum_{i=1}^{n} Y_i)}{\sqrt{\left[n \times \sum_{i=1}^{n} X_i^2 - (\sum_{i=1}^{n} X_i)^2\right] \times \left[n \times \sum_{i=1}^{n} Y_i^2 - (\sum_{i=1}^{n} Y_i)^2\right]}}$　　[計算式]

ピアソン相関係数の検定は、巻末の(ⅩⅡ)ピアソンの相関係数検定表の数値との比較による検定か、または巻末の(Ⅲ)t分布表の両側パーセント点表(2群)の数値との比較によるt検定によって判定します。詳しくは、**20. ピアソン相関係数のt検定**で述べます。

相関のグラフとしては次の4つのパターンになり、相関係数の値とその評価は下表の5つになります。

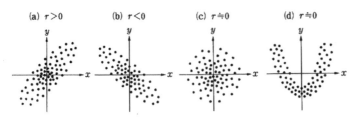

正の相関(a)、負の相関(b)、無相関(c)、曲線相関(d)の散布図

表　相関関係の強さのめやす

相関係数	相関関係
$0.0 \sim \pm 0.2$	ほとんど相関がない
$\pm 0.2 \sim \pm 0.4$	やや相関がある
$\pm 0.4 \sim \pm 0.7$	相関がある
$\pm 0.7 \sim \pm 0.9$	強い相関がある
$\pm 0.9 \sim \pm 1.0$	極めて強い相関がある

<相関関係と因果関係(causal relation)>
　因果関係は相関関係に含まれます。すなわち因果関係があれば結果を原因の単回帰で表現することができますが、相関関係があるからと言って単回帰で表現はできません。

<見せかけの(疑似)相関(spurious correlation)>
　よく例えられる話ですが、オランダで統計を取った結果、赤ん坊の出生数とコウノトリの数に正の相関が見られたので何らかの関係があるとされましたが、それらに因果関係はなく、おそらく両方が9ヶ月前の天候と相関しているだけと考えられる疑似相関でした。

【実例13】 実例1の最高血圧と最低血圧に相関関係があるかどうかを計算します。
　最高血圧と最低血圧を用いて、相関係数の定義式で説明します。対の組データは

最高血圧	124	122	122	117	116	119	123	122	123	126	127	123
最低血圧	71	76	82	70	67	78	77	74	79	75	83	74

手計算の場合は定義式で計算できます。実例1の平均値から $\overline{X} = 122$、$\overline{Y} = 75.5$

$$\sum_{i=1}^{n}(X_i-\overline{X})\times(Y_i-\overline{Y}) = (124-122)\times(71-75.5)+(122-122)\times(76-75.5)+(122-122)\times(82-75.5)$$
$$+(117-122)\times(70-75.5)+(116-122)\times(67-75.5)+(119-122)\times(78-75.5)$$
$$+(123-122)\times(77-75.5)+(122-122)\times(74-75.5)+(123-122)\times(79-75.5)$$
$$+(126-122)\times(75-75.5)+(127-122)\times(83-75.5)+(123-122)\times(74-75.5)$$
$$= 2\times(-4.5)+0\times0.5+0\times6.5+(-5)\times(-5.5)+(-6)\times(-8.5)+(-3)\times2.5$$

$$+1×1.5+0×(-1.5)+1×3.5+4×(-0.5)+5×7.5+1×(-1.5)$$
$$= -9+0+0+27.5+51-7.5+1.5+0+3.5-2+37.5-1.5$$
$$= 101$$

実例5の分散から $\sum_{i=1}^{n}(X_i-\overline{X})^2 = 118$、$\sum_{i=1}^{n}(Y_i-\overline{Y})^2 = 247$、 $r = \frac{101}{\sqrt{118×247}} = \frac{101}{170.72} = 0.5916$

手計算した r = 0.5916 は、SPSSの結果 0.592 と(EZRも)同じでした。

相関係数

		最高血圧	最低血圧
最高血圧	Pearsonの相関係数	1	.592*
	有意確率(両側)	.	.043
	N	12	12
最低血圧	Pearsonの相関係数	.592*	1
	有意確率(両側)	.043	.
	N	12	12

*. 相関係数は5%水準で有意(両側)です。

以下の相関図はエクセルで出せます。

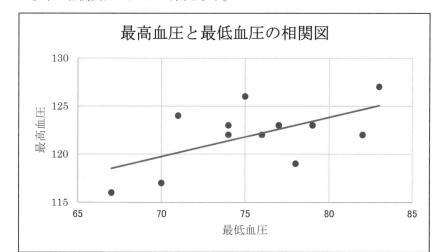

一般的には相関があると2つの事象に関係が強いということです。または場合によっては2つの事象を1つの事象で説明できてしまいます。すなわち1つは要らなくなることもあります。

10. 確率分布(probability distribution)・・・正規分布とt分布とχ^2分布とF分布

確率分布にはコインの裏表の確率などの二項分布、1年間に事故が起こる確率などのポアソン分布などがありますが、計量値や計数値の場合は正規分布とt分布とχ^2分布とF分布の4つが重要です。分布間には次のような関係があります。正規分布を二乗したのがχ^2分布、t分布を二乗したのがF分布になります。すなわち各分布には関係があるのです。これらの分布から分布表の有意差の境界値(臨界値)<limit value>を読み取って検定に用います。

① 正規分布（Z 分布，ガウス分布）[normal(Z or Gauss) distribution]

　正規分布は、ガウス（Gauss, 1777～1855）によって発見された分布です。データ数または自由度によって正規分布は変わりません。Z 分布と自由度 18 の t 分布を見ると、ほぼ似たような値ですが、t 分布の縦軸 0.4 の所を見ると頭が若干低くなって、その分すそ野が広がっています。すなわち横軸 2 と縦軸 0.05 の交点あたりを見ると、t 分布の方が若干持ち上がっていることからも分かります。Z 分布表の数値は、分布から読み取ることができます。

正規分布

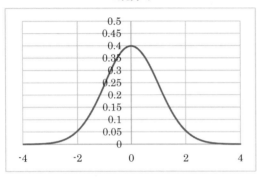

自由度 18 の t 分布（両側 p<0.05）

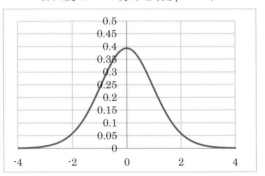

② t 分布(t-distribution)

　Student の t をとって t 分布と言われ＜Student は Gosset（1876～1937）のペンネーム＞、ゴセット分布と言ってもよいものです。t 分布のデータ数または自由度が無限大になると正規分布になります。

　自由度によって t 分布は変わります。下図のように自由度が少ない t 分布は分布のすそ野が広がっていますが、自由度が多くなった t 分布では分布のすそ野が狭くなっていき、正規分布に近づいていきます。t 分布表の数値は、分布表から読み取ることができ、自由度 $\nu = n_1 + n_2 - 2$

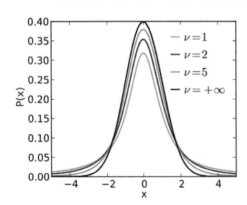

$\nu = +\infty$ になると尖って外側の曲線になる。

③ χ^2 分布(chi-square distribution)

　χ^2 分布は、ピアソン（Pearson, 1857～1936）によって命名された分布です。自由度によって χ^2 分布の形が変わります。次頁の図は $n_1, n_2=4$、$n_1, n_2=10$ の場合の χ^2 分布です。χ^2 分布は正規分布を 2 乗した合計で次の関係があります。$\chi^2(\nu) = Z_1^2 + \cdots + Z_\nu^2$。自由度は $\nu = n_1 + n_2 - 2$

自由度 6 の χ^2 分布(自由度=4+4-2=6)　　自由度 18 の χ^2 分布(自由度=10+10-2=18)

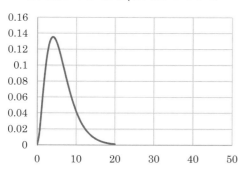
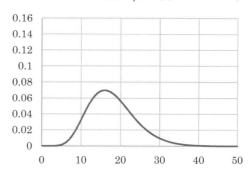

④　F 分布(F-distribution)

F 分布は、スネデカー(Snedecor)の F 分布またはフィッシャー・スネデカー分布とも呼ばれています。分散分析の父と言われているフィッシャー(Fisher, 1890〜1962)の頭文字を採って F 分布と命名されました。自由度によって F 分布の形が変わります。下図は $n_1, n_2=4$、 $n_1, n_2=10$ の F 分布です。 t 分布の 2 乗が F 分布になり次の関係があります。$F_\alpha (1, \nu) = [t_{\alpha/2}(\nu)]^2$。

　　　　自由度=3,3 の F 分布　　　　　　　　　　　自由度=9,9 の F 分布

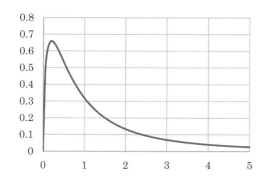
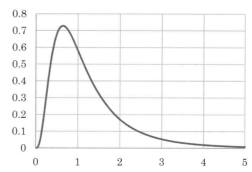

11. 片側[下(左),上(右)]検定(one-sided test)と両側検定 (two-sided test) の違い

　仮説検定(hypothesis testing)は、帰無仮説(null hypothesis)に対して対立仮説(alternative hypothesis)を設けて、帰無仮説を検定することで対立仮説の真偽を確かめるという手法を使っています。帰無仮説は無に帰する仮説で有意差がない仮説です。対立仮説には 3 つの有意差があります。片側に帰無仮説の棄却域を設定する検定で片側（かたがわ）検定と言い、片側には下側と上側があります。3 つ目は両側に帰無仮説の棄却域を設定する検定で両側（りょうがわ）検定と言います。仮説について何も情報を持たない時は、両側検定を行います。実験群が常に大きくなる時は上側（うえがわ）検定を、常に小さくなる時は下側（したがわ）検定で行います。しかしこれらは研究者間で統一してないと問題が生じます。片側検定が採用されないもう 1 つの理由は、後述の第 2 種の過誤 β が両側検定より 2 倍大きくなるからです。

　検定値(test value)が棄却域(critical region)に入ったら「差がある」ことになり、採択域(acceptance region)に入ったら「差がない」となります。次頁の図の灰色部分が棄却域です。
　片側では棄却域以外は採択域で、両側では棄却域に挟まれた部分が採択域です。以下で述べる全ての有意差検定(test of significance)は、棄却域, 採択域を中心に話が進みます。

下図の $n_1 n_2=10$（自由度18）の場合の片側確率5％の棄却域（$1.734 \leq t$）と両側確率5％（2.5％＋2.5％）の棄却域（$t \leq -2.101, 2.101 \leq t$）です。数値は自由度によって変わります。境界値2.101を **5-2. 統計グラフでは平均値と標準誤差が必要** の $1.414 \times t$ に代入すると $\frac{平均値の差}{標準誤差} = 2.101 \times 1.414 = 2.97$ になり、統計グラフでは約3倍になります。

a. 片側5％棄却域　　　　　　　　　　b. 両側（2.5％＋2.5％）棄却域

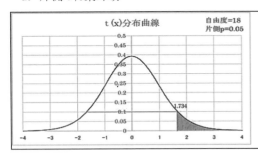 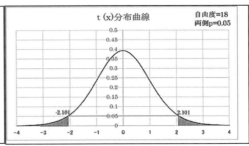

　両側検定では有意にならず、片側検定で有意になる場合は、両側検定にせず片側検定にしたい誘惑がありますが、実験群の平均値が対照群の平均値の下側とか上側とか必ず一方に来るとは決まっていないので、両側検定を採用することが大切です。両側検定で検定したことを論文の中に記載することも重要です。両側検定を明記していないと片側検定の5％で何とか結果を出していると疑われます。しかし χ^2 検定やF検定では片側検定で行います。なぜ片側検定で行うかの理由は、χ^2 分布はZ分布の2乗で、F分布もt分布の2乗だからです。F値を求めるために分散の大きい方を分子にするため常にF値は1以上になります。

12. 危険率p(Probability)、p<0.05、p<0.01、p<0.001の意味

　帰無仮説（両群に差がないこと, null hypothesis）が正しいにもかかわらず、正しくないと判断して帰無仮説を棄却してしまう確率を、危険率（有意率）と言い、第1種の過誤αまたはα危険率と言います。α危険率を5％（表現として p<0.05）とか1％（p<0.01）とか0.1％（p<0.001）と表現します。α危険率5％とは、検定を100回しても5回しか誤りがないということです。医学関係の実験では、習慣上α危険率が5％とか1％とか0.1％としています。また簡単にp<0.05を＊、p<0.01を＊＊、p<0.001を＊＊＊とつける習慣があります。α危険率0.1％以下になると非常に喜ぶ場合がありますが、実はデータの扱い方が間違っている場合が多々あります。前述しましたように、よくあるのは最初を100とか1にした変化率とか、最初を0にした変化量で求めた捏造データの統計処理によく出現します。0.1％（すなわち千に一つ）は精密機械ではよくありますが、生物界は大まかなのであまりないのです。

　t検定の境界値(critical value, 臨界値とも言う)は、自由度によって違います。自由度18（データ数20）の場合は以下のようになります。これによって平均値の差などの有意差が決まるのです。

　両側検定
　　a. α危険率5％の場合
求めたt値が $t \leq -2.101$ または $t \geq 2.101$ の時は、有意差があります。

−2.101＜t＜2.101の時は、有意差はないです。の「引っかかり具合」がない場合のt≦−2.101、t≧2.101は、下図の灰色部分に相当します。

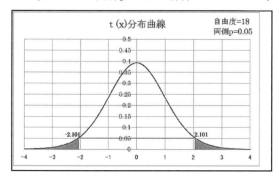

両側検定

b．α危険率1％の場合

求めたt値がt≦−2.878 または t≧2.878の時は、有意差があります。

−2.878＜t＜2.878の時は、有意差はないです。同じく**5-2．統計グラフでは平均値と標準誤差が必要**の「引っかかり具合」がない場合のt≦−2.878、t≧2.878は、灰色部分に相当します。

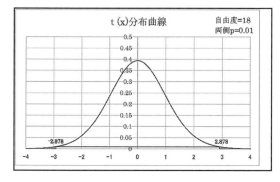

13．第1種の過誤α(type I error)、第2種の過誤β(type II error)の意味 [1)]

第1種の過誤αは通常の検定でよく使っていますが、第2種の過誤βもあります。

　第1種の過誤αは、「あわて者の危険率(level of significance of the hasty type)」と言い、帰無仮説(差がないこと)が正しいのに、誤って棄却する確率です。**α危険率**と言います。

　第2種の過誤βは、「ぼんやり者の危険率(level of significance of the careless type)」と言い、帰無仮説(差がないこと)が誤っているのに、誤って採択してしまう確率です。**β危険率**とも言います。2つの関係は次頁の図になります。

　通常**α危険率**のみを検定で使っていますが、**β危険率**を少なくするためには、両側検定にして、データ数を多くする必要があります。対照群と実験群をそれぞれ30例以上すなわち合計60例以上にすることが経験上分かっていますが、これだけ集めるのは大変なので例数設計 [2)] からはそれぞれ15例位とも言われています。

　次頁の内容図は今までのどの統計書にもなかった、**α危険率**(α of critical rate)と**β危険率**(β of critical rate)の詳しい説明です。

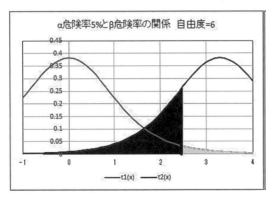 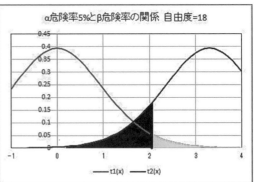

　上の左図のデータ数が最低限の各々4例(自由度=6)だと、t分布表の2.447における両側検定の灰色部分のα危険率5％(図が横長になるので片方しか表示していない)の左側を見ると、黒色部分のβ危険率70％以上になります。データ数が最低限のためβ危険率が高くなるのです。

　上の右図のデータ数が各々10例(自由度=18)では、t分布表の2.101における両側検定の灰色部分のα危険率5％(片方表示は前と同じ)の左側を見ると、黒色部分のβ危険率は40％位と減少します。各々10例でも例数が十分とは言えません。同じように**5-2．統計グラフでは平均値と標準誤差が必要**の「引っかかり具合」がない場合のt＝2.101は、右図の黒色部分と灰色部分の境界値になります。

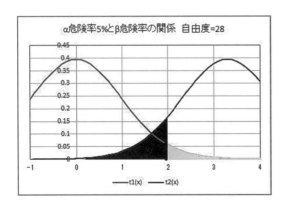

　上図のデータ数が各々15例(自由度=28)になると、t分布表の2.048における両側検定の灰色部分のα危険率5％(片方表示は前と同じ)の左側を見ると、縦軸の0.18(自由度=18)から0.16(自由度=28)に減少した黒色部分のβ危険率は20％位になり検定が確かになりました。
データ数が各々20例(自由度=38)になると、β危険率は10％位に減少します。
データ数が各々30例になればZ検定も使えます。

　第1種の過誤αや第2種の過誤βをともに小さくするためには、データを増やす以外に手段はありません。

文献
1) 岩原信九郎：新訂版教育と心理のための推計学, 日本文化科学社, pp147-157, 1965
2) 浜田知久馬：学会・論文発表のための統計学, 真興交易医書出版部, pp81-91, 1999

第4章 2群のパラメトリック統計学

　実例1や実例2のデータを何回も用いてきました。同じ実例を用いて以下の2群のパラメトリック統計学(parametric statistics)の検定手法の勉強をしていきます。まずは正規性のχ^2検定を必ず行いましょう。**7．捏造統計処理と具体例**で述べたように、ペインスケール(VAS)やスコアなどの人為データは単位がないので、パラメトリック統計学は使えません。ノンパラメトリック統計学(non-parametric statistics)は使えますが、ここで述べる平均値や標準誤差や標準偏差などは使用できなくなります。

14．正規性のピアソン適合度χ^2検定(Pearson's chi-square test of normality)

Ⅰ．データ数が少ない時 ⇒下の正規確率紙(normal probability paper)にプロットしてみます。
正規確率紙は片側対数紙として市販されています。正規性のχ^2検定より確実な方法です。
手順① まずデータをX軸に小さい順に並べます。
手順② データが10以下の時は、Y軸に小さい順に10, 20, 30・・とし、
　　　　データが多い時は、Y軸の0.5, 1, 5, 10, 15・・, 95, 99, 99.5, 99.9の位置に小さい順にプロットします。
手順③ データ(X軸のデータ)とY軸の数値を対にし、下の正規確率紙に対をプロットします。
手順④ プロットしたデータが直線に近かったら正規性があります。それ以外は正規性がありません。

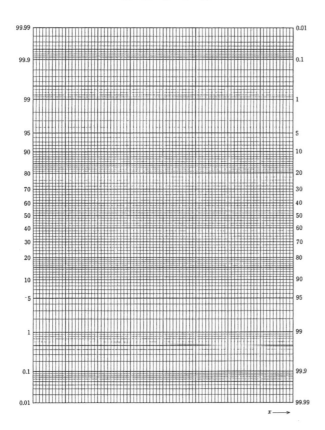

正　規　確　率　紙

【実例14】ある測定した24データを小さい順から並べなおして
X軸　23 26 28 30 32 35 36 37 38 39 40 40 44 45 46 49 56 58 64 66 69 71　86　87
Y軸　0.5　1　　5 10 15 20 25 30 35 40 45 50 55 60 65 70 75 80 85 90 95 99 99.5 99.9

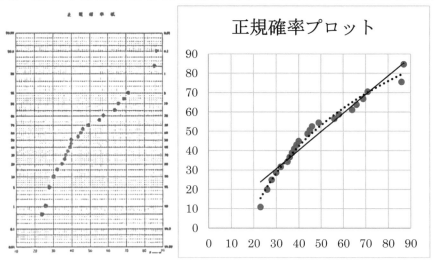

24データを正規確率紙に手書きでプロットすると左のようになります。エクセルの正規確率プロットに表示すると右の太い黒丸になります。直線の近似線にすると実線、自然対数(natural logarithm)の近似曲線にすると点線になりますが、グラフから自然対数に近いようです。

医学分野の実験でデータ数が最低限の各々4例ずつでは、対照群と実験群を上図のようにプロットしても、正規性の判断は難しいです。正規性を確かめるなら各々10例は欲しいところです。各々10例以上のデータがあれば、正規確率紙にプロットして正規性を判定することが可能です。

II．データ数が多い時　⇒正規性のピアソン適合度χ^2検定で行います。

データ数が少ない時に正規性のピアソン適合度χ^2検定を適用すると、検出力が良すぎて「正規Q-Qプロットとヒストグラム」のように正規分布からのわずかな偏りも鋭敏に検出してしまい、多くの場合は有意差ありとなり、正規性がないことになり、パラメトリック統計学は使えなくなります。ノンパラメトリック統計学は使えます。データ数が多い時は正規性のピアソン適合度χ^2検定で行います。しかしながらデータ数が多過ぎると中心極限定理により今度は「ヒストグラム」が正規分布に近づくので、有意差はなく常に正規性ありと判断することになります。

手順①　下記の定義式で正規性のピアソン適合度χ^2検定をします。観察度数(observed frequency)と期待度数(expected frequency)を使います。

$$\chi^2 = \sum_{i=1}^{n} \frac{(Oi - Ei)^2}{Ei} = \sum_{i=1}^{n} \frac{(観察度数 - 期待度数)^2}{期待度数}$$

手順②　χ^2分布表から、片側検定の上側確率で、危険率5％の境界値$\chi^2{}_{0.05\,(1)}$を読み取ります。

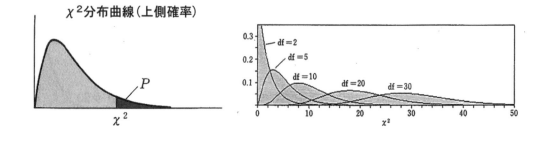

χ²分布表は前頁の左図のχ²分布曲線(**10. 確率分布…正規分布とt分布とχ²分布とF分布**の③)からP値(有意確率)に対してのχ²値を読み取る数値です。χ²分布曲線の形は右図のように自由度によって変わります。正規性のχ²検定では自由度νは1になります。判定する時は巻末の(Ⅱ)**χ²分布表の上(片)側パーセント点表**から読み取って下さい。
　読み取り方は危険率のαを決め自由度$\nu=1$を決め、両方の交点の数値を読みます。

手順③　$\chi^2 \leqq \chi^2_{0.05(1)}$ならば採択されて有意差なしで、正規性はあります。
　　　　⇒パラメトリックの統計検定になります。
　　　　$\chi^2 > \chi^2_{0.05(1)}$ならば棄却されて有意差ありで、正規性はないです。
　　　　⇒ノンパラメトリックの統計検定になります。

　χ²検定が両側検定でなく片側検定の上側確率でよい理由は、χ²値が正規分布のZ値の2乗値のため片側になるからです。判定は「有意差なしの時に、正規性があり」となります。一般の検定とは逆になります。間違えないようにして下さい。危険率は5％で行います。計算したχ²値は危険率の1％でも5％でも同じですが、χ²分布表の棄却域の境界値は、常に「1％の数値」＞「5％の数値」なので危険率5％の方が厳しい検定になります。通常のt検定などでは1％の方が厳しいのですが、正規性のχ²検定では5％の方が厳しい検定になりますので、注意が必要です。

【実例15】実例14で用いた24データを4つの標準化値に分けて、観察度数、期待度数を出してχ²値を計算します。標準化値、理論確率、観察度数、期待度数を表としてまとめます。

	標準化値	理論確率	観察度数	期待度数
1	−1	0.158	3	3.807
2	0	0.341	12	8.192
3	1	0.341	4	8.192
4	∞	0.158	5	3.807
合計		1	24	24

手順①正規性のピアソン適合度χ²検定をします。

χ^2 = (3−3.807726)²/3.807726 +(12−8.192274)²/8.192274+(4−8.192274)²/8.192274+(5−3.807726)²/3.807726
　　= (−0.807726)²/3.807726 +(3.807726)²/8.192274+(−4.192274)²/8.192274+(1.192274)²/3.807726
　　= 0.1713+1.770+8+2.145+0.3733 = 4.459

手順②巻末の(Ⅱ)χ²分布表の上(片)側パーセント点表から、危険率5％の自由度1でのχ²値
　　＝3.841を読み取ります。

手順③χ²値 4.459＞境界$\chi^2_{0.05(1)}$値 3.841なので棄却されて有意差ありで、正規性はない結果が出ました。おおまかに標準化値4つにしたためと思われます。

　この計算は24データを、正規分布の標準化値4つに分けて(分け方はいろいろありますが、次頁の図で分かりやすくするため4つにしました)観察度数でカウントし、4つの正規分布の期待度数からの離れ具合を計算したのが、正規性のピアソン適合度χ²検定です。すなわち次頁の図の矢印(折れ線の疑似正規分布からヒストグラム(histogram)までの距離)の2乗を期待度数で割った値の合計が、正規性のピアソン適合度χ²検定のχ²値になります。

危険率を1％にすると、計算したχ^2値は4.459で同じですが、危険率1％の境界値が6.634になりますので、4.459＜6.634となり、有意差はない結果になります。すなわち境界χ^2値は3.841から6.634と大きくなっています。危険率1％は危険率5％に比べて常に甘くなります。

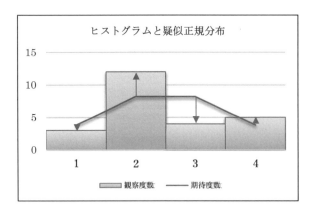

SPSS[1]では、コルモゴロフ・スミルノフの正規性検定、シャピロ・ウィルクの正規性検定として出力されます。同じような結果が出ました。

正規性の検定

	Kolmogorov-Smirnov[a]			Shapiro-Wilk		
	統計量	自由度	有意確率	統計量	自由度	有意確率
HANDFOOT	.165	24	.091	.921	24	.061

a. Lilliefors 有意確率の修正

手計算で求めた統計量4.459と、コルモゴロフ・スミルノフの正規性検定の統計量0.165と、シャピロ・ウィルクの正規性検定の統計量0.921とは違いますが、有意確率は0.091と0.061で有意差なしで、どちらでも正規性はあります。

正規性のピアソン適合度χ^2検定を行うのが一番ですが、正規確率紙にプロットすると直感的に分かりやすいです。SPSSでは正規Q-Qプロットして出力できます。参考のためにヒストグラムも出力します。

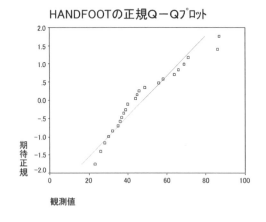
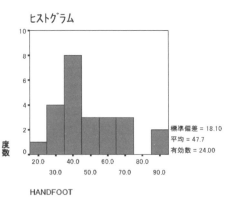

【実例 16】実例 1 の最高血圧に、SPSS の正規性検定と正規 Q-Q プロットを示します。

正規性の検定

	Kolmogorov-Smirnov[a]			Shapiro-Wilk		
	統計量	自由度	有意確率.	統計量	自由度	有意確率.
最高血圧	.250	12	.037	.929	12	.368

a. Lilliefors 有意確率の修正

コルモゴロフ・スミルノフの正規性検定では有意確率 0.037 なので、最高血圧に正規性はないと、シャピロ・ウィルク検定では有意確率 0.368 なので、最高血圧に正規性はありとなります。

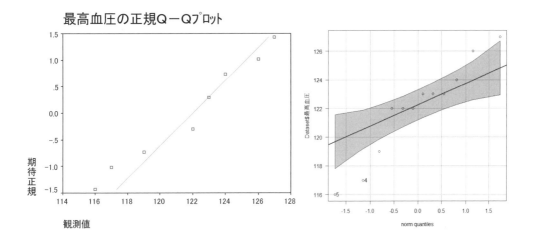

【実例 17】実例 1 の最低血圧に、SPSS の正規性検定と正規 Q-Q プロットを示します。

正規性の検定

	Kolmogorov-Smirnov[a]			Shapiro-Wilk		
	統計量	自由度	有意確率.	統計量	自由度	有意確率.
最低血圧	.126	12	.200*	.981	12	.989

*. これが真の有意水準の下限です。
a. Lilliefors 有意確率の修正

コルモゴロフ・スミルノフの正規性検定の有意確率 0.200、シャピロ・ウィルクの正規性検定の有意確率 0.989 なので、最低血圧に正規性はあります。右側の上図と下図は、EZR で作成。

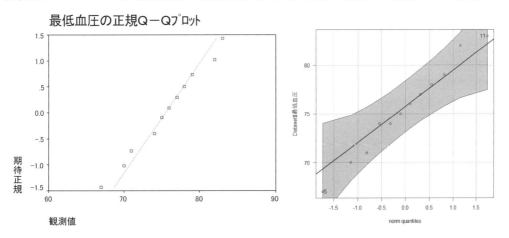

【実例 18】実例 1 の脈拍数に、SPSS の正規性検定と正規 Q-Q プロットを示します。

正規性の検定

	Kolmogorov-Smirnov[a]			Shapiro-Wilk		
	統計量	自由度	有意確率.	統計量	自由度	有意確率.
脈拍数	.129	12	.200*	.985	12	.996

*. これが真の有意水準の下限です。

a. Lilliefors 有意確率の修正

コルモゴロフ・スミルノフの正規性検定の有意確率 0.200、シャピロ・ウィルクの正規性検定の有意確率 0.996 なので、脈拍数に正規性はあります。右図は EZR で作成。

脈拍数の正規 Q-Qプロット

【実例 19】実例 2 の A 学科の英語点数に、SPSS の正規性検定と正規 Q-Q プロットを示します。

正規性の検定

	Kolmogorov-Smirnov[a]			Shapiro-Wilk		
	統計量	自由度	有意確率.	統計量	自由度	有意確率.
A学科	.116	39	.200*	.964	39	.242

*. これが真の有意水準の下限です。

a. Lilliefors 有意確率の修正

コルモゴロフ・スミルノフの正規性検定の有意確率 0.200、シャピロ・ウィルクの正規性検定の有意確率 0.242 なので、A 学科の英語点数に正規性はあります。右図は EZR のヒストグラム

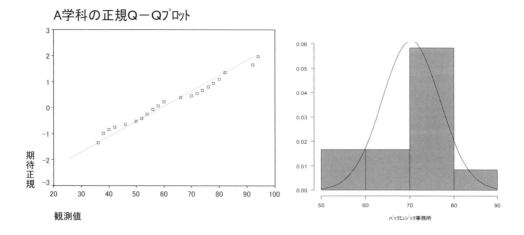

【実例20】実例2のB学科の英語点数に、SPSSの正規性検定と正規Q-Qプロットを示します。

正規性の検定

	Kolmogorov-Smirnov[a]			Shapiro-Wilk		
	統計量	自由度	有意確率.	統計量	自由度	有意確率.
B学科	.103	42	.200*	.975	42	.483

*. これが真の有意水準の下限です。
a. Lilliefors 有意確率の修正

コルモゴロフ・スミルノフの正規性検定の有意確率0.200、シャピロ・ウィルクの有意確率0.483なので、B学科の英語点数に正規性はあります。右図はEZRのヒストグラム

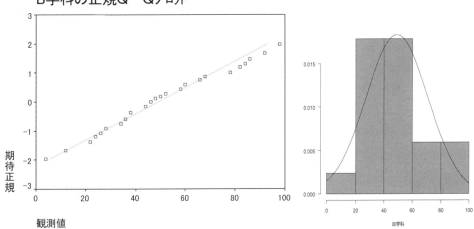

正規性のピアソン適合度 χ^2 検定の注意点

① 正規性の χ^2 検定は、片側検定の上側確率の、危険率5％で行います。

② 「7-2-2 生データの最初を100または1と加工した変化率の捏造データ」の正規性の χ^2 検定
最初が総て100または1の変化率したデータに正規性の χ^2 検定をすると、正規性はないことになります。正規性がないからと言ってノンパラメトリック統計学が使えるとは限りません。なぜなら生データの最初を100または1とした変化率は捏造データだからです。

③ 「7-2-3 生データの最初を0と加工した変化量の捏造データ」の正規性の χ^2 検定
最初が総て0の変化量したデータに正規性の χ^2 検定をすると、正規性はないことになります。正規性がないからと言ってノンパラメトリック統計学が使えるとは限りません。なぜなら生データの最初を0とした変化量は捏造データだからです。

④ 「7-3 対照群なしで実験群の最初を総て100または1または0にした場合」も捏造データになります。

15. 等分散性(homogeneity of variances)のF検定(F-test)[3)4)]

正規性の χ^2 検定後は等分散性の確認のためにF検定を行います。不等分散を示す2つの分布で、スチューデントのt検定を行うと間違った結果を導くので、正規性の χ^2 検定後には等分散性のF検定の確認が大切です。よってF検定を行う習慣をつけて下さい。

手順① 以下のように分散比を求めます。

分散比 $= F = \dfrac{S_1{}^2}{S_2{}^2}$ 、 $S_1{}^2$, $S_2{}^2$ のうち大きい方を $S_1{}^2$（分子）にします。

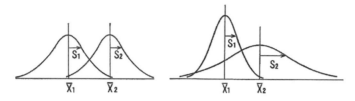

左図のようであれば等分散で、右図のようであれば不等分散になります。

手順② F分布表から、片側検定の上側確率で、危険率5％の境界値 $F_{0.05}(\nu_1, \nu_2)$ を読み取ります。

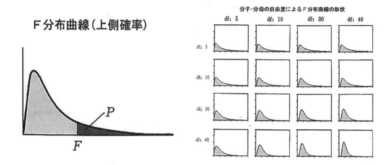

F分布表は左図のF分布曲線（10. 確率分布…正規分布とt分布とχ^2分布とF分布の④）からP値（有意確率）に対してのF値を読み取った数値です。F分布曲線は右図のように分子または分母の自由度によって変わります。F検定の自由度は分子自由度 ν_1 と分母自由度 ν_2 です。

判定する時は巻末の(Ⅳ)F分布表の上(片)側パーセント点表から読み取って下さい。読み取り方は危険率のαを決め、自由度ν_1を決め、次に自由度ν_2を決めて両方の交点の数値を読みます。

手順③ $F \leqq F_{0.05}(\nu_1, \nu_2)$ ならば採択されて有意差なしで、等分散です。
　　　⇒パラメトリックの**スチューデントのt検定**が適応になります。
　　　$F > F_{0.05}(\nu_1, \nu_2)$ ならば棄却されて有意差ありで、不等分散です。
　　　⇒パラメトリックの**ウェルチのt検定**が適応になります。

F検定は両側検定でなく片側検定の上側確率でよいのです。判定は上のように有意差のなしありで、検定方法が異なります。間違いのないようにして下さい。危険率は5％で行います。計算したF値は危険率5％でも危険率1％でも同じですが、F分布表の棄却域の境界値は、常に「5％の数値」<「1％の数値」なので危険率5％の方が厳しい検定になります。通常のt検定などでは1％の方が厳しいのですが、等分散性のF検定でも5％の方が厳しい検定になりますので、注意が必要です。

【実例21】2群のサンプル数が同じ例として、実例1の12名の最高血圧と同一人の12名の最低血圧に等分散性があるかを検定します。

手順① $S_1{}^2 / S_2{}^2 > 1$ で行ったのが正しいです。実例5の最高血圧の分散と最低血圧の分散から

第4章　2群のパラメトリック統計学　37

$$\begin{aligned}
\text{最高血圧の分散} &= [(124-122)^2+(122-122)^2+(122-122)^2+(117-122)^2+(116-122)^2+(119-122)^2\\
&\quad +(123-122)^2+(122-122)^2+(123-122)^2+(126-122)^2+(127-122)^2+(123-122)^2]/(12-1)\\
&= [2^2+0^2+0^2+(-5)^2+(-6)^2+(-3)^2+1^2+0^2+1^2+4^2+5^2+(-1)^2]/11\\
&= (4+0+0+25+36+9+1+0+1+16+25+1)/11\\
&= 118/11 = 10.73
\end{aligned}$$

$$\begin{aligned}
\text{最低血圧の分散} &= [(71-75.5)^2+(76-75.5)^2+(82-75.5)^2+(70-75.5)^2+(67-75.5)^2+(78-75.5)^2\\
&\quad +(77-75.5)^2+(74-75.5)^2+(79-75.5)^2+(75-75.5)^2+(83-75.5)^2+(74-75.5)^2]/(12-1)\\
&= [(-4.5)^2+0.5^2+6.5^2+(-5.5)^2+(-8.5)^2+2.5^2+1.5^2+(-1.5)^2+3.5^2+(-0.5)^2+7.5^2+(-1.5)^2]/11\\
&= (20.25+0.25+42.25+30.25+72.25+6.25+2.25+2.25+12.25+0.25+56.25+2.25)/11\\
&= 247/11 = 22.45
\end{aligned}$$

分散比 ＝ 最低血圧の分散／最高血圧の分散 ＝ 22.45／10.73 ＝ 2.092

（最低血圧の分散＞最高血圧の分散ですので S_1^2 が最低血圧，S_2^2 が最高血圧になります。）

手順②分子；分母自由度＝12-1＝11 を求め、巻末の(Ⅳ) F 分布表の上側パーセント点表の危険率 5％の自由度 11,11 の F 値を求めるには、自由度 10,11 の F 値 2.854 と自由度 12,11 の F 値 2.788 を按分（合計を 2 で割る）して、自由度 11,11 の F 値 (2.854+2.788)／2 ＝ 2.821 を求めます。

手順③F 値 2.092＜境界 $F_{0.05(11,11)}$ 値 2.821 なので、最低血圧と最高血圧は等分散です。

上の結果を統計検定表としてまとめます。

F 検定	分散比	分子自由度	分母自由度	F 値	$F_{0.05(11,11)}$
最低血圧, 最高血圧	2.092	11	11	2.092	2.821

参考のためですが $S_1^2/S_2^2 > 1$ の条件を無視して、最高血圧の分散／最低血圧の分散 ＝ 10.72／22.45 ＝ 0.4777＜1 とした場合の統計検定は次のようになります。

F 検定	分散比	分子自由度	分母自由度	F 値	$F_{0.05(11,11)}$
最高血圧, 最低血圧	0.477	11	11	0.477	2.821

$S_2^2/S_1^2 < 1$ で計算した F 値は 2.093 から 0.477 に変わり、F 値 0.477＜境界 $F_{0.05(11,11)}$ 値 2.821 なので等分散で同じ結果になりましたが、検定方法としては間違いです。

$S_2^2/S_1^2 < 1$ のように検定すると、常に分散比が 1 以下になり、常に有意差が出ません。

SPSS では等分散性の F 検定は、レーベン検定（詳しくは第 6 章の **28-3．レーベン検定**で説明します）として出力されますが、結果は同じです。EZR は **F 検定**です。

等分散性の検定

血圧

Levene 統計量	自由度1	自由度2	有意確率
1.696	1	22	.206

レーベン検定の有意確率 0.206 なので有意差はなく、最高血圧と最低血圧は等分散です。

【実例 22】2 群のデータ数が違う例として、実例 2 のある大学の 2 つの学科で同じ英語の問題を出題しての結果で、2 つの学科の英語点数に等分散があるかを SPSS で検定します。

等分散性の検定

英語点数

Levene 統計量	自由度1	自由度2	有意確率
1.649	1	79	.203

レーベン検定の有意確率0.203なので有意差はなく、A学科とB学科の英語点数は等分散です。

等分散性のF検定の注意点

① 等分散性のF検定は、片側検定の上側確率の、危険率５％で行います。SPSSでは等分散性のF検定はレーベン検定になります。対照群と実験群を設けた上で、

② 「7-2-2 生データの最初を100(1)と加工した変化率の捏造データ」の等分散性のF検定
　最初が総て100または1の変化率したデータに等分散性のF検定をすると、不等分散になります。理由は生データの最初を100とした変化率データは捏造データだからです。

③ 「7-2-3 生データの最初を0と加工した変化量の捏造データ」の等分散性のF検定
　最初が総て0の変化量したデータに等分散性のF検定をすると、不等分散になります。理由は生データの最初を0とした変化量データは捏造データだからです。

④ 「7-3 対照群なしで実験群の最初を総て100または1または0にした場合」も捏造データになります。

16. スチューデントのt検定(Student's t-test) [5]

　正規性があって２群間の対応ない（独立２群）で、等分散の場合、パラメトリックのスチューデントのt検定が適応となります。

　定義式は1908年にスチューデントすなわちゴセット(Gosset) [5] が導き出した式です。
手順① ２群のデータ数の違いによって下記の定義式で計算します。

＜データ数が同じ場合＞

$$t = \frac{\overline{X}_1 - \overline{X}_2}{\sqrt{\dfrac{\sum_{i=1}^{n}(X_{1i} - \overline{X}_1)^2 + \sum_{i=1}^{n}(X_{2i} - \overline{X}_2)^2}{n \times (n-1)}}} \quad 、 \quad 自由度\ \nu = 2n-2$$

＜データ数が異なる場合＞

$$t = \frac{\overline{X}_1 - \overline{X}_2}{\sqrt{\left(\dfrac{1}{n_1} + \dfrac{1}{n_2}\right) \times \left[\dfrac{\sum_{i=1}^{n_1}(X_{1i} - \overline{X}_1)^2 + \sum_{i=1}^{n_2}(X_{2i} - \overline{X}_2)^2}{n_1 + n_2 - 2}\right]}} \quad 、 \quad 自由度\ \nu = n_1 + n_2 - 2$$

　両方の定義式を見ると、分子の「２群の平均値の差」を、分母の「1.414×合成の標準誤差」で割っていることがよく分かります。データ数の違いによって合成の標準誤差の内容が変わります。スチューデントのt検定のノンパラメトリック統計学は、マン・ホイットニ検定またはウィルコクソン順位和検定で説明します。

手順② t分布表から、両側検定の、危険率５％や危険率１％の境界値 $t_{0.05}(\nu)$, $t_{0.01}(\nu)$ を読み取ります。

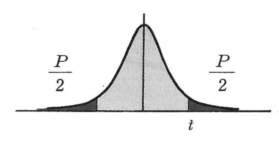
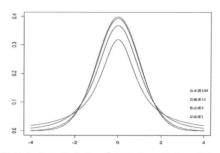

t分布表は左図のt分布曲線(**10. 確率分布…正規分布とt分布とχ^2分布とF分布**の②)から、両側確率なのでP値(有意確率)/2に対してのt値を読み取った数値です。t分布曲線の形は右図のように自由度によって変わりますので、t値は自由度νで変わります。判定する時は巻末の(Ⅲ)**t分布表の両側パーセント点表(2群)**から読み取って下さい。

読み取り方は危険率のαを決め、自由度νを決め、両方の交点の数値を読みます。

手順③ $|t| \geq t_{0.05}(\nu), t_{0.01}(\nu)$ならば帰無仮説を棄却し、有意差ありで、平均値に差があります。

$|t| < t_{0.05}(\nu)$ ならば帰無仮説を採択し、有意差なしで、平均値に差がないです。

~~~~~~

2群のZ検定

t検定がない時代は、Z検定がよく使われていました。ただし手順①の条件があるためデータ集めが大変でした。

手順① サンプル数 $n_1 \geq 30$ かつ $n_2 \geq 30$

手順② 実験結果(または調査結果)を整理します。

手順③ 標本の大きさ　n_1, n_2

手順④ 標本平均　$\overline{X}_1, \overline{X}_2$

手順⑤ 標本標準偏差　S_1, S_2

手順⑥ 下記の定義式で計算します。

$$Z = \frac{\overline{X}_1 - \overline{X}_2}{\sqrt{\dfrac{\sum_{i=1}^{n_1}(X_{1i} - \overline{X}_1)^2}{n_1} + \dfrac{\sum_{i=1}^{n_2}(X_{2i} - \overline{X}_2)^2}{n_2}}}$$

手順⑦ Z分布表から、両側検定の、危険率5%や危険率1%の境界値 $Z_{0.05}, Z_{0.01}$ を読み取ります。

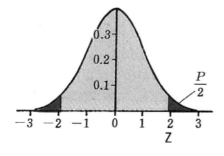

Z分布表は前頁の図のZ分布曲線(**10. 確率分布…正規分布とt分布とχ^2分布とF分布**の①)から、両側確率なのでP値(有意確率)/2に対してZ値を読み取った数値です。Z分布曲線は自由度によって変わりません。

判定する時は巻末の**(Ⅰ)正規(Z)分布表の両側確率表**から読み取って下さい。

読み取り方は、例えば危険率5％の場合、数値表中の.0500を見つけ、左横を追っていってZ値1.9を求めます。さらに.0500から上を追っていってZ値.06を求めます。Z値1.9とZ値.06を足し合わせてZ値1.96を出します。

手順⑧ $|Z|\geq Z_{0.05}, Z_{0.01}$ ならば有意差ありで、母平均または平均値に差があります。

$|Z|<Z_{0.05}$ ならば有意差なしで、母平均または平均値に差がないです。

(参考) t分布表の無限大を見るとZ分布表の数値になります。

~~~~~~

【実例23】サンプル数が同じ例として、実例1の12名の最高血圧と同一人の12名の最低血圧に有意差があるかを検定します。等分散なのでスチューデントのt検定が使えます。

手順①実例1から $\overline{X_1}=122$、$\overline{X_2}=75.5$

実例6から $\sum_{i=1}^{n}(X_{1i}-\overline{X_1})^2 = 118$、$\sum_{i=1}^{n}(X_{2i}-\overline{X_2})^2 = 247$

$$t = (122-75.5)/\sqrt{(118+247)/[12\times(12-1)]} = 46.5/1.66287 = 27.96$$

手順②自由度 = 24-2 = 22を求め、巻末の(Ⅲ) t分布表の両側パーセント点表の危険率0.1％の自由度22でのt値 = 3.792を読み取ります。

手順③t値 27.96 > 境界 $t_{0.001(22)}$ 値 3.792なので有意差ありで、危険率0.1％で最高血圧と最低血圧の平均値に差があります。

SPSSの結果と(EZRも)同じでした。「等分散を仮定する」の方を見て下さい。

独立サンプルの検定

		等分散性のための Leveneの検定		2つの母平均の差の検定					差の95% 信頼区間	
		F値	有意確率	t値	自由度	有意確率(両側)	平均値の差	差の標準誤差	下限	上限
血圧	等分散を仮定する。	1.696	.206	27.964	22	.000	46.50	1.663	43.051	49.949
	等分散を仮定しない。			27.964	19.557	.000	46.50	1.663	43.026	49.974

2群のZ検定で検定すると、

手順④⑤⑥実例1から $\overline{X_1}=122$、$\overline{X_2}=75.5$、実例5から $\sum_{i=1}^{n}(X_{1i}-\overline{X_1})^2 = 118$、$\sum_{i=1}^{n}(X_{2i}-\overline{X_2})^2 = 247$

$$Z = (122-75.5)/\sqrt{(118/12+247/12)} = 46.5/\sqrt{9.83333+20.5833} = 46.5/5.51513 = 8.431$$

手順⑦巻末の(Ⅰ)正規分布表の両側確率表の危険率0.1％でのZ値 = 3.29を読み取ります。

手順⑧Z値 8.431 > 境界 $Z_{0.001}$ 値 3.29なので、危険率0.1％で最高血圧と最低血圧は母平均または平均値に差があります。

次頁の左図の平均値エラーバー(全データプロット)グラフはSPSSで、右図の棒付き平均値エラーバーグラフもSPSSで示します。左図の「左のエラーバー(標準誤差)の下側」と「右のエラー

バー(標準誤差)の上側」の引っかかり具合が重要なことは以前にも述べました。おおまかに平均値の差が標準誤差の3倍以上であることが重要です。

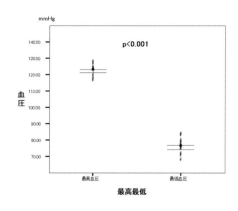
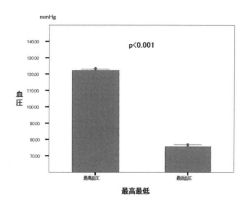

左図の「平均値エラーバー(全データプロット)グラフ」の方が、右図の「棒付き平均値エラーバーグラフ」より、2つの分布の違いがよく分かります。エラーバーを見ると最高血圧より最低血圧の方がやや上下に広がっていることが分かります。しかし2つの分布は等分散です。そして平均値の差が標準誤差の3倍以上なので、平均値の差に有意差はあります。論文においてグラフを描くなら左図の「平均値エラーバー(全データプロット)グラフ」の方が、①等分散が分かるのと、②平均値の有意差の有無が一目で分かるのと、③外れ値が分るので完璧なグラフになります。

【実例24】循環器の変数ということで、実例1の12名の最高血圧と脈拍数に有意差があるかを検定したくなります。(SPSSのソフトですと簡単にデータが入力できるので間違いが起こります。なぜ間違いかと言うと各々の単位が違うからです。) 間違いでも検定してみます。

独立サンプルの検定

		等分散性のための Levene の検定		2つの母平均の差の検定						
		F値	有意確率	t値	自由度	有意確率(両側)	平均値の差	差の標準誤差	差の95%信頼区間	
									下限	上限
循環変数	等分散を仮定する。	.411	.528	38.194	22	.000	55.9167	1.46400	52.88051	58.95283
	等分散を仮定しない。			38.194	21.411	.000	55.9167	1.46400	52.87566	58.95767

t値 38.194＞境界 $t_{0.001(22)}$ 値 3.792 で、有意確率(両側)は 0.000 なので、危険率 0.1％で最高血圧と脈拍数は平均値に差があるとの間違った結論になります。右図はエクセルで作成

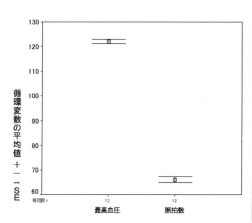
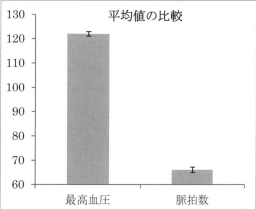

データを入力するとこのようなグラフができますが、間違っているので意味がありません。

【実例25】循環器の変数ということで、実例1の12名の最低血圧と脈拍数に有意差があるかを検定したくなります。間違いでもSPSSのスチューデントのt検定で検定してみます。

独立サンプルの検定

		等分散性のための Levene の検定		2つの母平均の差の検定						
		F値	有意確率	t値	自由度	有意確率(両側)	平均値の差	差の標準誤差	差の95%信頼区間	
									下限	上限
循環変数	等分散を仮定する。	.485	.494	5.331	22	.000	9.4167	1.76652	5.75314	13.08020
	等分散を仮定しない。			5.331	21.160	.000	9.4167	1.76652	5.74468	13.08865

t値 5.331 > 境界 $t_{0.001(22)}$ 値 3.792 で、有意確率(両側)は 0.000 なので、危険率 0.1% で最低血圧と脈拍数は平均値に差があるとの間違った結論になります。右図はエクセルで作成

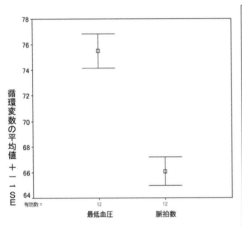
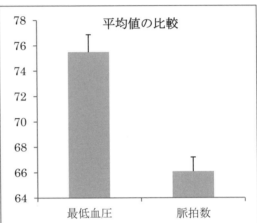

【実例26】サンプル数が違う例として、実例2のある大学の2学科に同じ英語の問題を出題して、英語の能力差があるかを、等分散なのでSPSSのスチューデントのt検定で検定します。

独立サンプルの検定

		等分散性のための Levene の検定		2つの母平均の差の検定						
		F値	有意確率	t値	自由度	有意確率(両側)	平均値の差	差の標準誤差	差の95%信頼区間	
									下限	上限
英語点数	等分散を仮定する。	1.649	.203	2.256	79	.027	9.8755	4.37661	1.16404	18.58688
	等分散を仮定しない。			2.276	76.980	.026	9.8755	4.33818	1.23700	18.51392

t値 2.256 > 境界 $t_{0.05(79)}$ 値 1.990 で、有意確率(両側)は 0.027 なので、危険率 5% で A 学科と B 学科は英語学力の平均値に差があります。

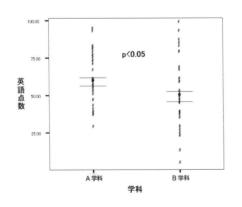
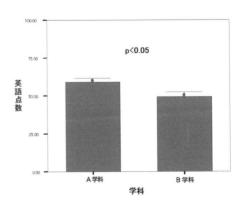

17. ウェルチのt検定(Welch's t-test)[6]

　正規性があって2群間の対応なし（独立2群）で、不等分散の場合、パラメトリックのウェルチのt検定が適応になります。

　1938年にウェルチ(Welch)[7]が導き出した式で、スチューデントのt検定との違いは定義式の分母と自由度にあります。

手順① データ数の違いによって下記の定義式で計算します。

＜データ数が同じ場合＞

$$t = \frac{\overline{X}_1 - \overline{X}_2}{\sqrt{\dfrac{\sum_{i=1}^{n}(X_{1i}-\overline{X}_1)^2 + \sum_{i=1}^{n}(X_{2i}-\overline{X}_2)^2}{n\times(n-1)}}}, \quad 自由度\ \nu = \frac{\left[\dfrac{\sum_{i=1}^{n}(X_{1i}-\overline{X}_1)^2 + \sum_{i=1}^{n}(X_{2i}-\overline{X}_2)^2}{n\times(n-1)}\right]^2}{\dfrac{\left[\dfrac{\sum_{i=1}^{n}(X_{1i}-\overline{X}_1)^2}{n\times(n-1)}\right]^2 + \left[\dfrac{\sum_{i=1}^{n}(X_{2i}-\overline{X}_2)^2}{n\times(n-1)}\right]^2}{(n-1)}}$$

　データ数が同じ場合のウェルチのt検定の定義式は、スチューデントのt検定と同じですが、自由度が違います。

＜データ数が異なる場合＞

$$t = \frac{\overline{X}_1 - \overline{X}_2}{\sqrt{\dfrac{\sum_{i=1}^{n_1}(X_{1i}-\overline{X}_1)^2}{n_1\times(n_1-1)} + \dfrac{\sum_{i=1}^{n_2}(X_{2i}-\overline{X}_2)^2}{n_2\times(n_2-1)}}}, \quad 自由度\ \nu = \frac{\left[\dfrac{\sum_{i=1}^{n_1}(X_{1i}-\overline{X}_1)^2}{n_1\times(n_1-1)} + \dfrac{\sum_{i=1}^{n_2}(X_{2i}-\overline{X}_2)^2}{n_2\times(n_2-1)}\right]^2}{\dfrac{\left[\dfrac{\sum_{i=1}^{n_1}(X_{1i}-\overline{X}_1)^2}{n_1\times(n_1-1)}\right]^2}{(n_1-1)} + \dfrac{\left[\dfrac{\sum_{i=1}^{n_2}(X_{2i}-\overline{X}_2)^2}{n_2\times(n_2-1)}\right]^2}{(n_2-1)}}$$

　両方の定義式を見ると、分子の2群の「平均値の差」を、分母の「1.414×合成の標準誤差」で割っていることが分かります。データ数の違いによって合成の標準誤差の内容が変わります。またウェルチのt検定の自由度は、スチューデントのt検定の自由度と違って、上式の自由度νで計算します。ウェルチのt検定のノンパラメトリック統計学は、スチューデントのt検定と同じようにマン・ホイットニ検定またはウィルコクソン順位和検定が適応となります。

手順② t分布表から、両側検定の、危険率5%や危険率1%の境界値 $t_{0.05}(\nu)$, $t_{0.01}(\nu)$ を読み取ります。t値は自由度νで変わります。

　　　　判定する時は巻末の(Ⅲ) t分布表の両側パーセント点表(2群)から読み取って下さい。

手順③ $|t| \geqq t_{0.05}(\nu)$, $t_{0.01}(\nu)$ ならば有意差ありで、平均値に差があります。

　　　　$|t| < t_{0.05}(\nu)$　　　　　　　ならば有意差なしで、平均値に差がないです。

【実例27】実例1の12名の最高血圧と最低血圧は等分散ですが、ウェルチのt検定もします。

手順①実例1から$\overline{X}_1 = 122$、$\overline{X}_2 = 75.5$、実例6から$\sum_{i=1}^{n}(X_{1i} - \overline{X}_1)^2 = 118$、$\sum_{i=1}^{n}(X_{2i} - \overline{X}_2)^2 = 247$

$$t = \frac{(122 - 75.5)}{\sqrt{(118+247)/[12 \times (12-1)]}} = \frac{46.5}{1.66287} = 27.96$$

$$\nu = \frac{\left[\frac{(118+247)}{(12 \times 11)}\right]^2}{\frac{\left(\frac{118}{12 \times 11}\right)^2 + \left(\frac{247}{12 \times 11}\right)^2}{11}} = \frac{2.765^2}{\frac{(0.799057 + 3.50064)}{11}} = \frac{7.645}{0.390882} = 19.558$$

手順②自由度は19.558、巻末の(Ⅲ)t分布表の両側パーセント点の危険率0.1％での自由度19.558(20よりも19の方が厳しい値)の時のt値は3.883となります。

手順③t値 27.964＞境界$t_{0.001(19.558)}$値3.883なので有意差ありで、危険率0.1％で最高血圧と最低血圧の平均値に差があります。

SPSSの結果と(EZRも)同じでした。「等分散を仮定しない」の方を見てください。

独立サンプルの検定

		等分散性のための Leveneの検定		2つの母平均の差の検定					差の95％信頼区間	
		F値	有意確率	t値	自由度	有意確率(両側)	平均値の差	差の標準誤差	下限	上限
血圧	等分散を仮定する。	1.696	.206	27.964	22	.000	46.50	1.663	43.051	49.949
	等分散を仮定しない。			27.964	19.557	.000	46.50	1.663	43.026	49.974

自由度が22から19.557に変わったため境界t値が3.792から3.883に変わりました。t値 27.964＞境界$t_{0.001(19.557)}$値3.883で、危険率0.1％で最高血圧と最低血圧の平均値に差があります。

【実例28】実例2のある大学の2つの学科で同じ英語の問題を出題した英語点数には、等分散性のF検定で等分散でしたが、SPSSのウェルチのt検定もします。

独立サンプルの検定

		等分散性のための Leveneの検定		2つの母平均の差の検定					差の95％信頼区間	
		F値	有意確率	t値	自由度	有意確率(両側)	平均値の差	差の標準誤差	下限	上限
英語点数	等分散を仮定する。	1.649	.203	2.256	79	.027	9.8755	4.37661	1.16404	18.58688
	等分散を仮定しない。			2.276	76.980	.026	9.8755	4.33818	1.23700	18.51392

ウェルチのt検定の有意確率(両側)0.026は、実例26で計算したスチューデントのt検定の有意確率(両側)0.027からやや小さくなりました。結果としてはたいして変わりません。t値は2.256から2.276と増え、自由度は逆に79から76.980と減りました。したがってスチューデントのt検定だけで十分です。

【実例29】ある病気の患者と健常者のデータに等分散性と平均値の差があるかを検定します。

患者データ　4, 6, 7, 7, 9, 9, 10, 10, 10, 11, 12, 12, 12, 13, 14, 16, 17
健常者データ　6, 7, 7, 8, 8, 8, 9, 10, 11

データが少ないので正規性のχ^2検定をしないで、手計算で等分散性のF検定した結果と数表読取り、ウェルチのt検定した結果と数表読取りを、それぞれの統計検定表にまとめます。

F検定	分散比	分子自由度	分母自由度	F値	$F_{0.05(17,8)}$
患者、健常者	4.627	17	8	4.627	3.186

等分散性のF検定では、F値4.627>境界$F_{0.05(17,8)}$値3.186で、危険率5%で不等分散になります。それゆえ下記のウェルチのt検定をします。t値2.518>境界$t_{0.05(24.9)}$値2.059で、危険率5%で患者と健常者の平均値に有意差があります。これが正しい結論です。

ウェルチのt検定(等分散を仮定しないとき)	平均値の差	自由度	t値	$t_{0.05(24.9)}$
患者,健常者	2.388	24.9	2.518	2.059

ところが間違って等分散性のF検定を危険率1%で扱うと、境界$F_{0.01(17,8)}$値が5.442と大きくなり、計算したF値4.627<境界$F_{0.01(17,8)}$値5.442で等分散になり、下記のスチューデントのt検定になり有意差が出なくなります。

スチューデントのt検定(等分散を仮定したとき)	平均値の差	自由度	t値	$t_{0.05(25)}$
患者,健常者	2.388	25	2.010	2.059

t値2.010<境界$t_{0.05(25)}$値2.059で、「患者と健常者の平均値には有意差はないです。」の間違った結論になります。

スチューデントのt検定とウェルチのt検定の注意点
① スチューデントのt検定とウェルチのt検定は、両側検定の、危険率5%や危険率1%で行います。
② 不等分散の時に、ウェルチのt検定でなくスチューデントのt検定を行うと、検定が不利になる場合があります。

18. 対応のあるt検定(Paired t-test)
正規性があって2群間で対応がある(関連2群)で、等分散の場合、パラメトリックの対応のあるt検定が適応となります。

手順① 最初に対応するデータの差の絶対値の合計を計算します。

$$D = \sum_{i=1}^{n} |(X_{1i} - X_{2i})| \quad 、\quad n = 対データ数$$

手順② 下記の定義式で計算します。

$$t = \frac{\overline{D}}{\sqrt{\dfrac{\sum_{i=1}^{n}((X_{1i} - X_{2i}) - \overline{D})^2}{n \times (n-1)}}} \quad 、\quad \overline{D} = \frac{\sum_{i=1}^{n}|(X_{1i} - X_{2i})|}{n} \quad 、\quad 自由度\, \nu = n-1$$

定義式を見ると、分子の「対応するデータ差の合計の平均値」を、分母の「標準誤差」で割っていることが分かります。対応のあるt検定の自由度は、スチューデントのt検定や

ウェルチのt検定の自由度と違っています。対応のあるt検定のノンパラメトリック統計学は、ウィルコクソン符号付順位和検定で説明します。

手順③ t分布表から、両側検定の、危険率5％や危険率1％の境界値 $t_{0.05}(\nu), t_{0.01}(\nu)$ を読み取ります。t値は自由度νで変わります。

判定する時は巻末の(Ⅲ) t分布表の両側パーセント点表（2群）から読み取って下さい。

手順⑤ $|t| \geq t_{0.05}(\nu), t_{0.01}(\nu)$ ならば有意差ありで、平均値に差があります。
$|t| < t_{0.05}(\nu)$　　　　　ならば有意差なしで、平均値に差がないです。

【実例30】実例1の12名の最高血圧と最低血圧を独立2群のスチューデントのt検定のデータとして扱いましたが、2群には対応があるので対応のあるt検定としても解析できます。

手順③ $\sum_{i=1}^{n}(X_{1i}-X_{2i})$ = (124-71)+(122-76)+(122-82)+(117-70)+(116-67)+(119-78)
　　　　　　　　　　　+(123-77)+(122-74)+(123-79)+(126-75)+(127-83)+(123-74)
　　　　　　　　　　 = (53+46+40+47+49+41+46+48+44+51+44+49) = 558

$\overline{D}$ = 558/12 = 46.5

$\sum_{i=1}^{n}(D_i - \overline{D})^2$ = $(53-46.5)^2+(46-46.5)^2+(40-46.5)^2+(47-46.5)^2+(49-46.5)^2+(41-46.5)^2$
　　　　　　　　　　+$(46-46.5)^2+(48-46.5)^2+(44-46.5)^2+(51-46.5)^2+(44-46.5)^2+(49-46.5)^2$
　　　　　　　 = $6.5^2+(-0.5)^2+(-6.5)^2+0.5^2+2.5^2+(-5.5)^2+(-0.5)^2+1.5^2+(-2.5)^2+4.5^2+(-2.5)^2+2.5^2$
　　　　　　　 = 42.25+0.25+42.25+0.25+6.25+30.25+0.25+2.25+6.25+20.25+6.25+6.25 = 163

t = $46.5/\sqrt{163/(12 \times 11)}$ = $46.5/\sqrt{1.23485}$ = 46.5/1.11124 = 41.845

手順④ 自由度 = 12-1 = 11 を求め、巻末の(Ⅲ) t分布表の両側パーセント点表の危険率0.1％の自由度11でのt値 = 4.437 を読み取ります。

手順⑤ t値 41.845 ＞境界 $t_{0.001(11)}$ 値 4.437 なので有意差ありで、危険率0.1％で最高血圧と最低血圧に平均値の差があります。

SPSSの結果と(EZRも)同じでした。

対応サンプルの検定

		対応サンプルの差					t値	自由度	有意確率（両側）
		平均値	標準偏差	平均値の標準誤差	差の95%信頼区間 下限	上限			
ペア1	最高血圧 − 最低血圧	46.5000	3.84944	1.11124	44.0542	48.9458	41.845	11	.000

t値 41.845＞境界 $t_{0.001(11)}$ 値 4.437 で、有意確率（両側）は0.000なので、危険率0.1％で最高血圧と最低血圧に平均値の差があります。

対応のあるt検定のt値 41.845 はスチューデントt検定のt値 27.964 より大きいです。自由度が22から11になり危険率0.1％の境界値は3.792から4.437になりましたが、対応のあるt検定の方がスチューデントt検定より有意差が出やすくなります。対応のある実験計画を立てるのが得策となります。

グラフは、左図の平均値エラーバーグラフは SPSS で、右図の線グラフは SPSS で作成できないので、エクセルで作成。対応なので左図のように平均値を結ぶグラフが必要です。

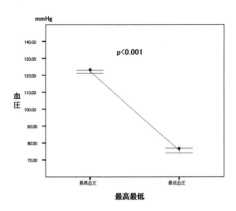
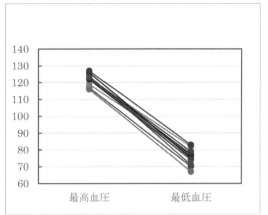

対応のある t 検定のグラフの描き方は、左図のように「平均値エラーバーグラフ」に平均値を結んだグラフになります。さらに右図のように1対ずつの線を描くと個々のデータがどのように変化したかがよく分かります。すなわち左図では総てが右下がりなっているように見えます。右図で総てが右下がりかが確かめられます。対応のある t 検定のグラフは右図を追加した方が分かりやくなります。

【実例 31】実例1の 12 名ずつの最高血圧と脈拍数は、2群の対応なので対応のある t 検定がしたくなります。（同じく SPSS にデータが簡単に入力できるのでこのような間違いが起こります。なぜ間違いかと言うと各々の単位が違うからです。）**間違いでも検定してみます。**

対応サンプルの検定

		対応サンプルの差					t値	自由度	有意確率(両側)
		平均値	標準偏差	平均値の標準誤差	差の 95% 信頼区間				
					下限	上限			
ペア1	最高血圧 − 脈拍数	55.9167	6.55686	1.89280	51.7506	60.0827	29.542	11	.000

t 値 29.542＞境界 t $_{0.001(11)}$ 値 4.437 で、有意確率(両側)は 0.000 なので、危険率 0.1％で最高血圧と脈拍数に平均値の差があるとの間違った結論になります。右図はエクセルで作成。

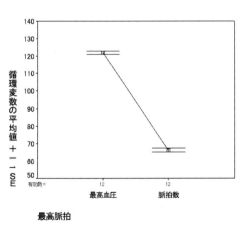
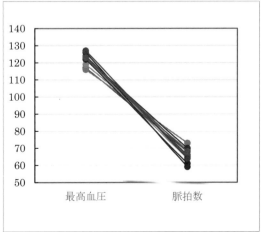

データを入力するとこのようなグラフができますが、間違っているので意味がありません。

【実例32】実例1の12名ずつの最低血圧と脈拍数は、2群の対応なので対応のあるt検定がしたくなります。（間違いでも検定してみます。）

対応サンプルの検定

		対応サンプルの差					t値	自由度	有意確率(両側)
		平均値	標準偏差	平均値の標準誤差	差の95%信頼区間				
					下限	上限			
ペア1	最低血圧 − 脈拍数	9.4167	7.11539	2.05404	4.8958	13.9376	4.584	11	.001

t値4.584＞境界t0.001(11)値4.437で、有意確率(両側)は0.001なので、危険率0.1%で最低血圧と脈拍数に平均値の差があるとの間違った結論になります。右図はエクセルで作成。

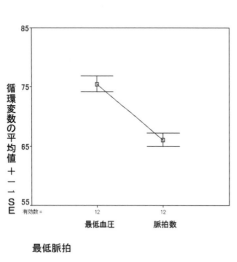
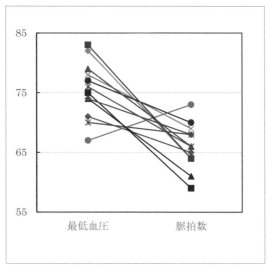

左図では総てが右下がりなっているように見えますが、右図を見て頂くとそうはなっていません。

【実例33】鍼灸治療で治療前と治療後の脈拍数データ(拍/分)を測定しました。有意差があるか、SPSSの対応のあるt検定で検定します。

治療前脈拍数データ　　78　70　66　76　78　76　88　76
治療後　　〃　　　　　76　72　60　72　70　72　84　70

対応サンプルの検定

		対応サンプルの差					t値	自由度	有意確率(両側)
		平均値	標準偏差	平均値の標準誤差	差の95%信頼区間				
					下限	上限			
ペア1	治療前 − 治療後	4.0000	3.02372	1.06904	1.4721	6.5279	3.742	7	.007

t値3.742＞境界t0.01(7)値3.499で、有意確率(両側)は0.007なので有意差ありで、鍼灸治療後には脈拍数は危険率1%で有意に低下（徐脈化）しました。

次頁に示すのは、SPSSのグラフとエクセルで作成したグラフです。

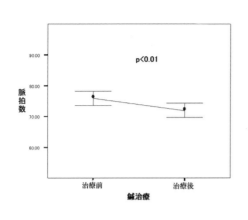
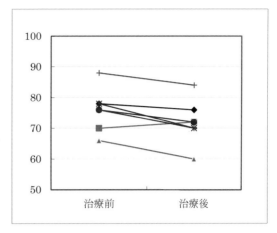

5-2. 統計グラフでは平均値と標準誤差が必要では、グラフから有意差を見る時、データ数が少ない場合（各々10例位）平均値の差が標準誤差の3～4倍と説明しました。それはスチューデントのt検定やウェルチのt検定の場合です。対応のあるt検定の場合は平均値の差が標準誤差の2倍でも有意差が出ます。グラフを見ると、平均値の差が標準誤差の2倍しかないのに有意差ありになっています。その理由は個々の差データから検定しているので、ブロック項が除かれているためです。また右図を見ると、8対データのうち右肩上がり1つ右肩下がり7つになっています。

実験をする時は、対応のあるt検定ができるように計画すると、有意差が出やすくなります。

上記の**実例33**のような対応のあるt検定で有意差ありのデータを、スチューデントのt検定で行うと下記のように有意差が出ないことがあります。逆の場合もあり**実例34**で示します。

独立サンプルの検定

		等分散性のための Levene の検定		2つの母平均の差の検定					
		F値	有意確率	t値	自由度	有意確率(両側)	平均値の差	差の標準誤差	差の 95% 信頼区間 下限	上限
脈拍	等分散を仮定する。	.000	1.000	1.222	14	.242	4.0000	3.27327	-3.02046	11.02046
	等分散を仮定しない。			1.222	13.978	.242	4.0000	3.27327	-3.02152	11.02152

t値 1.222＜境界 t$_{0.05(14)}$値 2.145 で、有意確率(両側)は 0.242 なので有意差なしです。

【**実例34**】血圧降下に効果があると言われているトクホ飲料の 10 データに対して、降圧効果に有意差があるか、SPSS の対応のあるt検定で検定します。単位は mmHg

　　　実験前最高血圧　　　154 160 150 156 152　　150 152 153 156 160
　　　実験後最高血圧　　　124 130 120 126 122　　155 156 158 160 164

対応のあるデータなので、対応のあるt検定になります。

対応サンプルの検定

		対応サンプルの差					t値	自由度	有意確率(両側)
		平均値	標準偏差	平均値の標準誤差	差の 95% 信頼区間 下限	上限			
ペア1	実験前 - 実験後	12.8000	18.13407	5.73450	-.1723	25.7723	2.232	9	.053

t値2.232＜境界t0.05(9)値2.262で、有意確率(両側)0.053なので残念ながら有意差なしです。

ついでにスチューデントのt検定をしてみたところ、下記のように有意差が出ました。

独立サンプルの検定

		等分散性のための Leveneの検定		2つの母平均の差の検定					差の95%信頼区間	
		F値	有意確率	t値	自由度	有意確率 (両側)	平均値の差	差の標準誤差	下限	上限
最高血圧	等分散を仮定する。	125.938	.000	2.162	18	.044	12.8000	5.92040	.36171	25.23829
	等分散を仮定しない			2.162	9.711	.057	12.8000	5.92040	-.44482	26.04482

すなわちt値2.162＞境界t0.05(18)値2.101で、有意確率(両側)は0.044なので有意差ありで、実験前後には最高血圧は危険率5％で有意に下降しました。

(両側確率で検定した理由は、片側検定ですと帰無仮説「血圧は下降する」だけになりますが、「血圧は上昇」するかもしれません。したがって両方向を考慮したためです。)

スチューデントのt検定の結果で論文を出したところですが(もしスチューデントのt検定を用いれば **7-1. 捏造統計処理** の③になりますので注意して下さい)。10データは対応のあるデータなので、結論は血圧降下に効果があると言われているトクホ飲料は、収縮期血圧を有意に下げることができませんでした。

対応のあるt検定の注意点
対応のあるt検定で有意差が出ないと言って、スチューデントのt検定をする事はできません。

19. 母平均のZ検定(Z-test of population mean)
データから得られた平均値と母平均を比較する方法です。

19-1 母分散が既知のときの母平均のZ検定[7]
手順① 下記の定義式で計算します。

$$Z = \frac{\overline{X} - \mu}{\frac{\sigma}{\sqrt{n}}} \quad 、\quad \mu : 母平均$$

手順② Z分布表から、両側検定の、危険率5％や危険率1％の境界値$Z_{0.05}, Z_{0.01}$を読み取ります。
  判定する時は巻末の(Ⅰ)**正規(Z)分布表の両側確率表**から読み取って下さい。
手順③ $|Z| \geq Z_{0.05}, Z_{0.01}$ならば有意差ありで、母平均との差があります。
  $|Z| < Z_{0.05}$ ならば有意差なしで、母平均との差がないです。
  SPSSには**母分散が既知のときの母平均のZ検定**はないようです。

【実例35】 実例1の12名の最高血圧の平均値が健常者の母平均と同じかを検定します。
手順①実例1から$\overline{X} = 122$、正常範囲を110～130とすると、μは120、σは±10

$$Z = (122 - 120)/(10/\sqrt{12}) = 2/(10/3.46410) = 2/2.88675 = 0.692$$

手順②Z分布表の両側確率の危険率5％を求めるには、まず巻末の(Ⅰ)Z分布表の両側確率の数値の0.050を見つけます。次に0.050での横軸のZ値1.9と縦軸のZ値0.06を読み取ると1.96です。
手順③Z値0.692＜境界$Z_{0.05}$値1.96なので有意差なしです。12名の最高血圧データの平均値は、母平均の範囲にあります。

19-2 母分散が未知のときの母平均の Z 検定と t 検定 [7]

＜サンプル数が n ≧ 30 の場合＞

手順① 下記の定義式で計算します。

$$Z = \frac{\overline{X} - \mu}{\frac{s}{\sqrt{n}}}$$

手順② Z 分布表から、両側検定の、危険率 5 ％や危険率 1 ％の境界値 $Z_{0.05}$, $Z_{0.01}$ を読み取ります。
判定する時は巻末の（Ⅰ）正規（Z）分布表の両側確率表から読み取って下さい。

手順③ $|Z| \geq Z_{0.05}$, $Z_{0.01}$ ならば有意差ありで、母平均との差があります。
$|Z| < Z_{0.05}$ ならば有意差なしで、母平均との差がないです。

＜サンプル数が n ＜ 30 の場合＞

手順① 下記の定義式で計算します。

$$t = \frac{\overline{X} - \mu}{\frac{s}{\sqrt{n}}}$$

手順② t 分布表から、両側確率の、危険率 5 ％や危険率 1 ％の境界値 $t_{0.05}(\nu)$, $t_{0.01}(\nu)$ を読み取ります。t 値は自由度 ν で変わります。
判定する時は巻末の（Ⅲ）t 分布表の両側パーセント点表（2 群）から読み取って下さい。

手順③ $|t| \geq t_{0.05}(\nu)$, $t_{0.01}(\nu)$ ならば有意差ありで、母平均との差があります。
$|t| < t_{0.05}(\nu)$ ならば有意差なしで、母平均との差がないです。

SPSS には**母分散が未知のときの母平均の Z 検定**もないようです。

【実例 36】 実例 1 の 12 名の最高血圧の平均値が正常値内に属するかを検定します。
手計算で、平均値、不偏分散、標準偏差を計算し表としてまとめます。

	データ数	平均値	不偏分散	標準偏差	標準誤差
最高血圧	12	122	10.72	3.275	0.945
母集団	*	120	*	*	*

手順①定義式に計算したデータを代入します。

$$t = \frac{\overline{X} - \mu}{\frac{s}{\sqrt{n}}} = \frac{122-120}{\frac{10.72}{\sqrt{12}}} = \frac{2}{\frac{10.72}{3.46410}} = \frac{2}{3.09460} = 0.646$$

手順②自由度 = 12 − 1 = 11 を求め、巻末の（Ⅲ）t 分布表の両側パーセント点の危険率 5 ％の自由度 11 での t 値 = 2.201 を読み取ります。

手順③ t 値 0.646 ＜ 境界 $t_{0.05(11)}$ 値 2.201 で、母集団との有意差はなく、12 名の最高血圧の平均値が正常値内にあります。

20. ピアソン相関係数の t 検定 (t-test of Pearson's correlation coefficient) [8)9)]

1920 年にピアソン(Pearson)が導き出した式です。

手順① まず **9．相関関係について** にあるピアソン相関係数の式でrを計算します。

手順② さらに次の定義式で計算します。

$$t = \frac{r \times \sqrt{n-2}}{\sqrt{1-r^2}} \quad 、\quad n = 組対データ数$$

手順③ t 分布表から、両側検定の、危険率5％や危険率1％の境界値 $t_{0.05}(\nu)$, $t_{0.01}(\nu)$ を読み取ります。

　　　　判定する時は巻末の（Ⅲ）t 分布表の両側パーセント点表（2群）から読み取って下さい。

　　　　対の組データ数n、自由度 $\nu = n-2$

　　　　またはピアソン相関係数検定表から、両側確率の危険率5％や危険率1％の有意点 $r_{0.05}(\nu)$, $r_{0.01}(\nu)$ を読み取ります。

　　　　判定する時は巻末の（ⅩⅡ）ピアソンの相関係数検定表から読み取って下さい。

　　　　対の組データ数n、自由度 $\nu = n-2$

手順④ $|t| \geq t_{0.05}(\nu), t_{0.01}(\nu)$ ならば有意差ありで、相関します。

　　　　$|t| < t_{0.05}(\nu)$　　　　　　ならば有意差なしで、相関しない。

手順⑤ $|r| \geq r_{0.05}(\nu), r_{0.01}(\nu)$ ならば有意差ありで、相関します。

　　　　$|r| < r_{0.05}(\nu)$　　　　　　ならば有意差なしで、相関しない。

　対応のあるt検定に有意差があると、ピアソン相関係数のt検定にも有意差ありと言われます。

【実例37】 実例1の最高血圧と最低血圧に相関があるかをピアソン相関係数のt検定します。

手順①手計算の場合は定義式で計算できます。**実例1の平均値から** $\overline{X} = 122$、$\overline{Y} = 75.5$

$$\sum_{i=1}^{n}(X_i-\overline{X}) \times (Y_i-\overline{Y}) = (124-122)\times(71-75.5)+(122-122)\times(76-75.5)+(122-122)\times(82-75.5)$$
$$+(117-122)\times(70-75.5)+(116-122)\times(67-75.5)+(119-122)\times(78-75.5)$$
$$+(123-122)\times(77-75.5)+(122-122)\times(74-75.5)+(123-122)\times(79-75.5)$$
$$+(126-122)\times(75-75.5)+(127-122)\times(83-75.5)+(123-122)\times(74-75.5)$$
$$= 2\times(-4.5)+0\times(-0.5)+0\times6.5+(-5)\times(-5.5)+(-6)\times(-8.5)+(-3)\times2.5$$
$$+1\times1.5+0\times(-1.5)+1\times3.5+4\times(-0.5)+5\times7.5+1\times(-1.5)$$
$$= -9-0-0+27.5+51-7.5+1.5+0+3.5-2+37.5-1.5 = 101$$

実例の分散から $\sum_{i=1}^{n}(X_i-\overline{X})^2 = 118$、$\sum_{i=1}^{n}(Y_i-\overline{Y})^2 = 247$、$r = \frac{101}{\sqrt{118 \times 247}} = \frac{101}{170.722} = 0.591605$

手順② $t = \frac{-0.591605 \times \sqrt{12-2}}{\sqrt{1-(0.591605)^2}} = \frac{-0.591605 \times 3.162277}{\sqrt{1-0.349996}} = \frac{-1.87082}{0.806228} = -2.320$

手順③自由度 $= 12-2 = 10$ を求め、巻末の（Ⅲ）t 分布表の両側パーセント点表の危険率5％の自由度10でのt値 $= 2.228$ を読み取ります。または巻末の（ⅩⅡ）ピアソンの相関係数検定表rの有意点（両側確率）の組データ数12と0.05の交点の数値 $= 0.576$ を読み取ります。

手順④ t値 $|-2.320| >$ 境界 $t_{0.05(10)}$ 値 2.228 で、また r 値 0.592 $>$ 境界 $r_{0.05(12)}$ 値 0.576 なので有意差ありで、危険率5％で最高血圧と最低血圧は相関します。

SPSS の結果と (EZR も) 同じでした。最高血圧や最低血圧の単位が同じでも相関が言えます。

対応サンプルの相関係数

	N	相関係数	有意確率
ペア1　最高血圧 & 最低血圧	12	.592	.043

相関係数は 0.592 で、有意確率は 0.043 なので、危険率 5％ で最高血圧と最低血圧は相関します。

相関図は SPSS で作成。

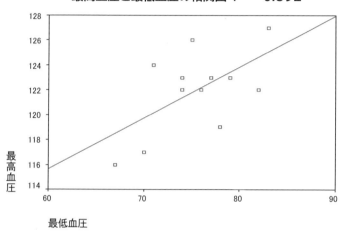

【実例 38】実例 1 の最高血圧と脈拍数に相関があるかを SPSS で検定します。

相関は、最高血圧や脈拍数のように単位が違っているのが普通です。

対応サンプルの相関係数

	N	相関係数	有意確率
ペア1　最高血圧 & 脈拍数	12	-.681	.015

相関係数は -0.681 で、有意確率は 0.015 なので、危険率 5％ で最高血圧と脈拍数は逆相関です。

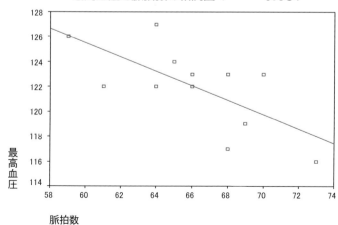

【実例39】実例1の最低血圧と脈拍数に相関があるかを SPSS で検定します。

対応サンプルの相関係数

	N	相関係数	有意確率
ペア1　最低血圧＆脈拍数	12	−.359	.251

相関係数-0.359 は、**9．相関関係について**の「相関関係の強さのめやす」の-0.2〜-0.4 なので、やや逆相関があると言えますが、相関の t 検定をすると有意確率は 0.251 なので、最低血圧と脈拍数には逆相関がないことが分かります。

最低血圧と脈拍数の相関図　r ＝ −0.359

【実例40】実例33の鍼灸治療の治療前と治療後の脈拍数に相関があるかを SPSS で検定します。

対応サンプルの相関係数

	N	相関係数	有意確率
ペア1　治療前＆治療後	8	.894	.003

有意確率は 0.003 なので、危険率1％で相関があります。検定としては治療前と治療後の脈拍数なので、相関の t 検定より対応のある t 検定の方が妥当です。

治療前後の脈拍数の相関図　r ＝ 0.894

文献

1) SPSS Ver.11J（Dr. SPSS Ⅱ Windows），2001
2) Grubbs-Smirnov(古川俊之・丹後俊郎：新版医学への統計学，朝倉書店，pp65-68，1993)
3) 市原清志：バイオサイエンスの統計学，南江堂，pp75-76，pp284-287，1990
4) 吉村功編著：毒性・薬効データの統計解析，サイエンティスト社，pp28-29，1987
5) Student (Gosset, W. S.)：On the probable error of a mean，Biometrika 6：pp1-25，1908
6) Welch, B.L.：The significance of the difference between two means when the population variances are unequal，Biometrika，29(3・4)：pp350-362，1938
7) 白砂堤津耶：例題で学ぶ初歩からの統計学，日本評論社，pp161-174，2009
8) Pearson, K.：Notes on regression and inheritance in the case of two parents，Proceedings of the Royal Society of London，58：pp240–242，1895
9) Pearson, K.：Notes on the history of correlation，Biometrika 18：pp25-45，1920

第5章 2群のノンパラメトリック統計学

21. パラメトリック統計学とノンパラメトリック統計学の違い

　データが正規分布であることを前提とした検定を、パラメトリック統計学(parametric statistics)と言います。データが正規分布でない場合は、ノンパラメトリック統計学(non-parametric statistics)を使います。データが正規分布でもノンパラメトリック統計学が使えますが、平均値や標準誤差や標準偏差などが使えなくなります。ノンパラメトリック統計学の場合は正規性のχ^2検定や等分散性のF検定に相当するものはありません。ノンパラメトリック統計学の最大の特徴は、外れ値の影響を受けないことです。

（1）中央値 Me（Median）

　ノンパラメトリックの平均値は中央値です。データを小さい方から大きい方へ並びかえた時、ちょうど中央に位置する値です。データが偶数個の時は、中央にある2個のデータの順位の平均です。世帯所得などの調査に使います。世帯所得を通常の平均値で表わすと偏った結論になるからです。

（2）四分位偏差QD（Quartile Deviation）

　ノンパラメトリックの標準偏差に相当するのは、四分位範囲です。データを小さい方から大きい方に並べて4等分した時、小さい方から最初の1/4までの値を第1四分位点Q_1（first quartile：25パーセンタイル点）、次の1/4の値を第2四分位点Q_2（second quartile：50パーセンタイル点）、3/4の値を第3四分位点Q_3（third quartile：75パーセンタイル）と言います。Q_1, Q_2, Q_3の順位を簡単に求める方法があります。

　　　Q_1の順位＝（データの個数＋1）×（1/4）
　　　Q_2の順位＝（データの個数＋1）×（2/4）
　　　Q_3の順位＝（データの個数＋1）×（3/4）

　これらを求めた後に、四分位範囲IQR（Inter Quartile Range）、四分位偏差QD（Quartile Deviation）を、以下のようにして求めます。

　　　四分位範囲　IQR＝Q_3-Q_1
　　　四分位偏差　QD＝$(Q_3-Q_1)/2$

四分位範囲の長所
① 外れ値の影響を受けません。
② 非対称の分布の場合でも、利用できます。
四分位範囲の短所
① Q_1とQ_3のみを使用して計算しますので、多くのデータの情報が失われます。

（3）範囲（Range）

　範囲とは、データの中の最大値と最小値の差です。
　　　範囲＝最大値－最小値
範囲の長所
① 計算が簡単で、意味も分かりやすくなります。

範囲の短所
① 外れ値の影響を受けます。
② 2つのみのデータなので、多くのデータの情報は含まれません。
　医学の論文では、被験者の年齢範囲としてよく使います。

22. マン・ホイットニ検定とウィルコクソン順位和検定

　マン・ホイットニ検定は、正規性がない場合や正規分布が仮定できない場合も使えます。等分散、不等分散の区別も関与しません。1947年にマンとホイットニ(Mann and Whitney)が導き出したノンパラメトリック検定です。1945年にウィルコクソン(Wilcoxon)が導き出したウィルコクソン順位和(Wilcoxon ranks sum)検定の検定結果と同じです。スチューデントのt検定やウェルチのt検定のノンパラメトリック版と理解して下さい。順位和検定と符号付順位和検定の区別がつきにくいので、ここではマン・ホイットニ検定とウィルコクソン順位和検定を説明します。

マン・ホイットニ検定(Mann-Whitney test, U testとも言われます)[1]

　2群のデータ数を各々n_1, n_2とする。

＜小データ数$n_1 \leq n_2 \leq 20$の場合＞

危険率5％はデータ数n_1; $n_2 \geq 4$、$n_1=3$; $n_2 \geq 5$、$n_1=2$; $n_2 \geq 8$ のデータ数が検定の条件です。
危険率1％はデータ数n_1; $n_2 \geq 5$、$n_1=4$; $n_2 \geq 6$、$n_1=3$; $n_2 \geq 9$ のデータ数が検定の条件です。

手順① どちらか一方の群の個々のデータに注目して、そのデータより大きい他方の群のデータをカウントしていきます。その逆もカウントします。
手順② 同順位(タイ, tie)がある時は、同順位の平均を求めて順位をつけます。
手順③ それぞれカウントして合計した2つの数値U_1、U_2のうち小さい方をU'値にします。
手順③' または総合計$n_1 \times n_2$からカウントして合計した2つの数値U_1またはU_2を引いたうち小さい値をU'値とします。U'値は群間の差を表し、小さいほど群間の差が大きいことになります。これは検算として用います。
手順④ マン・ホイットニのU検定表, n_1とn_2から両側検定の危険率5％や危険率1％の下側有意点$U_{0.05}(n_1,n_2)$, $U_{0.01}(n_1,n_2)$を読み取ります。
　判定する時は巻末の(Ⅶ)**マン・ホイットニのU検定表**から読み取って下さい。読み取り方はn_1を決め、次にn_2を決め、n_1とn_2の組合せの危険率5％の 0.05 または危険率1％の 0.01 の数値を読みます。
手順⑤ U'$\leq U_{0.05}(n_1,n_2)$, $U_{0.01}(n_1,n_2)$ならば有意差ありで、中央値に差があります。
　　　U'$> U_{0.05}(n_1,n_2)$　　　　　ならば有意差なしで、中央値に差がないです。
　　　パラメトリック統計学のt検定などの判定とは逆です。

＜大標本 $20 < n_1 \leq n_2$の場合＞

手順④' 正規分布で近似する方法で検定します。手順③で求めた順位和(rank sum)U'の順位期待値(rank expectation)と順位分散(rank variance)を計算します。

$$\text{順位期待値} \quad \mu U' = \frac{(n_1 \times n_2)}{2}$$

同順位がない場合

順位分散 $\sigma U' = \frac{[n_1 \times n_2 \times (n_1+n_2+1)]}{12}$

同順位がある場合(以下の計算式を記述している統計書は少ない)

順位分散 $\sigma U' = \frac{n_1 \times n_2}{12 \times (n_1+n_2) \times (n_1+n_2-1)} \times [(n_1+n_2)^3 - (n_1+n_2) - \sum_{i=1}^{q}(t_i^3 - t_i)]$

t_i：同順位の個数, q：組数

手順⑤' データの分布が正規分布に近似することを利用して下記の式で計算します。

$$Z = \frac{U' - \mu U'}{\sqrt{\sigma U'}}$$

手順⑥ Z分布表から、両側検定の、危険率5%や危険率1%の境界値$Z_{0.05}$, $Z_{0.01}$を読み取ります。

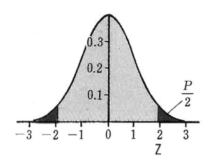

正規分布曲線（両側確率）

Z分布表は上図のZ分布曲線(**10. 確率分布…正規分布と t 分布とχ^2分布とF分布**の①)から、P値／2に対してZ値を読み取った数値です。

判定する時は巻末の(Ⅰ)**正規(Z)分布表の両側確率表**から読み取って下さい。

手順⑦ $|Z| \geq Z_{0.05}, Z_{0.01}$ならば有意差ありで、中央値に差があります。

$|Z| < Z_{0.05}$ ならば有意差なしで、中央値に差がないです。

一般的にはマン・ホイットニ検定が通常使われます。しかしウィルコクソン順位和検定の方がマン・ホイットニ検定よりシンプルです。こちらも説明します。

ウィルコクソン順位和検定(Wilcoxon's rank sum test)[2]

手順① 各データを順位に変えます。すなわち2群の$n_1 + n_2$個のデータを一緒にして小さい方から 1, 2, 3 と順位をつけます。最大値は$n_1 + n_2$になります。VAS(Visual Analog Scale)データや満足度や数量化データやスコアデータや順序データや間隔データや比例データを、順位データにすることです。（データを順位データにすることによりシンプルで分かりやすくなります）

手順② 同順位(タイ, tie)がある時は、同順位の平均を求めて順位をつけます。

手順③ データ数の少ない方を1群として、T（1群の順位和）を計算します。データ数が同じ場合はどちらの順位和を使ってもかまいません。

＜小標本 $n_1 \leq n_2 \leq 20$ の場合＞

手順④ ウィルコクソン順位和検定表 n_1 と n_2 から両側検定の危険率５％や危険率１％の下側有意点 $T_{0.05}(n_1,n_2)$、$T_{0.01}(n_1,n_2)$ を読み取ります。

判定する時は巻末の(Ⅷ)**ウィルコクソン順位和検定表**から読み取って下さい。読み取り方は n_1 を決め、次に n_2 を決め、n_1 と n_2 の組合せの危険率５％の 0.05 または危険率１％の 0.01 の組の数値を読みます。$T_{0.05}(n_1,n_2)$, $T_{0.01}(n_1,n_2)$ は下側T値を使います。

手順⑤ $T \leq T_{0.05}(n_1,n_2)$, $T_{0.01}(n_1,n_2)$ ならば有意差ありで、中央値に差があります。

$T > T_{0.05}(n_1,n_2)$ ならば有意差なしで、中央値に差がないです。

有意差の判定は、パラメトリック統計学のスチューデントのt検定の判定とは逆です。

＜大標本 $20 < n_1 \leq n_2$ の場合＞

手順④' **正規分布で近似する方法**で検定します。手順③で求めた順位和Tの順位期待値と順位分散を計算します。

順位期待値 $\mu T = \dfrac{n_1 \times (n_1 + n_2 + 1)}{2}$ 、$n_1 \leq n_2$

同順位がない場合

順位分散 $\sigma T = \dfrac{n_1 \times (n_1 + n_2 + 1)}{12}$

同順位がある場合（以下の計算式を記述している統計書は少ない）

順位分散 $\sigma T = \left[\dfrac{n_1 \times n_2}{(n_1+n_2) \times (n_1+n_2-1)}\right] \times \sum_{i=1}^{n_1+n_2} \left(r_i - \dfrac{n_1+n_2+1}{2}\right)^2$ 、r_i : 順位

手順⑤' 正規分布に近似する下記の式で計算します。

$Z = \dfrac{T - \mu T}{\sqrt{\sigma T}}$

手順⑥ Z分布表から、両側検定の、危険率５％や危険率１％の境界値 $Z_{0.05}$, $Z_{0.01}$ を読み取ります。

判定する時は巻末の(Ⅰ)**正規(Z)分布表の両側確率表**から読み取って下さい。

手順⑦ $|Z| \geq Z_{0.05}$, $Z_{0.01}$ ならば有意差ありで、中央値に差があります。

$|Z| < Z_{0.05}$ ならば有意差なしで、中央値に差がないです。

間隔尺度や比例尺度のデータは、順序尺度や名義尺度のノンパラメトリック統計学が使えるので、パラメトリック統計学で使った実例を、参考のためノンパラメトリック統計学でも使っていきます。

【実例41】実例23との比較のため、実例1の12名の最高血圧と同一人の12名の最低血圧に有意差があるかをマン・ホイットニ検定とウィルコクスン順位和検定で行います。

最高血圧	124	122	122	117	116	119	123	122	123	126	127	123
最低血圧	71	76	82	70	67	78	77	74	79	75	83	74

マン・ホイットニ検定

手順①② 最高血圧と最低血圧を比較します。

最高血圧より大きい最低血圧をカウントします。同点は 0.5

124＜は 0 個、122＜は 0 個、122＜は 0 個、117＜は 0 個、116＜は 0 個、119＜は 0 個、123＜は 0 個、122＜は 0 個、123＜は 0 個、126＜は 0 個、127＜は 0 個、123＜は 0 個、

合計 U 値 ＝ 0 ×12 ＝ 0

最低血圧より大きい最高血圧をカウントします。同点は 0.5

71＜は 12 個、76＜は 12 個、82＜は 12 個、70＜は 12 個、67＜は 12 個、78＜は 12 個、77＜は 12 個、74＜は 12 個、79＜は 12 個、75＜は 12 個、83＜は 12 個、74＜は 12 個、

合計 U 値 ＝ 12 ×12 ＝ 144

手順③ 合計 U 値 ＝ 144＞合計 U 値 ＝ 0 から小さい U 値 ＝ 0 を U' 値とします。

　マン・ホイットニ検定では上の 2 つの計算をすると、どちらが小さい U 値かが分ります。

手順③' 最低血圧の U 値 ＝ 144 を計算してから、12×12 ＝ 144、144－144 ＝ 0 から 144 と 0 を比べて小さい方の 0 を U' 値とする方法もあります。

U ＝ 144，U' ＝ 0 となります。

手順④ 小標本 $n_1 \leq n_2 \leq 20$ なので、巻末の (Ⅶ) マン・ホイットニの U 検定表の有意点 (両側確率) の危険率 5 ％の $U_{0.05}(n_1=12, n_2=12)$ 値を読み取ると 37、危険率 1 ％の $U_{0.01}(n_1=12, n_2=12)$ 値を読み取ると 27 です。危険率 0.1 ％の有意点はありません。

手順⑤ 小さい U' 値 0 ＜ $U_{0.01}(n_1=12, n_2=12)$ 値 27 なので有意差ありで、危険率 1 ％で最高血圧と最低血圧の中央値の差があります。危険率は 1 ％ですが、下の正規分布で近似から 0.1 ％です。

マン・ホイットニ検定の U 値を正規分布で近似する方法も行ってみます。

手順④' 手順③で求めた順位和 U' の順位期待値と順位分散を計算します。

$$順位期待値 \mu U' = \frac{(n_1 \times n_2)}{2} = \frac{(12 \times 12)}{2} = 72$$

3 個の (同順位 122, 同順位 123) は 2 組、

2 個の (同順位 74) は 1 組、

$$順位分散 \sigma U' = \frac{12 \times 12}{12 \times (12+12) \times (12+12-1)} \times [(12+12)^3 - (12+12) - 2 \times (3^3 - 3) - (2^3 - 2)]$$

$$= \frac{12}{552} \times [(13824-24) - 2 \times (3^3-3)] = \frac{12}{552} \times [(13824-24) - 48 - 6] = 298.82609$$

手順⑤' 正規分布に近似する下記の式で計算します。

$$Z = \frac{U' - \mu U'}{\sqrt{\sigma U'}} = \frac{0 - 72}{\sqrt{298.82609}} = -72/17.286587 = -4.165$$

手順⑥ 巻末の (Ⅰ) Z 分布表の両側確率の危険率 0.1 ％を求めるには、まず数値の 0.001 を見つけます。次に 0.001 での横軸の Z 値 3.2 と縦軸の Z 値 0.09 を読み取ると 3.29 です。

手順⑦ Z 値 |-4.165| ＞境界 $Z_{0.001}$ 値 3.29 なので有意差ありで、危険率 0.1 ％で最高血圧と最低血圧の中央値の差があります。実例 23 の危険率 0.1 ％と同じでした。

ウィルコクスン順位和検定

手順①② 最高血圧と最低血圧のデータを、

最高血圧	124	122	122	117	116	119	123	122	123	126	127	123
最低血圧	71	76	82	70	67	78	77	74	79	75	83	74

順位データにすると、

| 最高血圧 | 22 | 17 | 17 | 14 | 13 | 15 | 20 | 17 | 20 | 23 | 24 | 20 |
| 最低血圧 | 3 | 7 | 11 | 2 | 1 | 9 | 8 | 4.5 | 10 | 6 | 12 | 4.5 |

となります。

手順③' 最高血圧の順位和 T1 値 = 222、最低血圧の順位和 T2 値 = 78

手順④ 小標本 $n_1 \leq n_2 \leq 20$ なので、巻末の(Ⅷ)ウィルコクソン順位和検定表の有意点(両側確率)の危険率5%の$T_{0.05}$($n_1=12, n_2=12$)値を読み取ると 115;185 と、危険率1%の$T_{0.01}$($n_1=12, n_2=12$)値を読み取ると 105;195 となります。危険率 0.1%の有意点はありません。

手順⑤ 小さいT値 78 < 境界$T_{0.01}$値 105(下側T値)なので有意差ありで、危険率1%で最高血圧と最低血圧の中央値に差があります。危険率が 0.1%から1%ですが、0.1%の可能性。

ウィルコクソン順位のT値を正規分布に近似する方法も行ってみます。

手順④' 手順③で求めた順位和Tの順位期待値と順位分散を計算します。

$$\text{順位期待値} \mu T = \frac{[n_1 \times (n_1+n_2+1)]}{2} = \frac{12 \times (12+12+1)}{2} = 150$$

$$\text{順位分散} \quad \sigma T = \left[\frac{12 \times 12}{(12+12) \times (12+12-1)}\right] \times \sum_{i=1}^{24}(r_i - \frac{12+12+1}{2})^2$$

$$\left[\frac{12 \times 12}{(12+12) \times (12+12-1)}\right] = \frac{144}{552}$$

$$\sum \left(r_i - \frac{n_1+n_2+1}{12}\right)^2 = (22-12.5)^2 + (17-12.5)^2 + (17-12.5)^2 + (14-12.5)^2 + (13-12.5)^2 + (15-12.5)^2$$
$$+ (20-12.5)^2 + (17-12.5)^2 + (20-12.5)^2 + (23-12.5)^2 + (24-12.5)^2 + (20-12.5)^2$$
$$+ (3-12.5)^2 + (7-12.5)^2 + (11-12.5)^2 + (2-12.5)^2 + (1-12.5)^2 + (9-12.5)^2$$
$$+ (8-12.5)^2 + (4.5-12.5)^2 + (10-12.5)^2 + (6-12.5)^2 + (12-12.5)^2 + (4.5-12.5)^2$$
$$= 9.5^2 + 4.5^2 + 4.5^2 + 1.5^2 + 0.5^2 + 2.5^2 + 7.5^2 + 4.5^2 + 7.5^2 + 10.5^2 + 11.5^2 + 7.5^2$$
$$+ (-9.5)^2 + (-5.5)^2 + (-1.5)^2 + (-10.5)^2 + (-11.5)^2 + (-3.5)^2 + (-4.5)^2 + (-8)^2 + (-2.5)^2 + (-6.5)^2 + (-0.5)^2 + (-8)^2$$
$$= 90.25 + 20.25 + 20.25 + 2.25 + 0.25 + 6.25 + 56.25 + 20.25 + 56.25 + 110.25 + 132.25 + 56.25$$
$$+ 90.25 + 30.25 + 2.25 + 110.25 + 132.25 + 12.25 + 20.25 + 64 + 6.25 + 42.25 + 0.25 + 64$$
$$= 1145.5$$

$$\text{順位分散} \quad \sigma T = \frac{144}{552} \times 1145.5 = 298.82609$$

手順⑤' 正規分布に近似する下記の式で計算します。

$$Z = \frac{78-150}{\sqrt{298.82609}} = -72/17.286587 = -4.165、|-4.165| = 4.165$$

手順⑥ 巻末の(Ⅰ)Z分布表の両側確率の危険率 0.1%で横軸と縦軸を読み取ると 3.29 です。

手順⑦ Z値|-4.165| > 境界$Z_{0.001}$値 3.29 なので有意差ありで、危険率 0.1%で最高血圧と最低血圧の中央値に差があります。**実例23**の危険率 0.1%と同じでした。

SPSSの結果と(EZRも)同じでした。

順位

	最高最低	N	平均ランク	順位和
血圧	1.00	12	18.50	222.00
	2.00	12	6.50	78.00
	合計	24		

検定統計量[b]

	血圧
Mann-Whitney の U	.000
Wilcoxon の W	78.000
Z	-4.165
漸近有意確率 (両側)	.000
正確有意確率 [2×(片側有意確率)]	.000[a]

a. 同順位に修正されていません。
b. グループ化変数: 最高最低

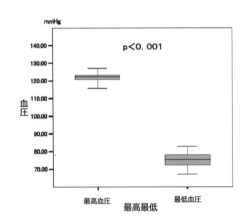
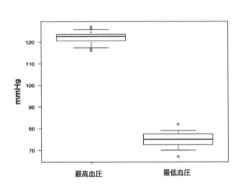

ノンパラのグラフは、通常の「平均値エラーバーグラフ」は使えないので、上図の「ノンパラの最大値-第3四分位点-中央値-第1四分位点-最小値の箱髭図」になります。SPSS と EZR で出図。

【実例42】実例26との比較のため、実例2 ある大学の2つの学科の英語の能力に有意差があるかを、マン・ホイットニ検定とウィルコクソンの順位和検定で行います。

A学科　60 60 82 52 56 54 70 66 80 46 56 40 80 74 58 46 28 36 60 54 76 56 82 52 36 72 78 76 38 92 50 60 72 38 36 36 54 94 42

B学科　66 22 58 66 38 38 26 36 46 44 98 60 24 12 38 46 68 84 86 52 58 46 34 38 60 34 52 28 58 82 44 28 92 78 50 36 78 22 38 48 44 4

　以下を見てもらうと分かりますが、データ数が少ない時は手計算できますが、両検定ともデータ数が多い時はコンピュータで計算しないと大変です。

マン・ホイットニ検定
手順①②A学科とB学科を比較し、B学科よりA学科の大きい点数をカウントします。同点は0.5
B学科 66＜A学科で 13+0.5、22＜で 39、58＜で 18+0.5、66＜で 13+0.5、38＜で 32+1、38＜で 32+1
　　　26＜で 39、　36＜で 34+2、46＜で 28+1、　44＜で 30、　　98＜で 0、　60＜で 14+2、
　　　24＜で 39、　12＜で 39、　　38＜で 32+1、　46＜で 28+1、　68＜で 13、　84＜で 2、
　　　86＜で 2、　　52＜で 25+1、58＜で 18+0.5、46＜で 28+1、　34＜で 38、　38＜で 32+1、
　　　60＜で 14+2、34＜で 38、　52＜で 25+1、　28＜で 38+0.5、58＜で 18+0.5、82＜で 2+1、

44＜で 30、28＜で 38+0.5、92＜で 1+0.5、78＜で 6+0.5、50＜で 27+0.5、36＜で 34+2、
78＜で 6+0.5、22＜で 39、38＜で 32+1、48＜で 28、44＜で 30、4＜で 39

合計U値 = 13.5+39+18.5+13.5+33+33+39+36+29+30+0+16+39+39+33+29+13+2+2+26+18.5+29
+38+33+16+38+26+38.5+18.5+3+30+38.5+1.5+6.5+27.5+36+6.5+39+33+28+30+39
= 7.5

手順③ データ数が 81 個とあり、さらに他方を手計算となると大変なので、手順③'を利用して計算します。総合計が $n_1 \times n_2$ なので $39 \times 42 = 1638$、他方の合計U値は 1638−1057.5 = 580.5 になります。合計U値 = 580.5＜合計U値 = 1057.5 から、合計U値 = 580.5 を U'値とします。

（マン・ホイットニ検定では各群を計算しないと、どちらが下側か分かりません。その点ウィルコクソン順位和検定はデータ全部を順位にして、各群をそれぞれ合計して比較するので何をしているかが分かります。）

手順④ しかし大データ $20 \leq n_1 \leq n_2$ なので、マン・ホイットニのU検定表から両側確率の下側有意点を読み取れません。それで正規分布で近似して検定します。

マン・ホイットニ検定のU値を正規分布で近似する方法

手順④' 順位期待値 $\mu\, U' = \frac{(n_1 \times n_2)}{2} = \frac{(39 \times 42)}{2} = 819$

$\sigma U' = \left[\frac{n_1 \times n_2}{(n_1+n_2) \times (n_1+n_2-1)}\right] \times \left[\frac{(n_1+n_2)^3 - (n_1+n_2)}{12} - \sum_{i=1}^{q}\left(\frac{t_i^3 - t_i}{12}\right)\right]$ t_i：同順位の個数 q 組数

7 個の（同順位 38）は 1 組、
6 個の（同順位 60, 同順位 36）は 2 組、
5 個の（同順位 46）は 1 組、
4 個の（同順位 58, 同順位 52）は 2 組、
3 個の（同順位 82, 同順位 78, 同順位 66, 同順位 56, 同順位 54, 同順位 44, 同順位 28）は 7 組、
2 個の（同順位 92, 同順位 80, 同順位 76, 同順位 72, 同順位 50, 同順位 34, 同順位 22）は 7 組

$\sum_{i=1}^{q}\left(\frac{t_i^3 - t_i}{12}\right) = [(7^3-7) + 2\times(6^3-6) + (5^3-5) + 2\times(4^3-4) + 7\times(3^3-3) + 7\times(2^3-2)] / 12$

$= (336 + 2\times210 + 120 + 2\times60 + 7\times24 + 7\times6) / 12 = 100.5$

順位 分散 $\sigma U' = \left[\frac{39 \times 42}{(39+42) \times (39+42-1)}\right] \times \left[\frac{(39+42)^3 - (39+42)}{12} - 100.5\right]$

$\sigma U' = \left(\frac{1638}{81 \times 80}\right) \times \left[\frac{(531441 - 81)}{12} - 100.5\right] = 0.25278 \times (44280 - 100.5) = 11167.7$

手順⑤' $Z = \frac{U - \mu U'}{\sqrt{\sigma U'}} = \frac{580.5 - 819}{\sqrt{11167.7}} = \frac{-238.5}{105.677} = -2.257$, $|-2.256| = 2.256$

$Z = \frac{U - \mu U'}{\sqrt{\sigma U'}} = \frac{1057.5 - 819}{\sqrt{11167.7}} = \frac{238.5}{105.677} = 2.257$ Z値はU値からも計算できます。

手順⑥ 巻末の（Ⅰ）Z分布表の両側確率の危険率5％で横軸と縦軸を読み取ると **1.96** です。

手順⑦ Z値 |−2.257| ＞ 境界 $Z_{0.05}$ 値 1.96 で有意差があり、危険率5％でA学科とB学科の英語学力の中央値に差があります。**実例26** の危険率5％と同じでした。

ウィルコクソン順位和検定

手順①②A学科とB学科の得点をまとめて順位データにし、それをA，B学科の配列に戻します。

A学科 54.5 54.5 74 39.5 46 43 62 59 71.5 32 46 25 71.5 65 49.5 32 8 14.5 54.5 43 66.5 46 74 39.5 14.5 63.5 69 66.5 21 78.5 36.5 54.5 63.5 21 14.5 14.5 43 80 26

B学科 59 3.5 49.5 59 21 21 6 14.5 32 28 81 54.5 5 2 21 32 61 76 77 39.5 49.5 32 10.5 21 54.5 10.5 39.5 8 49.5 74 28 8 78.5 69 36.5 14.5 69 3.5 21 35 28 1

となります。

手順③A学科の順位和T値 = 1837.5、B学科の順位和T値 = 1483.5

手順④ところが大標本 $20 \leqq n_1 \leqq n_2$ なので、ウィルコクソン順位和検定表がないので両側確率の下側有意点を読み取れません。それで正規分布で近似して検定します。

ウィルコクソン順位のT値を正規分布に近似する方法

手順④' 順位期待値 $\mu T = \dfrac{[39 \times (39+42+1)]}{2} = 1599$

$\sum \left(r_i - \dfrac{n_1+n_2+1}{12}\right)^2 = (54.5-41)^2 + (54.5-41)^2 + (74-41)^2 + (39.5-41)^2 + (46-41)^2 + (43-41)^2 + (62-41)^2$
$+ (59-41)^2 + (71.5-41)^2 + (32-41)^2 + (46-41)^2 + (25-41)^2 + (71.5-41)^2 + (65-41)^2 + (49.5-41)^2$
$+ (32-41)^2 + (8-41)^2 + (14.5-41)^2 + (54.5-41)^2 + (43-41)^2 + (66.5-41)^2 + (46-41)^2 + (74-41)^2$
$+ (39.5-41)^2 + (14.5-41)^2 + (63.5-41)^2 + (69-41)^2 + (66.5-41)^2 + (21-41)^2 + (78.5-41)^2 + (36.5-41)^2$
$+ (54.5-41)^2 + (63.5-41)^2 + (21-41)^2 + (14.5-41)^2 + (14.5-41)^2 + (43-41)^2 + (80-41)^2 + (26-41)^2$
$+ (59-41)^2 + (3.5-41)^2 + (49.5-41)^2 + (59-41)^2 + (21-41)^2 + (21-41)^2 + (6-41)^2 + (14.5-41)^2 + (32-41)^2$
$+ (28-41)^2 + (81-41)^2 + (54.5-41)^2 + (5-41)^2 + (2-41)^2 + (21-41)^2 + (32-41)^2 + (61-41)^2 + (76-41)^2$
$+ (77-41)^2 + (39.5-41)^2 + (49.5-41)^2 + (32-41)^2 + (10.5-41)^2 + (21-41)^2 + (54.5-41)^2 + (10.5-41)^2$
$+ (39.5-41)^2 + (8-41)^2 + (49.5-41)^2 + (74-41)^2 + (28-41)^2 + (8-41)^2 + (78.5-41)^2 + (69-41)^2$
$+ (36.5-41)^2 + (14.5-41)^2 + (69-41)^2 + (3.5-41)^2 + (21-41)^2 + (35-41)^2 + (28-41)^2$

$= 182.25 + 182.25 + 1089 + 2.25 + 25 + 4 + 441 + 324 + 930.25 + 81 + 25 + 256 + 930.25 + 576 + 72.25 + 81 + 1089$
$+ 702.25 + 182.25 + 4 + 650.25 + 25 + 1089 + 2.25 + 702.25 + 506.25 + 784 + 650.25 + 400 + 1406.25 + 20.25 + 182.25$
$+ 506.25 + 400 + 702.25 + 702.25 + 4 + 1521 + 225 + 324 + 1406.25 + 72.25 + 324 + 400 + 400 + 1225 + 702.25 + 81 + 169$
$+ 1600 + 182.25 + 1296 + 1521 + 400 + 81 + 400 + 1225 + 1296 + 2.25 + 72.25 + 81 + 930.25 + 400 + 182.25 + 930.25$
$+ 2.25 + 1089 + 72.25 + 1089 + 169 + 1089 + 1406.25 + 784 + 20.25 + 702.25 + 784 + 1406.25 + 400 + 36 + 169 + 1600$

$= 44179.5$

順位分散 $\sigma T = \left[\dfrac{n_1 \times n_2}{(n_1+n_2) \times (n_1+n_2-1)}\right] \times \sum_{i=1}^{n_1+n_2}\left(r_i - \dfrac{n_1+n_2+1}{2}\right)^2$

$= \left[\dfrac{39 \times 42}{(39+42) \times (39+42-1)}\right] \times \sum_{i=1}^{n_1+n_2}\left(r_i - \dfrac{n_1+n_2+1}{12}\right)^2 = \dfrac{1638}{6480} \times 44179.5 = 11167.595$

手順⑤' $Z = \dfrac{T - \mu T}{\sqrt{\sigma T}} = \dfrac{1837.5 - 1599}{\sqrt{11167.595}} = \dfrac{238.5}{105.677} = 2.257$ 他方のT値から計算できません。

手順⑥巻末の（Ⅰ）Z分布表の両側確率の危険率５％で横軸と縦軸を読み取ると 1.96 です。

手順⑦Z値 2.257 > 境界 $Z_{0.05}$ 値 1.96 で有意差があり、危険率５％でA学科とB学科の英語学力の中央値に差があります。**実例26** の危険率５％と同じでした。

スチューデントのt検定とマン・ホイットニ検定は危険率5％で有意差がありました。

SPSS の結果と(EZR も)同じでした。

順位

	A学B学	N	平均ランク	順位和
英語点数	1.00	39	47.12	1837.50
	2.00	42	35.32	1483.50
	合計	81		

検定統計量a

	英語点数
Mann-Whitney の U	580.500
Wilcoxon の W	1483.500
Z	-2.257
漸近有意確率(両側)	.024

a. グループ化変数: A学B学

見てのとおり手計算では大変なので SPSS(または EZR)を勧めます。下図は SPSS の箱髭図。

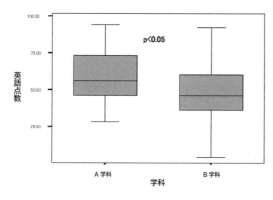

マン・ホイットニ検定やウィルコクソン順位和検定の注意点

① VAS データ,満足度,数量化データ,スコアデータなどの人為的データや順序データで使う検定法で、間隔データ,比例データでも使えます。しかし平均値や標準誤差や標準偏差などが使えなくなります。

② 有意差が、マン・ホイットニ検定などで出ず、スチューデントのt検定、ウェルチのt検定で出た場合、出た検定を使いたいのですが、本当に妥当か否かを検討する必要があります。

23. ウィルコクソン符号付順位和検定(Wilcoxon's signed-rank test) [2)]

1945 年にウィルコクソン(Wilcoxon)が導きだしたノンパラメトリック検定です。
ウィルコクソン符号付順位和検定は、正規分布が仮定できない場合もできる場合も使えます。
対応のあるt検定のノンパラメトリック版と理解して下さい。

＜小標本 n ≦ 50 の場合＞

危険率5％は n ≧ 6、危険率1％は n ≧ 8 の対応のあるデータ数が必要です。

手順① n 組の対応のあるデータの差 $d_i = X_{1i} - X_{2i}$（ $i = 1, 2, \cdots, n$ ）を計算し、その絶対値$|d_i|$に関して0は除いて順位R_iを小さい順につけます。

手順② 同順位がある時は、同順位の平均を求めて順位をつけます。

手順③ d_iを正の群、負の群に分けて順位和を計算し、少ない方の順位和Tを出します。

手順④ ウィルコクソン符号付順位和検定表から、両側検定の危険率5％や危険率1％の ト側有意点 $T_{0.05}(n)$, $T_{0.01}(n)$を読み取ります。
判定する時は巻末の(Ⅸ)**ウィルコクソン符号付順位和検定表**から読み取って下さい。
読み取り方は n を決め、危険率5％の 0.05 または危険率1％の 0.01 の数値を読みます。

手順⑤ $T \leqq T_{0.05}(n)$, $T_{0.01}(n)$ ならば有意差ありで、中央値に差があります。
　　　$T > T_{0.05}(n)$ 　　　　　ならば有意差なしで、中央値に差がないです。
　　　パラメトリック検定の対応ある t 検定の判定とは逆です。

＜大標本、50＜n の場合＞
手順④' 手順③の順位和 T の順位期待値と順位分散を計算します。

$$\text{順位期待値} \quad \mu T = \frac{n \times (n+1)}{4}$$

同順位がない場合（以下の計算式を記述している統計書は少ない。）

$$\text{順位分散} \quad \sigma T = \frac{n \times (n+1) \times (2n+1)}{24}$$

同順位がある場合

$$\text{順位分散} \quad \sigma T = \frac{n \times (n+1) \times (2n+1)}{24} - \frac{\sum_{i=1}^{q}(t_i^3 - t_i)}{48}$$

　　　　　　t_i：同順位の個数，　q：組数

手順⑤' 正規分布に近似するする方法で計算します。

$$Z = \frac{T - \mu T}{\sqrt{\sigma T}}$$

手順⑥ Z 分布表から、両側検定の、危険率５％や危険率 1％の境界値 $Z_{0.05}$, $Z_{0.01}$ を読み取ります。
　　　判定する時の数値は巻末の（Ⅰ）正規（Z）分布表の両側確率表から読み取って下さい。
手順⑦ $|Z| \geqq Z_{0.05}$, $Z_{0.01}$ ならば有意差ありで、中央値に差があります。
　　　$|Z| < Z_{0.05}$ 　　　　　ならば有意差なしで、中央値に差がないです。

【実例 43】実例 30 との比較のため、実例 1 の 12 名の最高血圧と同一人の 12 名の最低血圧に有意差があるかを、ウィルコクスン符号付順位和検定で行います。

　　最高血圧　　124　122　122　117　116　119　123　122　123　126　127　123
　　最低血圧　　 71　 76　 82　 70　 67　 78　 77　 74　 79　 75　 83　 74

最高血圧と最低血圧の差をとります。
手順①　差　　53　46　40　47　49　41　46　48　44　51　44　49
手順②　　　　12　5.5　1　7　9.5　2　5.5　8　3.5　11　3.5　9.5
手順③ 正の順位和 T=12+5.5+1+7+9.5+2+5.5+8+3.5+11+3.5+9.5 = 78, 負の順位和 T= 0
手順④ 小標本 n≦50 なので、ウィルコクスン符号付順位和検定表から両側確率の下側有意点を
　　　読み取ると、n = 12 の T 値 $_{0.05}$ = 13、T 値 $_{0.01}$ = 7。危険率 0.1％の有意点はありません。
手順⑤ T 値 0＜境界 $T_{0.01}$ 値 7 なので有意差ありで、危険率１％で最高血圧と最低血圧の中央値
　　　に差があります。比較として危険率が 0.1％から 1％ですが、0.1％の可能性。

正規分布に近似するする方法も行ってみます。
手順④' 正規分布で近似する方法で検定。T の順位期待値と順位分散を計算します。

$$\text{順位期待値} \mu T = \frac{n \times (n+1)}{4} = \frac{12 \times 13}{4} = 39$$

2個の(同順位 44、46、49)は3組、

$$\text{順位分散} \sigma T = \frac{n \times (n+1) \times (2n+1)}{24} - \frac{\sum_{i=1}^{q}(t_i^3 - t_i)}{48} = \frac{12 \times (12+1) \times (2 \times 12+1)}{24} - \frac{\sum_{i=1}^{3}(2^3-2)}{48}$$
$$= 162.5 - 0.375 = 162.125$$

手順⑤' 正規分布に近似する下記の式で計算します。

$$Z = \frac{T - \mu T}{\sqrt{\sigma T}} = \frac{78 - 39}{\sqrt{162.125}} = \frac{39}{12.7328} = 3.062$$

手順⑥巻末の(Ⅰ)Z分布表の両側確率表の危険率1％で横軸と縦軸を読み取ると2.58です。

手順⑦Z値3.062＞$Z_{0.01}$値2.58なので有意差ありで、危険率1％で最高血圧と最低血圧の中央値に差があります。**実例30**と比較して危険率が0.1％から1％に変わりました。

SPSSの結果と(EZRも)同じでした。

順位

		N	平均ランク	順位和
最低血圧 - 最高血圧	負の順位	12[a]	6.50	78.00
	正の順位	0[b]	.00	.00
	同順位	0[c]		
	合計	12		

a. 最低血圧＜最高血圧
b. 最低血圧＞最高血圧
c. 最高血圧＝最低血圧

検定統計量[b]

	最低血圧 - 最高血圧
Z	-3.063[a]
漸近有意確率(両側)	.002

a. 正の順位に基づく
b. Wilcoxonの符号付き順位検定

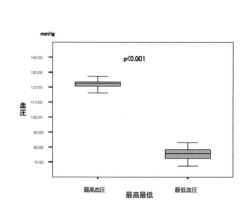
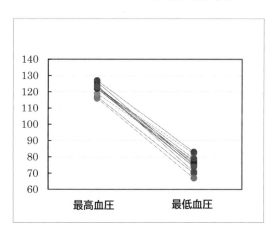

左図はノンパラタイプの箱髭図になります。右図はエクセル作成した対応のある線です。

【**実例44**】実例33との比較のため、**鍼灸治療で治療前と治療後の脈拍データに有意差があるか**を、SPSSのウィルコクスン符号付順位和検定で行ってみます。

```
治療前脈拍数データ    78  70  66  76  78  76  88  76
治療後    〃        76  72  60  72  70  72  84  70
```

順位

		N	平均ランク	順位和
治療後 - 治療前	負の順位	7[a]	4.93	34.50
	正の順位	1[b]	1.50	1.50
	同順位	0[c]		
	合計	8		

a. 治療後 < 治療前
b. 治療後 > 治療前
c. 治療前 = 治療後

検定統計量[b]

	治療後 - 治療前
Z	-2.328[a]
漸近有意確率(両側)	.020

a. 正の順位に基づく
b. Wilcoxon の符号付き順位検定

Z値|-2.328|>境界$Z_{0.05}$値1.96で、漸近有意確率(両側)は0.020なので有意差ありで、危険率5％で鍼灸治療の治療前後で脈拍数の中央値は下がりました。実例33と比較して危険率が1％から5％に変わりました。

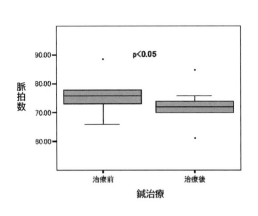
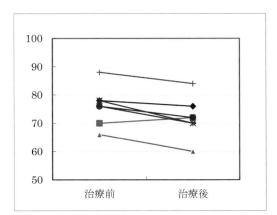

【実例45】ある治療法が痛みに効果あるかをVASで評価したデータに、SPSSのウィルコクソン符号付順位和検定で検定します。

　　　初診時　　84 90 80 86 82 50 52 53 56 60
　　　三ヶ月後　34 40 30 36 32 54 56 57 60 64

VASのmmは痛みの単位ではないので、対応のt検定は使えなく、ウィルコクソン符号付順位和検定になります。

順位

		N	平均ランク	順位和
三ヶ月後 - 初診時	負の順位	5[a]	8.00	40.00
	正の順位	5[b]	3.00	15.00
	同順位	0[c]		
	合計	10		

a. 三ヶ月後 < 初診時
b. 三ヶ月後 > 初診時
c. 初診時 = 三ヶ月後

検定統計量[b]

	三ヶ月後 - 初診時
Z	-1.309[a]
漸近有意確率(両側)	.191

a. 正の順位に基づく
b. Wilcoxon の符号付き順位検定

Z値|-1.309|<境界$Z_{0.05}$値1.96で、漸近有意確率(両側)は0.191で、ある痛みの治療法は三ヶ月後に効果はないです。

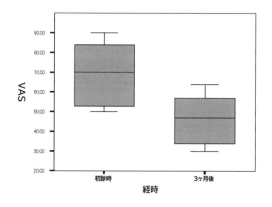

ところがこのVASを用いた報告の多くは、**18. 対応のあるt検定**を行っているのが現状です。その結果は、手計算で対応のあるt検定をし、検定表としてまとめますと、

対応のあるt検定	平均値の差	自由度	t値	t0.05(9)
初診時，3ヶ月後	23	9	2.555	2.262

t値2.555>境界t0.05(9)値2.262なので、ある治療法は痛みの3ヶ月後に、危険率5％で効果があると期待通りの結果が出ました。しかし**7-1．捏造統計処理**の②にあたります。

「対応のあるt検定」で有意差が出ない場合、「スチューデントのt検定」(手計算)をすると、

スチューデントのt検定	平均値の差	自由度	t値	t0.01(18)
初診時，3ヶ月後	23	18	3.477	2.878

t値3.477>境界t0.01(18)値2.878なので、ある治療法は痛みの3ヶ月後に、危険率1％で効果があると、より確実な期待通りの結果が出ましたが、**7-1．捏造統計処理**の②にあたります。

さらに「対応のあるt検定」や「スチューデントのt検定」でも有意差が出ない場合に、有意差を出したいために「マン・ホイットニ検定」(手計算)をすると、

マン・ホイットニ検定	同順位補正Z値	Z0.001
初診時，3ヶ月後	4.038	3.29

Z値4.038>境界Z0.001値3.29なので、ある治療法は痛みの3ヶ月後に、危険率0.1で差がありますと出て、これまた期待以上の結果が出ました。これも**7-1．捏造統計処理**の③にあたります。しかも$p<0.001$なので、**12．危険率p、p<0.05、p<0.01、p<0.001の意味とは**で述べた「$p<0.001$以下は、データの扱い方が間違っている場合が多々あります。」に該当します。

ウィルコクソン符号付順位和検定の注意点

① VASデータ，満足度，数量化データ，スコアデータなどの人的なデータや順序データに適応させる検定法で、間隔データ、比例データでも使えます。マン・ホイットニ検定と同様に平均値や標準誤差や標準偏差などが使えなくなります。

② ウィルコクソン符号付順位和検定は、対応のあるt検定より有意差が出にくくなります。

③ VASデータ，満足度，数量化データ，スコアデータなどの人的なデータを、ウィルコクソン符号付順位和検定を行うのではなく、対応のあるt検定，スチューデントのt検定，マン・

ホイットニ検定で行うと有意差があるようになります。これは**7-1．捏造統計処理**の②になります。臨床統計ではこの間違いが沢山あります。

19. 母平均のZ検定に相当するノンパラメトリックの検定はありません。

24．ノンパラメトリックの相関
24-1．スピアマン順位相関係数とZ検定（Z-test for Spearman rank correlation coefficient）

1904年にスピアマン（Spearman）[6]が導き出したノンパラメトリックの順位相関係数です。1938年にケンドール（Kendall）[7]が導きだした順位相関係数もありますが、ここでは省略します。データの組合せは数量でなく順位で扱いますので、外れ値の影響を受けません。計量データの処理をスピアマン順位相関係数にすると、ピアソン相関係数よりもP値が大きくなり有意差が出にくくなります。

手順①　スピアマン順位相関係数は次の定義式と計算式で求めます。Ri, Qiはiで対になっている順位の組データです。

　　a．同順位がない場合

$$\text{スピアマン順位相関係数} \quad r_s = \frac{\sum_{i=1}^{n}(Ri-\overline{R})\times(Qi-\overline{Q})}{\sqrt{\sum_{i=1}^{n}(Ri-\overline{R})^2 \times \sum_{i=1}^{n}(Qi-\overline{Q})^2}} \quad \text{[定義式]}$$

$$= 1 - \frac{6}{n\times(n^2-1)} \times \sum_{i=1}^{n}(Ri-Qi)^2 \quad \text{[計算式]}$$

　　b．同順位がある場合

$$\text{スピアマン順位相関係数} \quad r_s = \frac{\left[\sum_{i=1}^{n}Ri^2 + \sum_{i=1}^{n}Qi^2 - \sum_{i=1}^{n}(Ri-Qi)^2\right] \times \frac{n}{2} - \left[\frac{n\times(n+1)}{2}\right]^2}{\sqrt{n\times\sum_{i=1}^{n}Ri^2 - \left[\frac{n\times(n+1)}{2}\right]^2} \times \sqrt{n\times\sum_{i=1}^{n}Qi^2 - \left[\frac{n\times(n+1)}{2}\right]^2}} \quad \text{[定義式]}$$

順位のRとQの間に、どの程度の直線的な関係があるのか分かります。

手順②　判定する時は巻末の**（XIII）スピアマンの順位相関係数検定表**から読み取って下さい。
　　　　読み取り方は、組データ数nで危険率5％や危険率1％の$r_{s0.05}(\nu), r_{s0.01}(\nu)$の有意点（両側確率）を読みます。自由度$\nu = n-2$です。

手順③　$|r_s| \geq r_{s0.05}(\nu), r_{s0.01}(\nu)$ならば有意差ありで、相関します。
　　　　$|r_s| < r_{s0.05}(\nu)$　　　　　ならば有意差なしで、相関しない。

手順②'　または次の定義式で計算します。
　　　　$Z = r_s \times \sqrt{n-1}$

手順③'　Z分布表から、両側検定の、危険率5％や危険率1％の境界値$Z_{0.05}, Z_{0.01}$を読み取ります。
　　　　判定する時は巻末の**（I）正規（Z）分布表**の両側確率表から読み取って下さい。

手順④　$|Z| \geq Z_{0.05}, Z_{0.01}$ならば有意差ありで、相関があります。
　　　　$|Z| < Z_{0.05}$　　　　ならば有意差なしで、相関がないです。

【実例46】実例37との比較のため、実例1の最高血圧と最低血圧をスピアマン順位相関係数のZ検定で出してみます。[定義式]と[計算式]で計算します。

| 最高血圧 | 124 | 122 | 122 | 117 | 116 | 119 | 123 | 122 | 123 | 126 | 127 | 123 |
| 最低血圧 | 71 | 76 | 82 | 70 | 67 | 78 | 77 | 74 | 79 | 75 | 83 | 74 |

を最高血圧と最低血圧のそれぞれの順位データにします。

| 最高血圧 | 10 | 5 | 5 | 2 | 1 | 3 | 8 | 5 | 8 | 11 | 12 | 8 |
| 最低血圧 | 3 | 7 | 11 | 2 | 1 | 9 | 8 | 4.5 | 10 | 6 | 12 | 4.5 |

となります。

同順位がない場合として計算してみます。

[定義式]で計算を行います。

手順① $\bar{R} = (1+12)/2 = 6.5$、$\bar{Q} = (1+12)/2 = 6.5$

$\sum (R_i - \bar{R}) \times (Q_i - \bar{Q}) = $ (10-6.5)×(3-6.5) +(5-6.5)×(7-6.5) +(5-6.5)×(11-6.5) +(2-6.5)×(2-6.5)
 + (1-6.5)×(1-6.5) +(3-6.5)×(9-6.5) +(8-6.5)×(8-6.5) +(5-6.5)×(4.5-6.5)
 + (8-6.5)×(10-6.5) +(11-6.5)×(6-6.5) +(12-6.5)×(12-6.5) +(8-6.5)×(4.5-6.5)

 = 3.5×(-3.5) +(-1.5)×0.5 +(-1.5)×4.5 +(-4.5)×(-4.5) +(-5.5)×(-5.5)
 + (-3.5)×2.5 +1.5×1.5 +(-1.5)×(-2) +1.5×3.5 +4.5×(-0.5) +5.5×5.5 +1.5×(-2)

 = -12.25 -0.75 -6.75 +20.25 +30.25 -8.75 +2.25 +3 +5.25 -2.25 +30.25 -3 = 57.5

$\sum (R_i - \bar{R})^2 \times \sum (Q_i - \bar{Q})^2 = $ [(10-6.5)²+(5-6.5)²+(5-6.5)²+(2-6.5)²+(1-6.5)²+(3-6.5)²+(8-6.5)²
 + (5-6.5)²+(8-6.5)²+(11-6.5)²+(12-6.5)²+(8-6.5)²]×[(3-6.5)²+(7-6.5)²+(11-6.5)²+(2-6.5)²
 + (1-6.5)²+(9-6.5)²+(8-6.5)²+(4.5-6.5)²+(10-6.5)²+(6-6.5)²+(12-6.5)²+(4.5-6.5)²]

 = (12.25+2.25+2.25+20.25+30.25+12.25+2.25+2.25+2.25+20.25+30.25+2.25)
 × (12.25+0.25+20.25+20.25+30.25+6.25+2.25+4+12.25+0.25+30.25+4) = 139 ×142.5

$$r_s = \frac{\sum (R_i - \bar{R}) \times (Q_i - \bar{Q})}{\sqrt{\sum (R_i - \bar{R})^2 \times \sum (Q_i - \bar{Q})^2}} = \frac{57.5}{\sqrt{139 \times 142.5}} = \frac{57.5}{140.739} = 0.408557$$

手順② $Z = r_s \times \sqrt{12-1} = 0.408557 \times 3.316625 = 1.35503$

[計算式]で計算を行います。

手順① $\sum (R-Q)^2 = $ (10-3)²+(5-7)²+(5-11)²+(2-2)²+(1-1)²+(3-9)²
 +(8-8)²+(5-4.5)²+(8-10)²+(11-6)²+(12-12)²+(8-4.5)²

 = 7²+(-2)²+(-6)²+0²+0²+(-6)²+0²+0.5²+(-2)²+5²+0²+3.5²

 = 49+4+36+0+0+36+0+0.25+4+25+0+12.25

 = 166.5

$$r_s = 1 - \frac{6}{n \times (n^2-1)} \times \sum (R-Q)^2 = 1 - \frac{6}{12 \times (12 \times 12 - 1)} \times 166.5 = 1 - \frac{999}{1716} = 1 - 0.582168$$

 = 0.417832

手順② $Z = r_s \times \sqrt{12-1} = 0.417832 \times 3.316625 = 1.385$

同順位がある場合として計算してみます。 順位データが1組(4.5と4.5)あるので、

手順①
$$r_s = \frac{\left[\sum_{i=1}^{n} R_i^2 + \sum_{i=1}^{n} Q_i^2 - \sum (R_i - Q_i)^2 \right] \times \frac{n}{2} - \left[\frac{n \times (n+1)}{2} \right]^2}{\sqrt{n \times \sum_{i=1}^{n} R_i^2 - \left[\frac{n \times (n+1)}{2} \right]^2} \times \sqrt{n \times \sum_{i=1}^{n} Q_i^2 - \left[\frac{n \times (n+1)}{2} \right]^2}}$$

$$\sum_{i=1}^{n} R_i{}^2 = 10^2 + 5^2 + 5^2 + 2^2 + 1^2 + 3^2 + 8^2 + 5^2 + 8^2 + 11^2 + 12^2 + 8^2$$
$$= 100 + 25 + 25 + 4 + 1 + 9 + 64 + 25 + 64 + 121 + 144 + 64 = 646$$
$$\sum_{i=1}^{n} Q_i{}^2 = 3^2 + 7^2 + 11^2 + 2^2 + 1^2 + 9^2 + 8^2 + 4.5^2 + 10^2 + 6^2 + 12^2 + 4.5^2$$
$$= 9 + 49 + 121 + 4 + 1 + 81 + 64 + 20.25 + 100 + 36 + 144 + 20.25 = 649.5$$
$$r_s = \frac{(646 + 649.5 - 166.5) \times (12/2) - [12 \times (12+1)/2]^2}{\sqrt{12 \times 646 - [12 \times (12+1)/2]^2} \times \sqrt{12 \times 649.5 - [12 \times (12+1)/2]^2}} = \frac{1129 \times 6 - 6084}{\sqrt{7752 - 6084} \times \sqrt{7794 - 6084}}$$
$$= \frac{690}{40.8412 \times 41.3521} = 0.408557 ≒ 0.409$$

手順②巻末の(ⅩⅢ)スピアマンの順位相関係数検定表から、組データ数12(自由度10)での危険率5％の有意点(両側確率)の r_s 値 0.587 を読み取ります。

手順③相関係数 r_s 値 0.409＜境界 $r_{s\,0.05(10)}$ 値 0.587 なので有意差なしで、最高血圧と最低血圧に順位相関はないです。

手順②' $Z = r_s \times \sqrt{12 - 1} = 0.408557 \times 3.316625 = 1.355$

手順③' $n ≦ 30$ ですが、Z分布表の両側確率の危険率5％を出します。巻末の(Ⅰ)Z分布表の両側確率表の危険率5％で横軸と縦軸を読み取ると1.96です。

手順④ Z値 1.355＜境界 $Z_{0.05}$ 値 1.96 なので有意差なしで、最高血圧と最低血圧に順位相関は無相関です。実例37と比較して危険率が5％から無相関になりました。

SPSSの結果と(EZRも)同じでした。

相関係数

			最高血圧	最低血圧
Spearmanのロー	最高血圧	相関係数	1.000	.409
		有意確率(両側)	.	.187
		N	12	12
	最低血圧	相関係数	.409	1.000
		有意確率(両側)	.187	.
		N	12	12

実例37のピアソン相関係数のt検定は危険率5％で相関ありでしたが、スピアマン順位相関係数のZ検定では無相関です。スピアマン相関係数 0.409 はピアスン相関係数 0.592 より小さいです。一般的に計量値をスピアマン順位相関係数検定で行うと相関関係が出にくくなります。

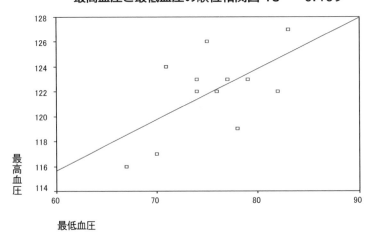

最高血圧と最低血圧の順位相関図 rs = 0.409

【実例47】実例38との比較のため、実例1の最高血圧と脈拍数に、SPSSのスピアマン順位相関で出してみます。

順位相関も、最高血圧や脈拍数のように単位が違っているのが普通です。

相関係数

			最高血圧	脈拍数
Spearmanのロー	最高血圧	相関係数	1.000	-.549
		有意確率（両側）	.	.064
		N	12	12
	脈拍数	相関係数	-.549	1.000
		有意確率（両側）	.064	.
		N	12	12

実例38のピアソン相関係数のt検定は危険率5％で相関ありでしたが、スピアマン順位相関係数検定では無相関です。スピアマン相関係数-0.549はピアスン相関係数-0.681より小さいです。

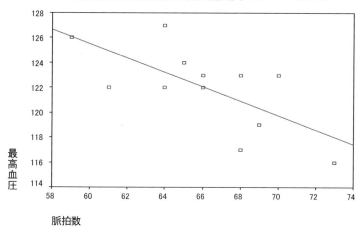

最高血圧と脈拍数の順位相関図 rs ＝ －0.549

【実例48】実例39との比較のため、実例1の最低血圧と脈拍数に、SPSSのスピアマン順位相関で出してみます。

相関係数

			最低血圧	脈拍数
Spearmanのロー	最低血圧	相関係数	1.000	-.287
		有意確率（両側）	.	.366
		N	12	12
	脈拍数	相関係数	-.287	1.000
		有意確率（両側）	.366	.
		N	12	12

実例39と同じく最低血圧と脈拍数には逆相関はありません。スピアマン相関係数-0.287はピアスン相関係数-0.359より小さいマイナスなのでより逆相関はないです。

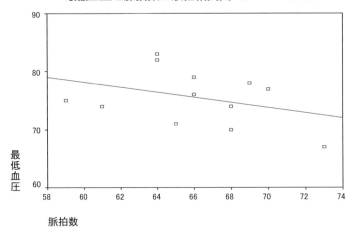

【実例49】実例40との比較のため、実例40にスピアマン順位相関で出してみます。

相関係数

			治療前	治療後
Spearmanのロー	治療前	相関係数	1.000	.627
		有意確率（両側）	.	.096
		N	8	8
	治療後	相関係数	.627	1.000
		有意確率（両側）	.096	.
		N	8	8

実例40では危険率が1％で相関ありましたが、相関なしです。計量値にスピアマン順位相関係数検定を行うと相関関係が出なくなります。

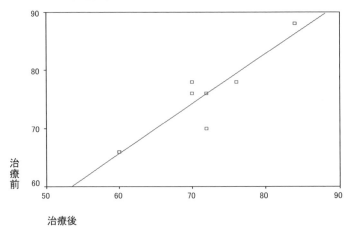

スピアマン順位相関係数とZ検定の注意点
① VASデータ，満足度，数量化データ，スコアデータなどの人為的データや順序データで使う検定法です。間隔データ，比例データでも使えます。しかし相関関係が出にくくなります。

25. 2群の計数値の統計学 (statistics of two group's enumerated data)

25-1. 2×2分割表（クロス集計表）[2×2 contingency table(cross table)]のピアソン独立性χ^2検定　スチューデントのt検定の2群の計数値版です。

手順①　データa, b, c, dを下記の2×2分割表にまとめます。

	B1	B2	計
A1	a	b	a+b
A2	c	d	c+d
計	a+c	b+d	a+b+c+d

手順②　各セルの期待度数を出します。

$$Ea = \frac{(a+b)\times(a+c)}{(a+b+c+d)}、\quad Eb = \frac{(a+b)\times(b+d)}{(a+b+c+d)}、\quad Ec = \frac{(c+d)\times(a+c)}{(a+b+c+d)}、\quad Ed = \frac{(c+d)\times(b+d)}{(a+b+c+d)}$$

手順③　$\chi^2 = \dfrac{(a-Ea)^2}{Ea} + \dfrac{(b-Eb)^2}{Eb} + \dfrac{(c-Ec)^2}{Ec} + \dfrac{(d-Ed)^2}{Ed}$

各セルの観察度数が5より大きい場合

手順③'　下記の自由度1の独立性χ^2検定の定義式で計算します。

$$\chi^2 = \frac{(a\times d - b\times c)^2 \times (a+b+c+d)}{(a+b)\times(c+d)\times(a+c)\times(b+d)}$$

手順④　χ^2分布表から、片側検定の上側確率で、危険率5％や危険率1％の境界値$\chi^2_{0.05(1)}$, $\chi^2_{0.01(1)}$を読み取ります。自由度は1です。

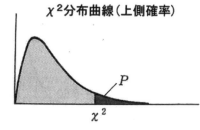
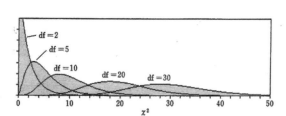

χ^2分布表は左図のχ^2分布曲線（**10. 確率分布…正規分布とt分布とχ^2分布とF分布**の③）からP値に対してのχ^2値を読み取った数値です。χ^2分布曲線の形は右図のように自由度によって変わります。2×2分割表の独立性χ^2検定の自由度は1です。

判定する時は巻末の（Ⅱ）**χ^2分布表の上（片）側パーセント点表**から読み取って下さい。

手順⑤　$\chi^2 \geqq \chi^2_{0.05(1)}$, $\chi^2_{0.01(1)}$ならば有意差ありで、2群に差があります。

$\chi^2 < \chi^2_{0.05(1)}$　　ならば有意差なしで、2群に差がないです。

各セルの中に観察度数が5以下である場合

独立性χ^2検定では確率が低めに計算されるので、

手順③'　近似の精度を上げるためにイェーツの補正χ^2値(Yate's correction χ^2 - value)[3]

$$\chi^2 = \frac{[|a\times d - b\times c| - (a+b+c+d)/2]^2 \times (a+b+c+d)}{(a+b)\times(c+d)\times(a+c)\times(b+d)}$$

上の手順④⑤に戻ります。

手順③" もう1つの方法として、**フィッシャーの直接確率P値**(Fisher's exact P-value)[4)]の求め方を下記に記します。

定義式 $= \dfrac{(a+c)!(b+d)!(a+b)!(c+d)!}{(a+b+c+d)!a!b!c!d!}$ 手順③"の方が正確です。

手順④' P_2の確率は数値5以下のセルが a ならば、そのセルと対角のセルから1を引き、他のセルに1を足して同じように計算します。数値5以下のセルが b や c や d ならば、そのセルで手順④'を計算する。

定義式 $P_2 = \dfrac{(a+c)!(b+d)!(a+b)!(c+d)!}{(a+b+c+d)!(a-1)!(b+1)!(c+1)!(d-1)!}$

さらにそのセルと対角のセルから1を引き、他のセルに1を足してP_3の確率を計算します。数値5以下の数値が0になるまでP_iの確率を計算します。

定義式 $P_3 = \dfrac{(a+c)!(b+d)!(a+b)!(c+d)!}{(a+b+c+d)!(a-2)!(b+2)!(c+2)!(d-2)!}$

各パターンの確率の合計 $P = P_1 + P_2 + \cdots + P_i$ を求め、α危険率と比較します。

例えば

Ⅰ	B1	B2
A1	18	14
A2	2	12

→

Ⅱ	B1	B2
A1	19	13
A2	1	13

→

Ⅲ	B1	B2
A1	20	12
A2	0	14

5以下のセルがⅠのA2B1に2があり、ⅠでP_1、ⅡでP_2、ⅢでP_3の3つを計算して、$P = P_1 + P_2 + P_3$を求めます。実際の計算例は**実例50**にあります。

各パターンにおいての周辺データ数（a+b+c+dは変わらないということです）、A1行では32, A2行では14, B1列では20, B2列では26と変わりません）

手順⑤' $P \leqq α$危険率5%, α危険率1%ならば有意差ありで、2群に差があります。
$P > α$危険率5%　　　　　　ならば有意差なしで、2群に差がないです。

【実例50】実例23と実例41との比較のため、実例1の12名の最高血圧と同一人の12名の最低血圧を計数値にして、有意差があるかを2×2分割表のピアソン独立性χ^2検定で行います。

最高血圧　124　122　122　117　116　119　123　122　123　126　127　123
最低血圧　 71　 76　 82　 70　 67　 78　 77　 74　 79　 75　 83　 74

2×2分割表のχ^2値を求めます。

データを度数データにします。それぞれを下記の平均値以上と未満をカウントすると、全部の平均値 = 99(98.75)、（区切の値をかえるとカウント数も変わり結果も変わります。）
最高血圧では99以上は12個で、未満は0個
最低血圧では99以上は0個で、未満は12個

手順① 2×2分割表にまとめます。

	99mmHg 以上	99mmHg 未満	計
最高血圧	12	0	12
最低血圧	0	12	12
計	12	12	24

0個のセルがありますが、どのセルも期待度数が5より大きい場合に当てはめてみます。

手順②各セルの期待度数を出します。

$$Ea = \frac{12\times12}{24} = \frac{144}{24} = 6、Eb = \frac{12\times12}{24} = 6、Ec = \frac{12\times12}{24} = 6、Ed = \frac{12\times12}{24} = 6$$

手順③ $\chi^2 = \frac{(12-6)^2}{6} + \frac{(0-6)^2}{6} + \frac{(0-6)^2}{6} + \frac{(12-6)^2}{6} = \frac{(6)^2}{6} + \frac{(-6)^2}{6} + \frac{(6)^2}{6} + \frac{(-6)^2}{6}$

$\qquad = 6+6+6+6 = 24$

手順③' 次にイェーツの補正 χ^2 値を求めてみます。

$$\frac{[|a\times d - b\times c| - (a+b+c+d)/2]^2 \times (a+b+c+d)}{(a+b)\times(c+d)\times(a+c)\times(b+d)} = \frac{[|12\times12 - 0\times0| - (12+0+0+12)/2]^2 \times (12+0+0+12)}{(12+0)\times(0+12)\times(12+0)\times(0+12)}$$

$$= \frac{[|144-0|-12]^2\times24}{12\times12\times12\times12} = \frac{132^2\times24}{12\times12\times12\times12} = \frac{17424\times24}{20736} = 20.167$$

χ^2 値が 24 から 20.167 になり、厳しくなっています。

手順④巻末の（Ⅱ）χ^2 分布表から危険率 0.1% の自由度 1 での χ^2 値 = 10.828 を読み取ります。

手順⑤ χ^2 値 20.167 ＞ 境界 $\chi^2{}_{0.01(1)}$ 値 10.828 なので有意差ありで、危険率 0.1% で最高血圧と最低血圧の中央値に差があります。**実例 23** と **実例 41** の危険率 0.1% と同じです。

手順③ もう１つの方法として、**フィッシャーの直接確率法**で P 値を求めてみます。

$$P_1 = \frac{(a+c)!(b+d)!(a+b)!(c+d)!}{(a+b+c+d)!a!b!c!d!} = \frac{12!\times12!\times12!\times12!}{24!12!0!0!12!}$$

$$= \frac{(12\times11\times10\times9\times8\times7\times6\times5\times4\times3\times2)(12\times11\times10\times9\times8\times7\times6\times5\times4\times3\times2)}{(24\times23\times22\times21\times20\times19\times18\times17\times16\times15\times14\times13\times12\times11\times10\times9\times8\times7\times6\times5\times4\times3\times2)}$$

$$= \frac{(12\times11\times10\times9\times8\times7\times6\times5\times4\times3\times2)}{(24\times23\times22\times21\times20\times19\times18\times17\times16\times15\times14\times13)} = 0.00000037$$

手順④' 0! があるので、P_1 で終了。フィッシャーの直接確率 P = P_1 = 0.00000037

手順⑤' 危険率 0.1% で最高血圧と最低血圧に差があり、**実例 23** と **実例 41** と同じです。

SPSS の結果と (EZR も) 同じでした。

最高最低 と 血圧 のクロス表

度数

		血圧		合計
		99mmHg以下	99mmHg以上	
最高最低	最高血圧		12	12
	最低血圧	12		12
合計		12	12	24

カイ2乗検定

	値	自由度	漸近有意確率（両側）	正確有意確率（両側）	正確有意確率（片側）
Pearson のカイ2乗	24.000[b]	1	.000		
連続修正[a]	20.167	1	.000		
尤度比	33.271	1	.000		
Fisher の直接法				.000	.000
有効なケースの数	24				

a. 2x2 表に対してのみ計算

b. 0 セル (.0%) は期待度数が 5 未満です。最小期待度数は 6.00 です。

2×2分割表の指標について述べます。イェーツの補正χ^2値は期待度数が5未満の時は近似の精度を上げるために用いますが、むしろ現在はフィッシャーの直接確率P値の方が正確です。**実例50**のように計量値データを「全データの平均値＝99」を中心にデータ分けすることにより、**2×2分割表（クロス集計表）**が完成しχ^2検定ができました。計量値データの同じ**実例1**を用いて、パラメトリック統計手法、ノンパラメトリック統計手法、クロス集計表統計手法で結果を出してきました。クロス集計表では独立性があるとか関連性があることが分かるだけで、平均値（中央値）がどの位とか標準誤差（四分位偏差）がどの位とかは含まれていません。計量値データをカウント化することにより計算は楽になりましたが、そのぶん情報が失われてしまいます。

　危険率は0.1％とたまたま同じものが出ましたが、パラメトリック統計手法、ノンパラメトリック統計手法、クロス集計表統計手法の順で、危険率の数値が大きくなっていくようです。

【実例51】実例26と実例42との比較のため、実例2 ある大学の2つの学科の英語の能力に有意差があるかを、2×2分割表のピアソン独立性χ^2検定で行ってみます。
A学科　60 60 82 52 56 54 70 66 80 46 56 40 80 74 58 46 28 36 60 54 76 56 82 52 36
　　　72 78 76 38 92 50 60 72 38 36 36 54 94 42
B学科　66 22 58 66 38 38 26 36 46 44 98 60 24 12 38 46 68 84 86 52 58 46 34 38 60
　　　34 52 28 58 82 44 28 92 78 50 36 78 22 38 48 44 4

　　データを度数データにします。それぞれを下記の平均値以上と未満をカウントすると、
　　全科の平均値＝53.80247、（区切の値を変えるとカウント数も変わり結果も変わります。）
　　　A学科54以上は25、54未満は14
　　　B学科54以上は15、54未満は27
手順① 2×2分割表にまとめます。

	54点以上	54点未満	計
A学科	25	14	39
B学科	15	27	42
計	40	41	81

手順② 各セルの期待度数を出します。

$$Ea = \frac{39 \times 40}{81} = \frac{1560}{81} = 19.26、\quad Eb = \frac{39 \times 41}{81} = \frac{1599}{81} = 19.74、$$

$$Ec = \frac{42 \times 40}{81} = \frac{1680}{81} = 20.74、\quad Ed = \frac{42 \times 41}{81} = \frac{1722}{81} = 21.26$$

手順③ $\chi^2 = \frac{(25-19.26)^2}{19.26} + \frac{(14-19.74)^2}{19.74} + \frac{(15-20.74)^2}{20.74} + \frac{(27-21.26)^2}{21.26} = \frac{(5.74)^2}{19.26} + \frac{(-5.74)^2}{19.74}$

$\qquad + \frac{(-5.74)^2}{20.74} + \frac{(-5.74)^2}{21.26} = \frac{32.95}{19.26} + \frac{32.95}{19.74} + \frac{32.95}{20.74} + \frac{32.95}{21.26}$

$\qquad = 1.71079 + 1.66919 + 1.58871 + 1.54985 = 6.51854 ≒ 6.519$

手順④ 巻末の（Ⅱ）χ^2分布表の上（片）側パーセント点表から、危険率5％や危険率1％の
　　　自由度1での$\chi^2{}_{0.05(1)}$値＝3.841と$\chi^2{}_{0.01(1)}$値＝6.635を読み取ります。

手順⑤ χ^2 値 6.520 > 境界 $\chi^2_{0.05(1)}$ 値 3.841 なので、有意差があり、危険率5%でA学科とB学科の英語学力に差があります。**実例26**と**実例42**の危険率5%と同じでした。

次にイェーツの補正 χ^2 値を求めてみます。
(イェーツの補正 χ^2 値は各セルの中に観察度数が5以下である場合ですが)

$$\frac{[|25 \times d - b \times c| - (25+b+c+d)/2]^2 \times (25+b+c+d)}{(25+b) \times (c+d) \times (25+c) \times (b+d)}$$

$$= \frac{[|25 \times 27 - 14 \times 15| - (25+14+15+27)/2]^2 \times (25+14+15+27)}{(25+14) \times (15+27) \times (25+15) \times (14+27)}$$

$$= \frac{[|675-210|-40.5]^2 \times 81}{39 \times 42 \times 40 \times 41} = \frac{424.5^2 \times 81}{39 \times 42 \times 40 \times 41} = \frac{180200.25 \times 81}{2686320} = 5.434$$

χ^2 値が 6.519 から 5.434 になり、厳しくなっています。

次にフィッシャーの直接確率で P 値を求めてみます。

手順③" $P_1 = \dfrac{(25+15)!(14+27)!(25+14)!(15+27)!}{(25+14+15+27)!25!14!15!27!}$

$P_2 = \dfrac{(25+15)!(14+27)!(25+14)!(15+27)!}{(25+14+15+27)!(25-1)!(14+1)!(15+1)!(27-1)!}$

$P_3 = \dfrac{(25+15)!(14+27)!(25+14)!(15+27)!}{(25+14+15+27)!(25-2)!(14+2)!(15+2)!(27-2)!}$

$P_4 = \dfrac{(25+15)!(14+27)!(25+14)!(15+27)!}{(25+14+15+27)!(25-3)!(14+3)!(15+3)!(27-3)!}$

$P_5 = \dfrac{(25+15)!(14+27)!(25+14)!(15+27)!}{(25+14+15+27)!(25-4)!(14+4)!(15+4)!(27-4)!}$

と計算がとても大変なので、実例は簡単な**実例50**で見て下さい。

SPSSの結果と(EZRも)同じでした。

学科 と 英語点数 のクロス表

度数

		英語点数		合計
		54点以上	54点未満	
学科	A学科	25	14	39
	B学科	15	27	42
合計		40	41	81

カイ2乗検定

	値	自由度	漸近有意確率(両側)	正確有意確率(両側)	正確有意確率(片側)
Pearson のカイ2乗	6.520[b]	1	.011		
連続修正[a]	5.434	1	.020		
尤度比	6.610	1	.010		
Fisher の直接法				.015	.010
有効なケースの数	81				

a. 2x2 表に対してのみ計算
b. 0 セル (.0%) は期待度数が 5 未満です。最小期待度数は 19.26 です。

【実例 52】2020 年から始まった日本のコロナ(covid19)のそれぞれの波で、ピークに近い年月日の重症者数と死亡者数に、(厳密には該当重症者数のうちの死亡者数が正確であるが)、治療法等に有意差があるかを 2×2 分割表の独立性 χ^2 検定のイェーツの補正 χ^2 値で行います。

手順① 2×2 分割表にまとめます。

	重症者数	死亡者数	計
第1波	176	25	201
第2波	246	19	265
計	422	44	466

	重症者数	死亡者数	計
第2波	246	19	265
第3波	1043	121	1164
計	1289	140	1429

	重症者数	死亡者数	計
第3波	1043	121	1164
第4波	1371	121	1492
計	2414	242	2656

	重症者数	死亡者数	計
第4波	1371	121	1492
第5波	2207	87	2294
計	3578	208	3786

SPSS の結果と(EZR も)同じでした。

コロナ と 結果 のクロス表

度数

		結果		合計
		死亡者数	重症者数	
コロナ	第1波	25	176	201
	第2波	19	246	265
合計		44	422	466

カイ2乗検定

	値	自由度	漸近有意確率(両側)	正確有意確率(両側)	正確有意確率(片側)
Pearson のカイ2乗	3.710[b]	1	.054		
連続修正[a]	3.119	1	.077		
尤度比	3.668	1	.055		
Fisher の直接法				.057	.039
有効なケースの数	466				

a. 2x2 表に対してのみ計算
b. 0 セル (.0%) は期待度数が 5 未満です。最小期待度数は 18.98 です。

コロナ と 結果 のクロス表

度数

		結果		合計
		死亡者数	重症者数	
コロナ	第2波	19	246	265
	第3波	121	1043	1164
合計		140	1289	1429

カイ2乗検定

	値	自由度	漸近有意確率(両側)	正確有意確率(両側)	正確有意確率(片側)
Pearson のカイ2乗	2.541[b]	1	.111		
連続修正 [a]	2.189	1	.139		
尤度比	2.724	1	.099		
Fisher の直接法				.136	.066
有効なケースの数	1429				

a. 2x2 表に対してのみ計算
b. 0 セル (.0%) は期待度数が5未満です。最小期待度数は25.96です。

イェーツの連続修正の漸近有意確率(両側)を見ると、第1波と第2波では0.077、また第2波と第3波で0.139なので、治療などは手探りのためか有意差は出ていません。

コロナ と 結果 のクロス表

度数

		結果		合計
		死亡者数	重症者数	
コロナ	第3波	121	1043	1164
	第4波	121	1371	1492
合計		242	2414	2656

カイ2乗検定

	値	自由度	漸近有意確率(両側)	正確有意確率(両側)	正確有意確率(片側)
Pearson のカイ2乗	4.124[b]	1	.042		
連続修正 [a]	3.852	1	.050		
尤度比	4.095	1	.043		
Fisher の直接法				.049	.025
有効なケースの数	2656				

a. 2x2 表に対してのみ計算
b. 0 セル (.0%) は期待度数が5未満です。最小期待度数は106.06です。

イェーツの連続修正の値 3.852 ＞ 境界 $\chi^2_{0.05(1)}$ 値 3.841 なので、危険率5％で第3波と第4波において治療法などによって違いがありました。

コロナ と 結果 のクロス表

度数

		結果		合計
		死亡者数	重症者数	
コロナ	第4波	121	1371	1492
	第5波	87	2207	2294
合計		208	3578	3786

カイ2乗検定

	値	自由度	漸近有意確率(両側)	正確有意確率(両側)	正確有意確率(片側)
Pearson のカイ2乗	32.455[b]	1	.000		
連続修止 [a]	31.629	1	.000		
尤度比	31.547	1	.000		
Fisher の直接法				.000	.000
有効なケースの数	3786				

a. 2x2 表に対してのみ計算
b. 0 セル (.0%) は期待度数が5未満です。最小期待度数は81.97です。

イェーツの連続修正の値 31.629 ＞ 境界 $\chi^2_{0.00(1)}$ 値 10.828 なので、危険率0.1％で第4波と第5

波において治療法などによって死亡者数に大きく改善がありました。大局的に見て大きな変化があったかが分かります。一番関係しているのは何かさらなる研究になります。

25-2. 比率の差のZ検定（Z-test for difference between proportions）

6-1．4種の測定尺度といろいろな統計手法のⅠ．名義尺度で述べたように、全体の分類に対するある分類の相対的度数を知るために比率を計算することがあります。注意すべきは比率になった数量は間隔尺度になります。度数が多い時は比率として扱えます。

手順①　データを下記のような2×2分割表にまとめます。

	B1	B2	計
A1	a	b	a+b
A2	c	d	c+d
計	a+c	b+d	a+b+c+d

手順②　2群の比率を計算します。度数が多いほど比率は正確になります。

$$p_1 = \frac{a}{a+c}、\quad p_2 = \frac{b}{b+d}、\quad p = \frac{a+b}{a+b+c+d}$$

手順③　Z値は下記の定義式で計算します。ただし $n_1 = a+c$、$n_2 = b+d$

$$Z = \frac{(p_1 - p_2) - 0}{\sqrt{p \times (1-p) \times \left(\frac{1}{n_1} + \frac{1}{n_2}\right)}}$$

または

$$Z = \frac{(p_1 - p_2) - \frac{1}{2} \times \left(\frac{1}{n_1} + \frac{1}{n_2}\right)}{\sqrt{p(1-p) \times \left(\frac{1}{n_1} + \frac{1}{n_2}\right)}}$$

手順④　Z分布表から、両側検定の、危険率5％や危険率1％の境界値 $Z_{0.05}$, $Z_{0.01}$ を読み取ります。

正規分布曲線（両側確率）

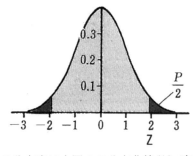

Z分布表は上図のZ分布曲線（10. 確率分布…正規分布とt分布とχ^2分布とF分布の①）から、P値に対してZ値を読み取った数値です。

判定する時は巻末の（Ⅰ）正規（Z）分布表の両側確率表から読み取って下さい。

手順⑤　$|Z| \geq Z_{0.05}$, $Z_{0.01}$ ならば有意差ありで、2群の比率に差があります。
　　　　$|Z| < Z_{0.05}$　　　　ならば有意差なしで、2群の比率に差がないです。

2群の比率の差のZ検定は、2×2分割表(クロス集計表)の独立性χ^2検定と同じになります。

【実例53】 実例23と実例41との比較のため、実例1の12名の最高血圧と同一人の12名の最低血圧を計数値にして、さらに比率にして有意差があるかを比率のZ検定で行ってみます。

度数は少ないですが、ここでは無理やり比率に直してみます。

手順① 2×2分割表にまとめます。

	99mmHg 以上	99mmHg 未満	計
最高血圧	12	0	12
最低血圧	0	12	12
計	12	12	24

手順② 最高血圧で99mmHg以上の比率p1は12/12 = 1, 最低血圧で99mmHg以上の比率p2は0/12 = 0です。全比率は12/24 = 0.5です。

手順③ $Z = \dfrac{(1-0)-0}{\sqrt{0.5\times(1-0.5)\times(\frac{1}{12}+\frac{1}{12})}} = \dfrac{1}{\sqrt{0.25\times 0.1667}} = \dfrac{1}{0.2041} = 4.899$

手順④ 巻末の(Ⅰ)Z分布表の両側確率表の危険率0.1%で横軸と縦軸を読み取ると3.29です。

手順⑤ Z値4.899 > 境界$Z_{0.001}$値3.29なので、危険率0.1%で有意差があり、**実例23**と**実例41**と同じでした。総合計が24個と少ない度数を比率にするのは無茶かもしれませんが、比率にすると計量値のZ検定が使えることが面白いところで、計数値が計量値に変わるからです。

【実例54】 実例26と実例42との比較のため、実例2のある大学の2つの学科の英語の能力に差があるかを、比率のZ検定で行います。

手順① 2×2分割表にまとめます。

	54点以上	54点未満	計
A学科	25	14	39
B学科	15	27	42
計	40	41	81

手順② A学科の54点以上の比率p1は25/39 = 0.6410, B学科の54点以上の比率p2は15/42 = 0.3571です。全比率は41/81 = 0.5062です。

手順③ $Z = \dfrac{(0.6410-0.3571)-(\frac{1}{39}+\frac{1}{42})}{\sqrt{0.5062\times(1-0.5062)\times(\frac{1}{39}+\frac{1}{42})}} = \dfrac{0.2839-0.0494}{\sqrt{0.2500\times 0.0494}} = \dfrac{0.2345}{0.1111} = 2.111$

手順④ 巻末の(Ⅰ)Z分布表の両側確率表の危険率5%で横軸と縦軸を読み取ると1.96です。

手順⑤ Z値2.111 > 境界$Z_{0.05}$値1.96なので、危険率5%で有意差があり、**実例26, 42**と同じ。

25-3. 対応のある2×2分割表のマクニマーχ^2検定(McNemar χ^2 test)[5]

手順① データを下記のような2×2分割表にまとめます。

		B		
		+	−	計
A	+	a	b	a + b
	−	c	d	c + d
計	計	a + c	b + d	a + b + c + d

比較する要因A，B以外の条件を一致させたり、要因Aと要因Bについては測定時間が異なる場合は、要因Aと要因Bの1：1のペアを作り、要因の＋－はペアとして評価します。

手順② 下記のマクニマーのχ^2検定の定義式で計算します。

$$\chi^2 = \frac{(|b-c|-1)^2}{b+c}$$

手順③ χ^2分布表から、片側検定の上側確率で、危険率5％や危険率1％の境界値$\chi^2_{0.05(1)}$、$\chi^2_{0.01(1)}$を読み取ります。マクニマーχ^2検定の自由度は1です。

判定する時は巻末の(Ⅱ)χ^2分布表の上(片)側パーセント点表から読み取って下さい。

手順④ $\chi^2 \geqq \chi^2_{0.05(1)}$, $\chi^2_{0.01(1)}$ならば有意差ありで、要因Aと要因Bの差があります。
$\chi^2 < \chi^2_{0.05(1)}$ ならば有意差なしで、要因Aと要因Bの差がないです。

【実例55】205例の無作為標本について、A，B2種の血清抗体の有無について調べたところ下記の分割表のようになった。A抗体を有する者の比率70.7％(145÷205)とB抗体を有する者の比率60.0％(123÷205)に差があると言えるかを、対応のある2×2分割表のマクニマーχ^2検定で行ってみます。

手順① 2×2分割表にまとめます。

		B抗体 あり	B抗体 なし	計
A抗体	あり	84	61	145
	なし	39	21	60
	計	123	82	205

手順② $\chi^2 = \dfrac{(|61-39|-1)^2}{61+39} = \dfrac{(22-1)^2}{100} = \dfrac{441}{100} = 4.41$

手順③ 巻末の(Ⅱ)χ^2分布表の上(片)側パーセント点表から、危険率5％の自由度1でのχ^2値＝3.841を読み取ります。

手順④ χ^2値4.41＞境界$\chi^2_{0.05(1)}$値3.841なので有意差ありで、危険率5％でA抗体とB抗体の差があります。

SPSSの結果と(EZRも)同じでした。

A抗体 と B抗体 のクロス表

度数

		B抗体 あり	B抗体 なし	合計
A抗体	あり	84	61	145
	なし	39	21	60
合計		123	82	205

カイ2乗検定

	値	正確有意確率（両側）
McNemar 検定		.035[a]
有効なケースの数	205	

a. 2項分布を使用

SPSSではマクニマーχ^2値4.41は出力されずに正確有意確率(両側)0.035が出力されます。マクニマーP値は0.035なので、危険率5％でA抗体とB抗体の差があります。

これを通常のχ^2値検定で行うと、次頁のようにPearsonのカイ2乗の漸近有意確率(両側)0.347やFisherの直接法の正確有意確率(両側)0.434になって有意差はでません。

カイ2乗検定

	値	自由度	漸近有意確率(両側)	正確有意確率(両側)	正確有意確率(片側)
Pearson のカイ2乗	.884[b]	1	.347		
連続修正[a]	.614	1	.433		
尤度比	.892	1	.345		
Fisher の直接法				.434	.217
有効なケースの数	205				

a. 2x2 表に対してのみ計算
b. 0 セル (.0%) は期待度数が 5 未満です。最小期待度数は 24.00 です。

25-4. マンテル・ヘンツェル χ^2 検定 (Mantei-Haenszel χ^2 test)

要因Aと要因Bについて、ある条件（性別、年齢別、日時別など）の層別で別々に集計された 2×2 分割表を合わせて評価する検定で、これらの交絡因子の影響を除きます。

手順① i個の分割表を下記のように表現します。

	B1	B2	計
A1	a_i	b_i	e_i
A2	c_i	d_i	f_i
計	g_i	h_i	n_i

$(i=1, 2, \cdots, j)$

手順② 各セルの期待度数を次の定義式で計算します。

$$\chi^2 = \frac{\left(\sum_{i=1}^{j} a_i - \sum_{i=1}^{j} \frac{e_i \times g_i}{n_i}\right)^2}{\sum_{i=1}^{j} \frac{e_i \times f_i \times g_i \times h_i}{n_i^3 - n_i^3}}$$

手順③ χ^2分布表から、片側検定の上側確率で、危険率5％や危険率1％の境界値 $\chi^2_{0.05(1)}$, $\chi^2_{0.01(1)}$ を読み取ります。マンテル・ヘンツェル χ^2 検定の自由度は1です。
判定する時は巻末の (Ⅱ) **χ^2分布表の上(片)側パーセント点表**から読み取って下さい。

手順④ $\chi^2 \geq \chi^2_{0.05(1)}$, $\chi^2_{0.01(1)}$ ならば有意差ありで、要因Aと要因Bの差があります。
$\chi^2 < \chi^2_{0.05(1)}$ ならば有意差なしで、要因Aと要因Bの差がないです。

【実例56】 実例 52 のそれぞれの波で治療法は変化していますが、大胆ですがマンテル・ヘンツェル χ^2 検定で行います。

実例 56 で必要な合計は、

	重症者数	死亡者数	計
第1波から第4波	2836		
第2波から第5波			
計			

手順②

$$\chi^2 = \cfrac{2836 - \left(\frac{201 \times 422}{466} + \frac{265 \times 1289}{1429} + \frac{1164 \times 2414}{2656} + \frac{1492 \times 3578}{3786}\right)}{\frac{201 \times 265 \times 422 \times 44}{466 \times 466 \times 465} + \frac{265 \times 1164 \times 1289 \times 140}{1429 \times 1429 \times 1428} + \frac{1164 \times 1492 \times 2414 \times 242}{2656 \times 2656 \times 2655} + \frac{1492 \times 2294 \times 3578 \times 208}{3786 \times 3786 \times 3785}}$$

$$= \frac{2836 - (182.021 + 239.037 + 1057.94 + 1410.03)}{9.79449 + 19.0890 + 54.1688 + 46.9501} = \frac{2836 - 2889.028}{130.002} = 21.63$$

手順③ 巻末の(Ⅱ)χ^2分布表の上(片)側パーセント点表から、危険率0.1%の自由度1でのχ^2値 = 10.828 を読み取ります。

手順④ χ^2値21.63>境界$\chi^2_{0.001(1)}$値10.828なので、第1波から第5波まで、危険率0.1%で治療法などによって死亡者数に違いがあり、時間軸でも大きい変化があったかが分かります。

SPSSの結果と(EZRも)ほぼ同じでした。

第何波 と 結果 と 層 のクロス表

度数

層			結果 死亡者	結果 重傷者	合計
1層	第何波	1	25	176	201
		2	19	246	265
	合計		44	422	466
2層	第何波	1	19	246	265
		2	121	1043	1164
	合計		140	1289	1429
3層	第何波	1	121	1043	1164
		2	121	1371	1492
	合計		242	2414	2656
4層	第何波	1	121	1371	1492
		2	87	2207	2294
	合計		208	3578	3786

オッズ比の等質性検定

統計量		カイ2乗	自由度	漸近有意確率 (両側検定)
条件付き独立性	Cochran	21.645	1	.000
	Mantel-Haenszel	21.228	1	.000
等質性	Breslow-Day	19.597	3	.000
	Tarone	19.592	3	.000

条件付き独立性仮定のもとでは、Cochranの統計量は、層の数が固定されている場合にのみ自由度1のカイ2乗分布として漸近分布しますが、Mantel-Haenszelの統計量は、常に自由度1のカイ2乗分布として漸近分布します。観測値と期待値との差の総和が0である場合に連続性修正がMantel-Haenszelの統計量から取り除かれます。

25-5. 計数値の2×2分割表(クロス集計)の関連性を示す値

2×2分割表の関連性を示す指標として、連関係数(分割係数)C値やΦ係数やユールQ値があり、定義式は次のようになります。χ^2は 25-1. **2×2分割表の独立性χ^2検定** のχ^2です。

① 連関係数(分割係数)C値　　　C値 = $\sqrt{\chi^2 / [\chi^2 + (a+b+c+d)]}$

② Φ(ファイ)係数　　　　　　　Φ値 = $\sqrt{\chi^2 / (a+b+c+d)}$

③ ユールQ値　　　　　　　　　Q値 = $(a \times d - b \times c)/(a \times d + b \times c)$

2要因2分類間の関連性を示す値で、0〜1の値をとり、1に近いほど関連性が強いと言えます。
④ オッズ比(Odds Ratio)　　　　　OR値 = (a×d)/(b×c)
　マクニマーχ^2検定のオッズ比　　OR値 = b/c
も2要因間の関連性を示す値で、逆に1に近いほど関連性が少なくなります。

【実例57】実例46との比較のため、実例1の12名の最高血圧と最低血圧のデータを計数値にして、連関係数(分割係数)C値、Φ係数、ユールQ値、オッズ比を出します。

　　χ^2値は24、a = 12、b = 0、c = 12、d = 0
　　C値 = $\sqrt{\chi^2/[\chi^2 + (a+b+c+d)]}$ = $\sqrt{24/[24 + (12 + 0 + 12 + 0)]}$ = $\sqrt{24/48}$ = 0.707
　　Φ値 = $\sqrt{\chi^2/(a+b+c+d)}$ = $\sqrt{24/(12 + 0 + 12 + 0)}$ = $\sqrt{12/(12 + 0 + 12 + 0)}$ = 1
　　Q値 = (a×d − b×c)/(a×d + b×c) = (12×0 − 0×12)/(12×0 + 0×12) = INF
　　OR値 = (a×d)/(b×c) = (12×0)/(0×12) = INF
　SPSSの結果と(EZRも)同じでした。

対称性による類似度 ᶜ

		値	近似有意確率
名義と名義	ファイ	−1.000	.000
	CramerのV	1.000	.000
	分割係数	.707	.000
有効なケースの数		24	

a. 帰無仮説を仮定しません。
b. 帰無仮説を仮定して漸近標準誤差を使用します。
c. 相関統計量は数値データにのみ使用可能です。

分割係数0.707やΦ係数−1.000なので、最高血圧と最低血圧は関連性が強いです。
実例50と実例53と総合すると、最高血圧と最低血圧は危険率0.1%で差があって、かつ危険率0.1%で実例37の危険率5%の相関とほぼ同じですが、実例46の無相関とは違います。

【実例58】実例2のある大学の2つの学科の英語点数を計数値にして、連関係数(分割係数)C値、Φ係数、ユールQ値、オッズ比を出します。

　　χ^2値は6.519、a = 25、b = 14、c = 15、d = 27
　　C値=$\sqrt{\chi^2/[\chi^2 + (a+b+c+d)]}$=$\sqrt{6.519/[6.519 + (25 + 14 + 15 + 27)]}$=$\sqrt{6.519/87.519}$=0.273
　　Φ値= $\sqrt{\chi^2/(a+b+c+d)}$ = $\sqrt{6.519/(25 + 14 + 15 + 27)}$ = $\sqrt{6.519/81}$ = 0.284
　　Q値= (a×d − b×c)/(a×d + b×c) = (25×27 − 14×15)/(25×27 + 14×15)
　　　　= (675 − 210)/(675 + 210) = 0.525
　　OR値= (a×d)/(b×c) = (25×27)/(14×15) = 675/210 = 3.214
　SPSSの結果と(EZRも)同じでした。

対称性による類似度 ᶜ

		値	近似有意確率
名義と名義	ファイ	.284	.011
	CramerのV	.284	.011
	分割係数	.273	.011
有効なケースの数		81	

a. 帰無仮説を仮定しません。
b. 帰無仮説を仮定して漸近標準誤差を使用します。
c. 相関統計量は数値データにのみ使用可能です。

分割係数 0.273 やΦ係数 0.284 なので、英語についてA学科とB学科には関連性はないです。実例51と実例54の結果と総合すると、英語についてA学科とB学科は危険率5％で差があります。表中の値では関連性はないですが、近似有意確率では5％で関連性があります。**ここではA学科とB学科の関連性が扱えました。**

【実例59】実例55のA，B2種の血清抗体に、オッズ比を出します。
　　a= 84、b = 61、c = 39、d = 21
　SPSSには単独でオッズ比ないので、手計算でした方が早いです。
　　OR値 = OR値 = b/c = 61/39 = 1.564
オッズ比は1.564なので、A抗体とB抗体には関連性はないです。
実例55の結果と総合するとA抗体とB抗体は危険率5％で差がありますが、関連性はないです。

２群の計数値の統計学の注意点
名義尺度の計数値データで使う検定法です。初期の統計手法が多いです。

　パラメトリック統計学とノンパラメトリック統計学は別物のように思われていましたが、今まで解説した内容から関係があることが分かったと思います。

文献
1) Mann, H.B.＆Whitney, D.R. : On a test of whether one of two random variables is stochastically larger than other, Annals of Mathematical Statistics 18(1) : 50-60, 1947
2) Wilcoxon, F. : Individual comparisons by ranking methods, Biometrics, 1(6):80-83, 1945
3) Yates, F. : Contingency table involving small numbers and the χ^2 test, Supplement to the Journal of the Royal Statistical Society, 1(2) : 217–235, 1934
4) Fisher, R. A. : On the interpretation of χ^2 from contingency tables, and the calculation of P, Journal of the Royal Statistical Society, 85(1) : 87–94, 1922
5) McNemar, Q. : Note on the sampling error of the difference between correlated proportions or percentages, Psychometrika, 12(2) : 153–157, 1947
6) Speaman C. : The proof and measurement of association between two things, American Jounal of Psychology, 15 : 72-101, 1904
7) Kendall, M.G. : A New Measure of Rank Correlation, Biometrika, 30 : 81-89, 1938

参考書
柳川堯：ノンパラメトリック法，培風館，1982
　　　（２群のノンパラメトリック検定を詳しく述べている）
エヴェリット（弓野憲一＆菱谷晋介）：質的データの解析，新曜社，1970
　　　（２×２分割表＜クロス集計＞検定を詳しく述べている）

第6章 一元配置のパラメトリック統計学

今まで述べてきた統計学は、臨床家の扱うデータとしては序の口の統計学で、これからの分散分析や多重比較法が本番の統計学になります。したがって臨床データで論文を作成する場合は、以下の内容をしっかり理解したうえで、研究データを分析する必要があります。

26．分散分析(analysis of variance, ANOVA)
26-1．分散分析

スチューデントt検定のように、平均値の差を標準誤差で割って出すのではなく、A要因の分散や、A要因やB要因のそれぞれの分散を、全体の誤差分散で割って求める方法です。3群以上の群間を比較する場合に行う統計手法で、1925年フィッシャー(Fisher)[1]が導き出した方法です。分散分析を行う前に後述する**28．等分散性の検定**が必要になります。

26-2．分散分析とt検定の関係

分散分析とt検定は別物と思っている読者は多いかもしれませんが、実は関係はあるのです。すなわち1元配置2群の場合の分散分析で、算出されたF値を平方根するとt値になります。分散分析にはスチューデントt検定やウェルチt検定の区別はありません。また対応のあるt検定も**完全ブロック法**（日本語では乱塊法と言いますが整った塊なので整塊法が正しい）の分散分析になります。後で述べる**経時型(反復測定)一元配置の分散分析**は**完全ブロック法**です。したがって2群の場合はt検定で、多群の場合は分散分析となります。3群以上の群間を通常のt検定の繰り返しで行わない理由は、多重性の問題が起こるからです。すなわち通常のt検定で繰り返すと危険率の問題が生じるからです。そのことは多重比較法の項で説明します。その点、多群のF検定は多重性の問題がなくなります。

27．要因と水準、バラツキの加法性、偏差平方和、頑健(強)性、ベースライン、対照群
27-1．要因(factor)と水準(level)

実験者が設定する実験条件を要因と言い、要因の下で変化させる段階を水準と言います。一元配置を一要因、二元配置を二要因とも言い、要因は因子、水準は群とも言います。

27-2．バラツキ(散らばり)の加法性(additivity)

バラツキ(散らばり)の加法性とは、A因子やB因子や他のそれぞれの因子の多群のバラツキは足し算することが可能ということです。生データを変化率データや変化量データに変換した捏造データには、この加法性がなくなります。

27-3．平方和と偏差平方和(共にsum of squares)

分散分析には平方和や偏差平方和の言葉がよく出てきます。平方和は、本来データの2乗のことで、偏差平方和は「平均値からのデータの偏り」の2乗のことです。偏差平方和を平方和とも言います。偏差平方和を総データ数N(total number of data)の(N-1)で割ると分散になります。

27-4．分散分析の頑健(強)性(robustness)

分散分析の場合は、データの中に外れ値が混入しても、その外れ値によって検定結果はあまり

影響されません。この性質を「外れ値に対する頑健(強)性」と言います。
　2群の場合のt検定は外れ値に大きく影響されます。同じように後で述べる多重比較法のt検定(以下多重比較法)も外れ値に大きく影響されます。したがって、いきなり多重比較法を出して結論付けるのは間違いです。まず分散分析を行って分散に有意差があった場合に、その後、平均値の多重比較法を行うのが正しいやり方です。すなわち最初に分散分析を行って分散に有意差がなければ、多重比較法で有意差が出ても本当の有意差はありません。なぜなら多重比較法をしたデータの中には外れ値が存在し、これが大きく関係している場合があるからです。

27-5. ベースライン(baseline)と対照群(control group)

　すでに**7．捏造統計処理と具体例**で述べたように、ベースラインからの変化率とか変化量で統計処理をしてもよいことが、真しやかに今なお行われていますが、生データの性質が変わってしまうので間違いです。ベースラインからの変化率とか変化量ではなく、生データの対照群を用意することが大切です。コントロールされた何もしない対照群を用意することが難しい場合は、クロスオーバ法を行うことになります。クロスオーバ法とは対照群と実験群を交互に実験を行うことです。

28. 等分散性の検定(test of homogeneity of variance)

　2群のt検定には等分散性のF検定がありました。分散分析の等分散性の検定は過去に沢山考えられました。ハートレイ最大分散比検定、コクラン分散比検定、バートレット検定、レーベン(ルベーン)検定があります。この中で現在使われるのはバートレット検定とレーベン検定です。どちらも不等分散の結果が出た時は、ノンパラメトリック統計手法を選択することになります。

　　　等分散なら、　**29．一元配置の分散分析**、
　　　　　　　　　　30．経時型(反復測定)一元配置の分散分析、
　　　　　　　　　　　29．や30．を行ったあと**多重比較法**を行います。
　　　不等分散なら、**33．クラスカル・ワリス検定**、
　　　　　　　　　　34．フリードマン検定
　　　　　　　　　　35．クェード検定
　　　　　　　　　　　33．や34．や35．を行ったあと**ノンパラメトリック多重比較法**を
　　　　　　　　　　　行うことになります。

28-1. いろいろな等分散性の検定

　ハートレイ最大分散比検定(Hartley's test)は、群の大きさがすべて等しい場合に用いる手法で、分散の大きい群と小さい群が1つずつある時に、それを検出する手法ですが、そのためには、この手法専用の数表が必要です。有意な時は外れ値が多いことがあります。
　コクラン分散比検定(Cochran's test)は、どれか1つの分散だけが飛び離れている時でも検出力が高い手法ですが、この手法には専用の数表が必要です。
　その点バートレット検定やレーベン検定は、群の大きさが異なる場合にも適応できる手法です。バートレット検定はχ^2分布表から、レーベン検定はF分布表を用いて判定します。

28-2. バートレット検定(Bartlett's test)

　1936年にバートレット(Bartlett)が導き出した検定法です。独立した3群以上の群間の分散

が等しいかを検定します。バートレット検定は正規分布からの逸脱に対しても敏感で、正規性のないことも検出します。

手順① この手法で扱うデータは次のようになります。

$X_{11}, X_{12}, \cdots, X_{1n_1}$
$X_{21}, X_{22}, \cdots, X_{2n_2}$
$\cdots \cdots \cdots \cdots$
$X_{a1}, X_{a2}, \cdots, X_{an_a}$

手順② 各a群の部分和(partial sum)である$\sum_{j=1}^{n_i} X_{ij}$をデータ数n_iで割った平均値$\overline{X}_{i.}(i = 1,\cdots,a)$を計算します。

$$\overline{X}_{i.} = \frac{(\sum_{j=1}^{n_i} X_{ij})}{n_i}$$

手順③ 総データ数 N (total number of data)を計算します。

$$N = \sum_{i=1}^{a} n_i$$

手順④ 各a群の分散V_i (variance)$(i = 1,\cdot,a)$を計算します。以下が**バートレット検定の特徴**です。

$$V_i = \frac{\sum_{j=1}^{n_i}(X_{ij}-\overline{X}_{i.})^2}{n_i-1}$$

手順⑤ a群の平均分散(併合分散) V_E (mean of variances)を計算します。

$$V_E = \frac{\sum_{i=1}^{a}[(n_i-1) \times V_i]}{(N-a)}$$

手順⑥ 分散の偏り度 M (degree of bias of variance)で、分散の調整をしていますが複雑な式です。

$$M = (N-a) \times \ln V_E - \sum_{i=1}^{a}[(n_i-1) \times \ln V_i] \qquad \ln は数値の自然対数$$

手順⑦ データ数に対する補正係数 C (correction factor)を計算します。これも複雑な式です。

$$C = 1 + \frac{1}{3 \times (a-1)} \times \left(\sum_{i=1}^{a} \frac{1}{n_i-1} - \frac{1}{N-a}\right)$$

手順⑧ MをCで割った偏り度χ^2を計算します。

$\chi^2 = \frac{M}{C}$、自由度$\nu_A = a-1$、aは群数

手順⑨ χ^2分布表から、片側検定の上側確率で、危険率5%の境界値$\chi^2{}_{0.05}(\nu_A)$を読み取ります。

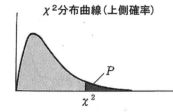
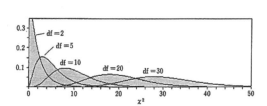

χ^2分布表は左図のχ^2分布曲線(**10. 確率分布…正規分布と t 分布とχ^2分布と F 分布**の③)からP値(有意確率)に対してのχ^2値を読み取った数値です。χ^2分布曲線の形は右図のように自由度によって変わり、バートレット検定の自由度は$\nu_A = a-1$です。

判定する時は巻末の(Ⅱ)χ^2**分布表の上(片)側パーセント点表**から読み取って下さい。

手順⑩ $\chi^2 \leq \chi^2{}_{0.05}(\nu_A)$ならば採択して有意差はなく、等分散です。

⇒パラメトリックの一元配置の分散分析などが適応になります。

$\chi^2 > \chi^2{}_{0.05}(\nu_A)$ ならば棄却されて有意差があり、不等分散です。
⇒ノンパラメトリックのクラスカル・ワリス検定などが適応になります。

χ^2 検定が両側検定でなく片側検定の上側確率である理由は前に説明しました。判定は上のように「有意差がない時に、等分散となります」「有意差がある時、不等分散となります」。危険率は５％で行います。計算したχ^2値は危険率５％でも危険率１％でも同じですが、χ^2分布表の棄却域の境界値は、常に「５％の数値」＜「１％の数値」なので危険率５％の方が厳しい検定になります。通常の分散分析のＦ検定などでは１％の方が厳しい検定になりますが、分散分析の等分散性の検定では５％の方が厳しい検定になります。次に述べるレーベン検定でも同じことです。

28-3. レーベン(ルビーン)検定(Leven's test)

1960年にレーベン(Levene)が導き出した等分散性の検定法です。独立した２群以上の群間の分散が等しいかを検定します。レーベン検定は正規分布に従わないと想定される場合にも使われます。またレーベン検定はバートレット検定のように複雑ではなくシンプルです。

手順① この手法で扱うデータは次のようになります。

$X_{11}, \quad X_{12}, \quad \cdots, \quad X_{1n_1}$
$X_{21}, \quad X_{22}, \quad \cdots, \quad X_{2n_2}$
$\cdots\cdots\cdots\cdots\cdots$
$X_{a1}, \quad X_{a2}, \quad \cdots, \quad X_{an_a}$

手順② 各a群の部分和$\sum_{j=1}^{n_i} X_{ij}$を各群のデータ数n_iで割った各群の平均値$\overline{X}_{i.}(i=1,\cdots,a)$を計算します。

$$\overline{X}_{i.} = \frac{(\sum_{j=1}^{n_i} X_{ij})}{n_i}$$

手順③ 総データ数Nを計算します。

$$N = \sum_{i=1}^{a} n_i$$

手順④ レーベン総和LTDを計算します。以下が**レーベン検定の特徴**です。

$$LTD = \sum_{i=1}^{a}\sum_{j=1}^{n_i} |X_{ij} - \overline{X}_{i.}| = |X_{11} - \overline{X}_{1.}| + |X_{12} - \overline{X}_{1.}| + \cdots + |X_{a1} - \overline{X}_{a.}| + \cdots + |X_{an_a} - \overline{X}_{a.}|$$

手順⑤ 各a群の平均偏差D_i (mean deviation) $(i=1,\cdots,a)$を計算します。

$$D_i = \frac{\sum_{j=1}^{n_i} |X_{ij} - \overline{X}_{i.}|}{n_i}$$

手順⑥ 各群平均平方和×各群データ数の合計であるレーベン平均平方和LMTを計算します。

$$LMT = \sum_{i=1}^{a} n_i \times D_i^2 = n_1 \times D_1^2 + n_2 \times D_2^2 + \cdots + n_a \times D_a^2$$

手順⑦ 群内(誤差)変動の偏差平方和S_Eを計算します。群内変動の偏差平方和は「各a群データ－各a群の平均値」の２乗の合計です。一元配置の分散分析などにも利用しています。

$$S_E = \sum_{i=1}^{a}\sum_{j=1}^{n_i} (X_{ij} - \overline{X}_{i.})^2 = (X_{11} - \overline{X}_{1.})^2 + \cdots + (X_{1n_1} - \overline{X}_{1.})^2 + (X_{21} - \overline{X}_{2.})^2 + \cdots$$

$$+\left(X_{2n_2} - \overline{X}_{2.}\right)^2 + \cdots + \left(X_{a1} - \overline{X}_{a.}\right)^2 + \cdots + \left(X_{an_a} - \overline{X}_{a.}\right)^2$$

手順⑧ レーベン修正項 LCF を計算します。

LCF ＝ レーベン総和2乗 LTD^2 ／総データ数 N ＝ LTD^2/N

手順⑨ レーベン総変動 LST を計算します。

LST ＝ 群内変動の偏差平方和 S_E − レーベン修正項 LCF ＝ S_E − LCF

手順⑩ レーベン群間変動 LD_A を計算します。

LD_A ＝ レーベン各群の平均平方和 LMT − レーベン修正項 LCF ＝ LMT − LCF

手順⑪ レーベン群内変動 LD_E を計算します。

LD_E ＝ レーベン総変動 LST − レーベン群間変動 LD_A ＝ LST − LD_A

手順⑫ レーベン群間分散 LV_A を計算します。

$LV_A = \dfrac{LD_A}{(a-1)}$ 、自由度 $\nu_A = a-1$、a は群数

手順⑬ レーベン群内分散 LV_E を計算します。

$LV_E = \dfrac{LD_E}{(N-a)}$ 、自由度 $\nu_E = N-a$

手順⑭ 分散比 F を計算します。

$F = \dfrac{LV_A}{LV_E}$

手順⑮ F 分布表から、片側検定の上側確率で、危険率5％の境界値 $F_{0.05}(\nu_A, \nu_E)$ を読み取ります。

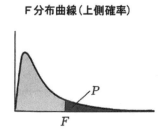
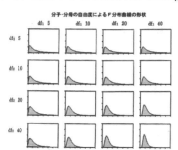

F 分布表は左図の F 分布曲線（**10. 確率分布…正規分布と t 分布と χ^2 分布と F 分布**の④）から P 値に対しての F 値を読み取った数値です。F 分布曲線は右図のように分子または分母の自由度によって変わり、レーベン検定の自由度は $\nu_A = a-1$、$\nu_E = N-a$ です。判定する時は巻末の**(Ⅳ) F 分布表の上（片）側パーセント点表**から ν_A を ν_1、ν_E を ν_2 にして読み取って下さい。

手順⑯ $F \leqq F_{0.05}(\nu_A, \nu_E)$ ならば採択されて有意差なしで、等分散です。

　　　　パラメトリックの一元配置の分散分析などが選択されます。

　　　$F > F_{0.05}(\nu_A, \nu_E)$ ならば棄却されて有意差ありで、不等分散です。

　　　　ノンパラメトリックのクラスカル・ワリス検定などが選択されます。

　バートレット検定とレーベン検定の違いは、手順の違いもありますが、バートレット検定は χ^2 分布表から、レーベン検定は F 分布表から判定することに違いがあります。

　2群の時は正規性の χ^2 検定をしましたが、バートレット検定では正規性も兼ねていますので、特に必要ありませんが、厳密に行う時は正規性の χ^2 検定も行ってみるのもよいでしょう。

また次に説明する分散分析は頑健性があるので、バートレット検定とレーベン検定にとらわれる必要はないとも言われています。

【実例60】実例21との比較のため、実例1の12名の最高血圧と同一人の12名の最低血圧に、等分散性があるかをバートレット検定とレーベン検定でも検証します。
(バートレット検定)
手順②③各a群の平均値 $\bar{X}_{i.}$は**実例1**で出した最高血圧の平均値と最低血圧の平均値使って、
$$\bar{X}_{1.} = (\sum_{i=1}^{12} X_{1i})/12 = 122, \quad \bar{X}_{2.} = (\sum_{i=1}^{12} X_{2i})/12 = 75.5, \quad N = \sum_{i=1}^{2} n_i = 24、途中の計算省略。$$
手順④⑤**実例5**の最高血圧の分散と最低血圧の分散にある数値を使って、
$$群内変動の平均分散\ V_E = \sum_{i=1}^{a} V_i^2/(N-a) = \frac{(12-1)\times 118 + (12-1)\times 247}{24-2} = 182.5$$
手順⑥分散の偏り度 $M = (N-a) \times \ln V_E - \sum_{i=1}^{a}(n_i - 1) \times \ln V_i^2$
$$= 22 \times \ln 182.5 - (11 \times \ln 118 + 11 \times \ln 247) = 1.4676981$$
手順⑦補正係数 $C = 1 + \frac{1}{3\times(a-1)} \times \left(\sum_{i=1}^{a} \frac{1}{n_i - 1} - \frac{1}{N-a}\right) = 1 + \frac{1}{3} \times \left(\frac{1}{11} + \frac{1}{11} - \frac{1}{22}\right)$
$$= 1 + \frac{1}{3} \times 0.13636 = 1.04545$$
手順⑧偏り度 $\chi^2 = M/C = 1.4676981/1.04545 = 1.403$
手順⑨巻末の(Ⅱ) χ^2分布表の上(片)側パーセント点表から、危険率5%の自由度1でのχ^2値 $= 3.841$ を読み取ります。
手順⑩ χ^2値 $1.403 <$ 境界 $\chi^2_{0.05(1)}$ 値 3.841 なので有意差なしで、等分散です。**実例21**と同じです。

(レーベン検定)
手順②③各a群の平均値 $\bar{X}_{i.}$は**実例1**で出した最高血圧の平均値と最低血圧の平均値使って、
$$\bar{X}_{1.} = (\sum_{i=1}^{12} X_{1i})/12 = 122, \quad \bar{X}_{2.} = (\sum_{i=1}^{12} X_{2i})/12 = 75.5, \quad N = \sum_{i=1}^{2} n_i = 24$$
手順④最高血圧の偏差|各データ−平均|の合計 = |124-122|+|122-122|+|122-122|+|117-122|
+|116-122|+|119-122|+|123-122|+|122-122|+|123-122|+|126-122|+|127-122|
+|123-122| = 2+0+0+|−5|+|−6|+|−3|+1+0+1+4+5+1 = 28
最低血圧の偏差|各データ−平均|の合計 = |71-75.5|+|76-75.5|+|82-75.5|+|70-75.5|
+|67-75.5|+|78-75.5|+|77-75.5|+|74-75.5|+|79-75.5|+|75-75.5|+|83-75.5|
+|74-75.5| = |−4.5|+0.5+6.5+|−5.5|+|−8.5|+2.5+1.5+|−1.5|+3.5+|−0.5|+7.5+|−1.5| = 44
レーベン総和 LTD = 28+44 = 72
手順⑤各a群の平均偏差, 最高血圧の|各データ−平均|の合計の平均 = 28/12 = 2.33333
最低血圧の|各データ−平均|の合計の平均 = 44/12 = 3.66666
手順⑥レーベン平均平方和 LMT = $12 \times (2.33333^2 + 3.66666^2) = 12 \times (5.44442 + 13.44443) = 226.666$
手順⑦最高血圧の偏差平方和 $S_{E_1} = \sum_{i=1}^{1}\sum_{j=1}^{n_i}(X_{ij} - \bar{X}_{i.})^2 = (124-122)^2 + (122-122)^2 + (122-122)^2$
$+(117-122)^2+(116-122)^2+(119-122)^2+(123-122)^2+(122-122)^2+(123-122)^2+(126-122)^2$
$+(127-122)^2+(123-122)^2 = 2^2+0^2+0^2+(-5)^2+(-6)^2+(-3)^2+1^2+0^2+1^2+4^2+5^2+1^2$
$= 4+25+36+9+1+1+16+25+1 = 118$
最低血圧の偏差平方和 $S_{E_2} = \sum_{i=1}^{2}\sum_{j=1}^{n_i}(X_{ij} - \bar{X}_{i.})^2 = (71-75.5)^2 + (76-75.5)^2 + (82-75.5)^2$
$+(70-75.5)^2+(67-75.5)^2+(78-75.5)^2+(77-75.5)^2+(74-75.5)^2+(79-75.5)^2+(75-75.5)^2$

$+(83-75.5)^2+(74-75.5)^2 = (-4.5)^2+0.5^2+6.5^2+(-5.5)^2+(-8.5)^2+2.5^2+1.5^2+(-1.5)^2+3.5^2+(-0.5)^2$
$+7.5^2+(-1.5)^2 = 20.25+0.25+42.25+30.25+72.25+6.25+2.25+2.25+12.25+0.25+56.25+2.25 = 247$
群内変動の偏差平方和 $S_E = S_{E_1} + S_{E_2} = 118 + 247 = 365$

手順⑧レーベン修正項 LCF ＝ レーベン総和 2 乗 LTD^2／総データ数 N ＝ $72^2/24 = 216$

手順⑨レーベン総変動 LST ＝ 群内偏差平方和 S_E－レーベン修正項 LCF ＝ 365 － 216 ＝ 149

手順⑩レーベン群間変動 LD_A ＝ レーベン平均平方和 LMT －レーベン修正項 LCF ＝ 226.666 － 216 ＝ 10.666

手順⑪レーベン郡内変動 LD_E ＝ レーベン総変動 LST －レーベン群間変動 LD_A ＝ 149 －10.666 ＝ 138.334

手順⑫レーベン総群間分散 LV_A ＝ $LD_A/(a-1)$ ＝ 10.666/1 ＝ 10.666、自由度 $\nu_A = a - 1 = 2-1 = 1$

手順⑬レーベン群内分散 LV_E ＝ $LD_E/(N-a)$ ＝ 138.334/22 ＝ 6.287、自由度 $\nu_E = N - a = 24-2 = 22$

手順⑭分散比 F ＝ LV_A/V_E ＝ 10.666/6.287 ＝ 1.696

手順⑮巻末の (IV) F 分布表の上側パーセント点表の危険率 5 ％の自由度 1,22 での F 値 ＝ 4.301 を読み取ります。

手順⑯ F 値 1.696＜境界 $F_{0.05(1,22)}$ 値 4.301 なので有意差なしで、等分散です。実例 21 と同じ。

　　手計算したバートレット検定の χ^2 値 1.403 やレーベン検定の F 値 1.696 は下と全く同じです。SPSS の場合はレーベン検定の F 値になり、EZR の場合はバートレット検定の χ^2 値です。

等分散性の検定

血圧

Levene 統計量	自由度1	自由度2	有意確率
1.696	1	22	.206

　著者作成のソフト「決定版統計解析ソフト 1」のレーベン検定で行った結果を示します。
（「決定版統計解析ソフト 1」は DVD として別途販売します。ただしデータファイル機能はありませんので、結果を画面コピーソフトで保管するようになっています。）（欠損値でも使えます。）

```
＜ 1元配置多群の分散分析と多重比較検定と直交多項式推定 ＞
繰返し有り・無作為化法・1因子，繰返し有り・整塊（ブロック）法・2因子の，生の計量値デ
ータを用いて下さい　（比較検定の場合は，1群を基準群にして下さい　経時データも可）

経時名：血圧　　　　　　　変数名（単位）：mmHg　　　　　　　　群数：2
　レーベン検定 F 値　　　 ＝ 1.69638554216867　　　　自由度 ＝ 1 ，22
　バートレット検定 χ2 値 ＝ 1.40388813731526　　　　自由度 ＝ 1
```

　比較の意味で手計算した 2 群の F 検定を見ます。

F 検定	分散比	分子自由度	分母自由度	F 値	$F_{0.05(11,11)}$
最低血圧, 最高血圧	2.092	11	11	2.092	2.821

F 値で見た場合は、F 値 2.092＜境界 $F_{0.05(11,11)}$ 値 2.821 なので等分散ということになります。

　バートレット検定とレーベン検定は、2 群の F 検定をカバーできます。

【実例 61】実例 22 との比較のため、実例 2 のある大学の 2 学科に、英語の同一問題を出題した時の点数に、等分散性があるかをバートレット検定とレーベン検定でも検証します。

SPSS の場合は

等分散性の検定

英語点数

Levene 統計量	自由度1	自由度2	有意確率
1.649	1	79	.203

F値 1.649＜境界 $F_{0.05(1,79)}$ 値 3.96 で、有意確率は 0.203 なので、等分散です。**実例 22 と同じ。**

著者作成したソフト「決定版統計解析ソフト１」のレーベン検定で行った結果を示します。

```
＜　１元配置多群の分散分析と多重比較検定と直交多項式推定　＞
繰返し有り・無作為化法・１因子，繰返し有り・整塊(ブロック)法・２因子の，生の計量値デ
ータを用いて下さい　（比較検定の場合は，１群を基準群にして下さい　経時データも可）
A因子名：学科　　　　　　　　　変数名(単位)：英語点数　　　　　　　　群数：２
　レーベン検定　F 値　　　＝ 1.64919107576475　　　　　自由度 ＝ 1 , 79
　バートレット検定 χ2 値 ＝ 2.20192589504821　　　　　自由度 ＝ 1
```

レーベン検定では、F値 1.649＜境界 $F_{0.05(1,79)}$ 値 3.96 なので等分散になり、SPSS と同じです。バートレット検定では、χ^2 値 2.202＜境界 $\chi^2_{0.05(1)}$ 値 3.841 なので等分散になり、EZR も同じです。

比較の意味で手計算した２群のF検定表を見ます。

F 検定	分散比	分子自由度	分母自由度	F 値	$F_{0.05(41,38)}$
B学科, A学科	1.614	41	38	1.614	1.704

F値 1.614＜境界 $F_{0.05(41,38)}$ 値 1.704 で有意差はなく、等分散で同じ結果です。

●データ数が同じ場合は、バートレット検定(以下 p 値で表現 p=0.135)＞F検定(p=0.068)＞レーベン検定(p<0.05)から、バートレット検定はF検定よりかなり緩い検定のようです。レーベン検定はF検定よりやや厳しい検定のようですがほぼ同じです。（F検定は２群しか使えません。）
●データ数が違う場合は、バートレット検定(p=0.137)またはレーベン検定(p=0.203)＞F検定(p=0.069)から、バートレット検定やレーベン検定はF検定より緩い検定のようです。

29. 一元配置の分散分析 (analysis of variance of one-way layout)

1925 年にフィッシャー(Fisher)[1]が導き出した多群の分散分析の検定法です。
スチューデントt検定は一元配置の分散分析で代用でき、対応のt検定はブロック法すなわち経時型(反復測定)一元配置の分散分析で代用できるので、２群のt検定法は通常不必要になりますが、不等分散の時に用いられるウェルチ法だけは一元配置の分散分析で代用できません。

手順① この手法で扱うデータは次のようになります。

$$X_{11}, \ X_{12}, \ \cdots, \ X_{1n_1}$$
$$X_{21}, \ X_{22}, \ \cdots, \ X_{2n_2}$$
$$\cdots\cdots\cdots\cdots$$
$$X_{a1}, \ X_{a2}, \ \cdots, \ X_{an_a}$$

手順② 各 a 群の部分和 $\sum_{j=1}^{n_i} X_{ij}$ をデータ数 n_i で割った平均値 $\overline{X}_{i\cdot}(i=1,\cdots,a)$ を計算します。

$$\overline{X}_{i.} = \left(\sum_{j=1}^{n_i} X_{ij}\right) \bigg/ n_i$$

手順③ 総データ数 N を計算します。ここまでの手順は**バートレット検定と同じ**です。
$$N = \sum_{i=1}^{a} n_i$$

手順④ 総平均値 $\overline{X}_{..}$ を計算します。ここから**バートレット検定やレーベンと違ってきます**。
$$\overline{X}_{..} = \sum_{i=1}^{a} (n_i \times \overline{X}_{i.})/N$$

手順⑤ 群間（A要因による）変動の偏差平方和 S_A (squares of between row variation)を計算します。群間変動の偏差平方和は「各 a 群の平均値－全平均値」の 2 乗にデータ数を掛けた合計です。→**1番目の特徴です。**
$$S_A = \sum_{i=1}^{a} n_i \times (\overline{X}_{i.} - \overline{X}_{..})^2 = n_1 \times (\overline{X}_{1.} - \overline{X}_{..})^2 + n_2 \times (\overline{X}_{2.} - \overline{X}_{..})^2 + \cdots + n_a \times (\overline{X}_{a.} - \overline{X}_{..})^2$$

手順⑥ 群間変動の自由度 ν_A (degree of freedom of between row variation)を計算します。
$$\nu_A = a - 1$$

手順⑦ 群間変動の分散 V_A (variance of between row variation)を計算します。
$$V_A = S_A / \nu_A$$

手順⑧ 全変動の偏差平方和 S_T (squares of total variation)を計算します。全変動の偏差平方和は「全データ－全平均値」の 2 乗の合計です。→**2番目の特徴です。**
$$S_T = \sum_{i=1}^{a}\sum_{j=1}^{n_i} (X_{ij} - \overline{X}_{..})^2 = (X_{11} - \overline{X}_{..})^2 + \cdots + (X_{1n_1} - \overline{X}_{..})^2 + (X_{21} - \overline{X}_{..})^2 + \cdots$$
$$+ (X_{2n_2} - \overline{X}_{..})^2 + \cdots + (X_{a1} - \overline{X}_{..})^2 + \cdots + (X_{an_a} - \overline{X}_{..})^2$$

$S_T = S_E + S_A$ の関係があります。$S_E + S_A$ は S_T が正しいか検算としても使えます。

手順⑨ 全変動の自由度 ν_T (degree of freedom of total variation)を計算します。
$$\nu_T = N - 1$$
$\nu_T = \nu_E + \nu_A$ の関係があります。$\nu_E + \nu_A$ は ν_T が正しいか検算としても使えます。

手順⑩ 群内（誤差）変動の偏差平方和 S_E (squares of error variation)を計算→**3番目の特徴です。**
$$S_E = \sum_{i=1}^{a}\sum_{j=1}^{n_i} (X_{ij} - \overline{X}_{i.})^2 = (X_{11} - \overline{X}_{1.})^2 + \cdots + (X_{1n_1} - \overline{X}_{1.})^2 + (X_{21} - \overline{X}_{2.})^2 + \cdots$$
$$+ (X_{2n_2} - \overline{X}_{2.})^2 + \cdots + (X_{a1} - \overline{X}_{a.})^2 + \cdots + (X_{an_a} - \overline{X}_{a.})^2$$

手順⑪ 群内（誤差）変動の自由度 ν_E (degree of freedom of error variation)を計算します。
$$\nu_E = N - a$$

手順⑫ 群内（誤差）変動の分散 V_E (variance of error variation)を計算します。
$$V_E = S_E / \nu_E$$

手順⑬ 分散比 F 値(variance ratio)を計算します。F 値で有意差を求めます。
$$F = V_A / V_E、自由度 \nu_A = a - 1、\nu_E = N - a、a は群数$$

→有意差を出すのに**群間変動分散**を**群内(誤差)変動分散**で割っています。**平均値の差**(difference of means)を $1.414(=\sqrt{2}) \times$ **標準誤差**(standard error)で割る方法は使いません。したがって**分散分析**と言うわけです。

手順⑭　計算した結果を分散分析表(table of analysis of variance)としてまとめます。

変動要因	偏差平方和	自由度	分散	F値
群間変動	S_A	ν_A	V_A	V_A/V_E
群内(誤差)変動	S_E	ν_E	V_E	
全変動	S_T	ν_T	V_T	

手順⑮　F分布表から、片側検定の上側確率で、危険率5%あるいは1%の境界値 $F_{0.05}(\nu_A, \nu_E)$、$F_{0.01}(\nu_A, \nu_E)$ を読み取ります。一元配置の分散分析の自由度 $\nu_A = a-1$、$\nu_E = N-a$ です。判定する時は巻末の**(Ⅳ) F分布表の上(片)側パーセント点表**から ν_A を ν_1、ν_E を ν_2 にして読み取って下さい。

手順⑯　$F \geqq F_{0.05}(\nu_A, \nu_E)$、$F_{0.01}(\nu_A, \nu_E)$ ならば有意差ありで、平均値に差があります。
$F < F_{0.05}(\nu_A, \nu_E)$ ならば有意差なしで、平均値に差がないです。

　2群で使った同じデータを、一元配置の分散分析の多群の統計手法で行うと、計算が同じとか計算の違いが分かりやすくなるので、使用します。

【実例62】実例23との比較のため、実例1の12名の最高血圧と同一人の12名の最低血圧の平均値に差があるかを一元配置の分散分析でも検証してみます。

　　最高血圧　124　122　122　117　116　119　123　122　123　126　127　123
　　最低血圧　71　76　82　70　67　78　77　74　79　75　83　74

では一元配置の分散分析は、どのような計算をしているかを具体的に見てもらいます。

手順②　最高血圧の12データと最低血圧の12データから　部分和と平均値を計算。
　　最高血圧の部分和を計算 $TX_{1.} = \sum_{i=1}^{12} X_{1i} = 1464$、平均値を計算 $\overline{X}_{1.} = 1464/12 = 122$
　　最低血圧の部分和を計算 $TX_{2.} = \sum_{i=1}^{12} X_{2i} = 906$、平均値を計算 $\overline{X}_{2.} = 906/12 = 75.5$

手順③　総データ数Nを計算 $N = \sum_{i=1}^{2} n_i = 24$

手順④　総平均値を計算 $\overline{X}_{..} = (\sum_{i=1}^{a} \sum_{j=1}^{n_i} X_{ij})/N = (124+\cdots+74)/24 = 98.75$

手順⑤　群間(A要因による)変動の偏差平方和、最高血圧と最低血圧の各平均値使用
$S_A = \sum_{i=1}^{a} n_i \times (\overline{X}_{i.} - \overline{X}_{..})^2 = 12 \times (122-98.75)^2 + 12 \times (75.5-98.75)^2 = 6486.75+6486.75$
$= 12973.5$

手順⑥　群間変動の自由度を計算 $\nu_A = a-1 = 1$

手順⑦　群間変動の分散を計算 $V_A = S_A/\nu_A = 12973.5/1 = 12973.5$

　　分子の群間変動の分散は、「各a群の平均値－全平均値」の2乗にデータ数を掛けた合計を
　　自由度で割ったものです。最高血圧のデータと最低血圧のデータに違いが多いと分散が大に
　　なり有意差が出ます。

手順⑧　全変動の偏差平方和を計算 $S_T = \sum_{i=1}^{a} \sum_{j=1}^{n_i} (X_{ij} - \overline{X}_{..})^2$
$= [(124-98.75)^2+(122-98.75)^2+(122-98.75)^2+(117-98.75)^2+(116-98.75)^2+(119-98.75)^2$
$+(123-98.75)^2+(122-98.75)^2+(123-98.75)^2+(126-98.75)^2+(127-98.75)^2+(123-98.75)^2$
$+(71-98.75)^2+(76-98.75)^2+(82-98.75)^2+(70-98.75)^2+(67-98.75)^2+(78-98.75)^2$

$+(77-98.75)^2+(74-98.75)^2+(79-98.75)^2+(75-98.75)^2+(83-98.75)^2+(74-98.75)^2]$

$= [(-11.71)^2+(23.29)^2+(-7.71)^2+(8.29)^2+(-21.71)^2+(-8.71)^2+(1.29)^2+(-15.71)^2+(-7.71)^2$
$+(10.29)^2+(-19.71)^2+(-9.71)^2+(-3.71)^2+(-2.71)^2+(-12.71)^2+(-1.71)^2+(39.29)^2$
$+(38.29)^2+(16.29)^2+(21.29)^2+(-24.71)^2+(-17.71)^2+(-10.71)^2+(18.29)^2] = 13338.5$

手順⑨ 全変動の自由度を計算 $\nu_T = N - 1 = 24 - 1 = 23$

手順⑩ 最高血圧の群内変動の偏差平方和を計算 $S_{E_1} = \sum_{i=1}^{1}\sum_{j=1}^{n_1}(X_{ij} - \bar{X}_{1.})^2 = 2^2+0^2+0^2+(-5)^2$
$+(-6)^2+(-3)^2+1^2+0^2+1^2+4^2+5^2+(-1)^2 = 118$

最低血圧の群内変動の偏差平方和を計算 $S_{E_2} = \sum_{i=2}^{2}\sum_{j=1}^{n_2}(X_{ij} - \bar{X}_{2.})^2 = (-4.5)^2+0.5^2+6.5^2$
$+(-5.5)^2+(-8.5)^2+2.5^2+1.5^2+(-1.5)^2+3.5^2+(-0.5)^2+7.5^2+(-1.5)^2 = 247$

群内(誤差)変動の偏差平方和を計算 $S_E = S_{E_1} + S_{E_2} = 118+247 = 365$

手順⑪ 群内(誤差)変動の自由度を計算 $\nu_E = N - a = 24 - 2 = 22$

手順⑫ 群内(誤差)変動の分散を計算 $V_E = S_E/\nu_E = 365/22 = 16.591$

　分母の群内(誤差)変動の分散は、最高血圧の群内変動の偏差平方和と最低血圧の群内変動の偏差平方和を足したものを群内(誤差)変動の自由度で割ったものです。

手順⑬ 分散比F値を計算 $F = V_A/V_E = 12973.5/16.591 = 781.9$

手順⑭ 手計算したデータを分散分析表としてまとめます。意外と簡単な計算をしています。

変動要因	偏差平方和	自由度	分散	F値
群間変動	12973.5	1	12973.5	781.96
群内(誤差)変動	365	22	16.591	
全変動	13338.5	23		

手順⑮ 巻末の(IV) F分布表の上(片)側パーセント点表から、危険率0.1%の自由度1, 22でのF値= 14.38 を読み取ります。

手順⑯ F値 781.96 > 境界 $F_{0.001(1,22)}$ 値 14.38 で有意差ありで、危険率0.1%で最高血圧と最低血圧の平均値に差があります。

計算したF値 781.96 は下のSPSSや「決定版統計解析ソフト1」やEZRと同じです。

分散分析

血圧

	平方和	自由度	平均平方	F値	有意確率
グループ間	12973.500	1	12973.500	781.964	.000
グループ内	365.000	22	16.591		
合計	13338.500	23			

1元配置多群〈無作為化法〉の分散分析表(フィッシャー法)

要因	変動	自由度	分散	F値
群間	12973.5	1	12973.5	781.964383561644
群内	365	22	16.59090909090909	

| 総変動 | 13338.5 | 23 | | |

実例23のスチューデントのt検定と全く同じ結果です。F値とt値の違いがありますが。2群のt値を2乗したのがF値です。F値 781.964 ＝ t値 27.964^2。

独立サンプルの検定

		等分散性のための Levene の検定		2つの母平均の差の検定					
		F値	有意確率	t値	自由度	有意確率（両側）	平均値の差	差の標準誤差	差の95%信頼区間 下限	差の95%信頼区間 上限
血圧	等分散を仮定する。	1.696	.206	27.964	22	.000	46.50	1.663	43.051	49.949
	等分散を仮定しない			27.964	19.557	.000	46.50	1.663	43.026	49.974

2群なので実例23のスチューデントのt検定のグラフと同じです。右図はEZRで作成

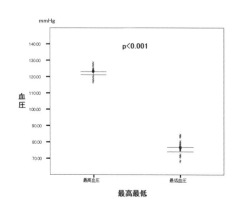
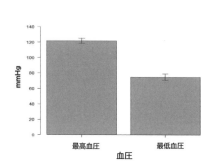

【実例63】実例26との比較のため、実例2のある大学の2つの学科の英語の能力に有意差があるかを、SPSSの一元配置の分散分析でも検証してみます。

分散分析

英語点数

	平方和	自由度	平均平方	F値	有意確率
グループ間	1972.166	1	1972.166	5.091	.027
グループ内	30600.674	79	387.350		
合計	32572.840	80			

F値 5.091 ＞ 境界 $F_{0.05(1,79)}$ 値 3.96 で、すぐ下の「決定版統計解析ソフト1」と同じです。有意確率は 0.027 なので、危険率5％で有意差があります。

1元配置多群〈無作為化法〉の分散分析表（フィッシャー法）

```
---------------------------------------------------------------
要因    変動              自由度    分散                F 値
---------------------------------------------------------------
群間    1972.16551349885      1    1972.16551349885    5.09142627393466
群内   30600.673992674       79    387.350303704734
---------------------------------------------------------------
総変動 32572.8395061728      80
---------------------------------------------------------------
```

実例26のスチューデントのt検定と全く同じでした。F値5.091＝t値2.256^2。

独立サンプルの検定

	等分散性のための Levene の検定		2つの母平均の差の検定					差の95% 信頼区間	
	F値	有意確率	t値	自由度	有意確率(両側)	平均値の差	差の標準誤差	下限	上限
英語点数 等分散を仮定する	1.649	.203	2.256	79	.027	9.8755	4.37661	1.16404	18.58688
等分散を仮定しな			2.276	76.980	.026	9.8755	4.33818	1.23700	18.51392

2群なので実例26のスチューデントのt検定のグラフと同じです。右図はEZRで作成

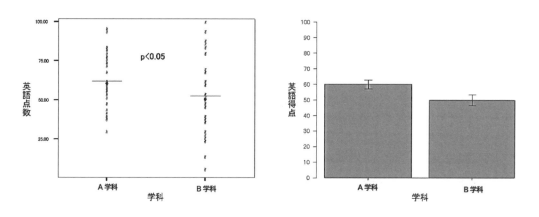

2群の「一元配置の分散分析」は、**16. スチューデントのt検定**の代用にもできます。

30. 経時型（反復測定）一元配置の分散分析[time parametric(repeated measures) analysis of variance of one-way layout]

30-1. A. 経過時間で測定したデータすなわち経時データを検定する方法を説明します。

手順① この手法で扱うデータは次のような配列からなります。群は**一元配置の分散分析**では横の行方向でしたが、**経時型（反復測定）一元配置の分散分析**では、縦の列方向とします。
実際扱う経時データは、↓→のデータになります。群が経時になります。

↓→群

デ　$X_{11}, X_{21}, \cdots, X_{a1}$
｜　$X_{12}, X_{22}, \cdots, X_{a2}$
タ　・・・・・・・・・・
数　$X_{1n}, X_{2n}, \cdots, X_{an}$

手順② 各a群の部分和$\sum_{j=1}^{n} X_{ij}$をデータ数nで割った平均値$\bar{X}_{i\cdot}(i=1,\cdots,a)$を計算します。

$$\bar{X}_{i\cdot} = (\sum_{j=1}^{n} X_{ij})/n$$

手順③ 総データ数Nを計算します。

$$N = a \times n$$

手順④ 総平均値$\bar{X}_{\cdot\cdot}$を計算します。一元配置の手順④と同じです。

$$\bar{X}_{\cdot\cdot} = (\sum_{i=1}^{a}\sum_{j=1}^{n} X_{ij})/N = \sum_{i=1}^{a}(n \times \bar{X}_{i\cdot})/N$$

手順⑤ 群間(経時・処理)変動の偏差平方和 S_A を計算します。一元配置の手順⑤と同じです。

$$S_A = \sum_{i=1}^{a} n \times (\overline{X}_{i.} - \overline{X}_{..})^2 = n \times (\overline{X}_{1.} - \overline{X}_{..})^2 + n \times (\overline{X}_{2.} - \overline{X}_{..})^2 + \cdots + n \times (\overline{X}_{a.} - \overline{X}_{..})^2$$

手順⑥ 群間(経時・処理)変動の自由度 ν_A を計算します。一元配置の手順⑥と同じです。

$$\nu_A = a - 1$$

手順⑦ 群間(経時・処理)変動の分散 V_A を計算します。

$$V_A = S_A / \nu_A$$

手順⑧ 全変動の偏差平方和 S_T を計算します。一元配置の手順⑧と同じです。

$$S_T = \sum_{i=1}^{a} \sum_{j=1}^{n} (X_{ij} - \overline{X}_{..})^2 = (X_{11} - \overline{X}_{..})^2 + \cdots + (X_{1n} - \overline{X}_{..})^2 + (X_{21} - \overline{X}_{..})^2 \cdots$$
$$+ (X_{2n} - \overline{X}_{..})^2 + \cdots\cdots\cdots + (X_{a1} - \overline{X}_{..})^2 + \cdots + (X_{an} - \overline{X}_{..})^2$$

手順⑨ 全変動の自由度 ν_T を計算します。ここまでの手順は一元配置の分散分析と同じです。

$$\nu_T = N - 1$$

通常の**一元配置の分散分析**では、**29．一元配置の分散分析**の手順⑩から**群内(誤差)変動の偏差平方和**を計算しますが、**経時型一元配置の分散分析**では、
全変動の偏差平方和－群間変動(経時間変動、個体内変動の処理変動)の偏差平方和
－ブロック変動(個体間変動)の偏差平方和から計算します。

経時型一元配置の分散分析では次の手順⑩～手順⑮が加わります。

手順⑩ 各ブロック(個体間)の平均値 $\overline{X}_{.j}$ $(j = 1 \cdots n)$ を計算します。各ブロック(個体間)は共通項です。

$$\overline{X}_{.j} = \sum_{i=1}^{a} X_{ij} / a$$

手順⑪ ブロック(個体間)変動の偏差平方和 S_b を計算します。bはblockのことです。ブロックの偏差平方和は「ブロック平均値－全平均値」の2乗の合計です。→**4番目の特徴**です。

$$S_b = \sum_{j=1}^{n} a \times (\overline{X}_{.j} - \overline{X}_{..})^2 = a \times (\overline{X}_{.1} - \overline{X}_{..})^2 + a \times (\overline{X}_{.2} - \overline{X}_{..})^2 + \cdots + a \times (\overline{X}_{.n} - \overline{X}_{..})^2$$

手順⑫ ブロック(個体間)変動の自由度 ν_b を計算しますが、分散 V_b は特に計算しません。

$$\nu_b = n - 1$$

手順⑬ 群内(誤差)変動の偏差平方和 S_E を計算します。→**5番目の特徴**です。

$$S_E = S_T - S_A - S_b$$

手順⑭ 群内(誤差)変動の自由度 ν_E を計算します。

$$\nu_E = \nu_T - \nu_A - \nu_b$$

手順⑮ 群内(誤差)変動の分散 V_E を計算します。

$$V_E = S_E / \nu_E$$

手順⑯ 分散比F値を計算します。F値で有意差を求めます。

$$F = V_A / V_E、自由度 \nu_A = a - 1、\nu_E = \nu_T - \nu_A - \nu_b$$

手順⑰ 計算した結果を分散分析表としてまとめます。

変動要因	偏差平方和	自由度	分散	F値
群間(経時間)変動	S_A	ν_A	V_A	V_A/V_E
ブロック(個体間)変動	S_b	ν_b		
群内(誤差)変動	S_E	ν_E	V_E	
全変動	S_T	ν_T		

手順⑱ F分布表から片側検定の上側確率で、危険率5%あるいは1%の境界値 $F_{0.05}(\nu_A, \nu_E)$、$F_{0.01}(\nu_A, \nu_E)$ を読み取ります。経時型一元配置の分散分析の自由度は、$\nu_A = a - 1$、$\nu_E = \nu_T - \nu_A - \nu_b$ です。

判定する時は巻末の**(Ⅳ) F分布表の上(片)側パーセント点表**から ν_A を ν_1、ν_E を ν_2 にして読み取って下さい。

手順⑲ $F \geq F_{0.05}(\nu_A, \nu_E)$、$F_{0.01}(\nu_A, \nu_E)$ ならば有意差ありで、経時間に差があります。
$F < F_{0.05}(\nu_A, \nu_E)$ ならば有意差なしで、経時間に差がないです。

経時型一元配置の**分散分析**と**一元配置**の**分散分析**との違いは、手順⑪⑫のブロック項があることと、手順⑬⑭にあるように**一元配置の分散分析**から**ブロック項**を引くことです。

今まで、いろいろな統計検定に用いてきた**実例1**や**実例2**のデータには、経時型一元配置の分散分析は適用できません。理由はこれらのデータは経時データでないためです。しかし**実例33**や**実例34**の経時データは適用できます。臨床データで経時データであれば適用できます。

30-2．B．経時型(反復測定)一元配置の分散分析の調整自由度(correct degree of freedom)
のG-G調整(correct degree of freedom of Greenhouse-Geisser, 以下G-G調整)
とH-F調整(correct degree of freedom of Huynh-Feldt, 以下H-F調整)

医学では厳密さが要求されるので、**経時型(反復測定)一元配置の分散分析**では、経時間に系列相関があるため、F値の自由度に調整が必要になります。すなわち**経時間の相関**(serial correlation of time parametric)を考慮した調整自由度のG-G調整あるいはH-F調整が必要となります。

30-2-1．G-G調整 [2)3)4)]

手順⑳ 手順①のデータを共分散行列で計算するため、計算過程を分かりやすくするために a 群をコピーして a 群の後に貼って $2a$ 群にします。(具体例は **実例65** の手順⑳にあります。)

手順㉑ a 群の経時毎の平均値を計算　手順② 各 a 群の平均値 $\overline{X}_{i.} = \frac{\sum_{j=1}^{n} X_{ij}}{n}$ から

手順㉒ 分散共分散行列 $CM_{i(i+k)}$ を計算します。共分散行列表を作成すると分かりやすくなります。

$$CM_{i(i+k)} = \frac{\sum_{j=1}^{n} [(\overline{X}_{ij} - \overline{X}_{i.}) \times (\overline{X}_{(i+k)j} - \overline{X}_{(i+k).})]}{(n-1)}$$

i：ラグ$(j = 1, \cdots, a)$　　k：ステップ$(k = 0, \cdots, a-1)$

手順㉓ 分散共分散行列の列方向と行方向の平均値 $\overline{CM}_{a.}$、$\overline{CM}_{.a}$ を計算します。$(i = 1, \cdots, a)$

$$\overline{CM}_{a.} = \frac{\sum_{j=1}^{a} CM_{aj}}{a}, \qquad \overline{CM}_{.a} = \frac{\sum_{i=1}^{a} CM_{ia}}{a}$$

手順㉔ 分散共分散行列の総平均値 $\overline{CM}_{..}$ を計算します。

$$\overline{CM}_{..} = \frac{\sum_{i=1}^{a}\sum_{j=1}^{a} CM_{ij}}{(a \times a)}$$

手順㉕ 交互分散(固有値)共分散行列 $\overline{DCM}_{ij}$ を計算します。共分散行列表を作ると分かりやすいと思います。(具体例は 実例65 の手順㉕にあります。)

$$\overline{DCM}_{ij} = CM_{ij} - \overline{CM}_{i.} - \overline{CM}_{.j} + \overline{CM}_{..} \quad (i,j = 1,\cdots,a)$$

手順㉖ 調整自由度の **G-G 調整**の ε_{GG} を計算します。

$$\varepsilon_{GG} = \frac{(\sum_{i=1}^{a}\overline{DCM}_{ii})^2}{[(a-1)\times\sum_{i=1}^{a}\sum_{j=1}^{a}\overline{DCM}_{ij}^{\;2}]}$$

手順㉗ 調整自由度の ν_{AGG} を計算します。

$$\nu_{AGG} = \nu_A \times \varepsilon_{GG}$$

手順㉘ 調整自由度の ν_{EGG} を計算します。

$$\nu_{EGG} = \nu_E \times \varepsilon_{GG}$$

30-2-2. H-F 調整 [5)6)]

G-G 調整では厳しすぎるので、その後考えられた方法は **G-G 調整**を調整した **H-F 調整**があります。

手順㉙ 調整自由度の **H-F 調整**の ε_{HF} を計算します。

$$\varepsilon_{HF} = [n\times(b-1)\times\varepsilon_{GG} - 2]/\{(b-1)\times[n-1-(b-1)\times\varepsilon_{GG}]\}$$

手順㉚ 調整自由度の ν_{AHF} を計算します。

$$\nu_{AHF} = \nu_A \times \varepsilon_{HF}$$

手順㉛ 調整自由度の ν_{EHF} を計算します。

$$\nu_{EHF} = \nu_E \times \varepsilon_{HF}$$

先の手順⑯は次のように変わります。

手順⑯ 分散比F値を計算します。

$$F = V_A/V_E$$

先の手順⑰⑱は変わりません。
先の手順⑲は次のように変わります。

手順⑲ $F \geq F_{0.05}(\nu_{AGG},\nu_{EGG})$, $F_{0.01}(\nu_{AGG},\nu_{EGG})$ ならば有意差ありで、経時間に差があります。
$F \geq F_{0.05}(\nu_{AHF},\nu_{EHF})$, $F_{0.01}(\nu_{AHF},\nu_{EHF})$ ならば有意差ありで、経時間に差があります。

$F < F_{0.05}(\nu_{AGG},\nu_{EGG})$ ならば有意差なしで、経時間に差がないです。
$F < F_{0.05}(\nu_{AHF},\nu_{EHF})$ ならば有意差なしで、経時間に差がないです。

G-G 調整の ε_{GG}, **H-F 調整**の ε_{HF} のどちらを適用すべきかの明確な基準は現在のところありませんが、厳密さを求めるなら **G-G 調整**の ε_{GG} を適用すべきです。

【実例64】実例33との比較のため、治療前と治療後の脈拍数データを、経時型一元配置の分散分析でも検証してみます。2群データでは **G-G 調整**と **H-F 調整**は必要ありません。

治療前脈拍数データ　78　70　66　76　78　76　88　76
治療後　〃　　　　　76　72　60　72　70　72　84　70

手順② 治療前の部分和は $\sum_{j=1}^{8} X_{1j} = (78+70+66+76+78+76+88+76) = 608$、平均値は $\overline{X}_1 = 76$

第6章　一元配置のパラメトリック統計学　105

治療後の平均値を計算 $\sum_{j=1}^{8} X_{2j} = (76+72+60+72+70+72+84+70) = 576$、平均値は $\overline{X}_{2.} = 72$

手順③総データ数を計算 $N = a \times n = 2 \times 8 = 16$

手順④総平均値を計算 $\overline{X}_{..} = (\sum_{i=1}^{a}\sum_{j=1}^{n} X_{ij})/N = \sum_{i=1}^{a}(n \times \overline{X}_{i.})/N = (8 \times 76 + 8 \times 72)/16 = 74$

手順⑤群間(経時・処理)変動の偏差平方和を計算

$$S_A = \sum_{i=1}^{a}(X_{i.} - X_{..})^2 \times n = [(76-74)^2 \times 8 + (72-74)^2 \times 8] = 64$$

手順⑥群間変動の自由度を計算 $\nu_A = a - 1 = 1$

手順⑦群間変動の分散を計算 $V_A = S_A/\nu_A = 64/1 = 64$

手順⑧全変動の偏差平方和を計算 $S_T = \sum_{i=1}^{a}\sum_{j=1}^{n}(X_{ij} - X_{..})^2 = \sum_{i=1}^{2}\sum_{j=1}^{8}(X_{ij} - X_{..})^2$

$$S_T = [(78-74)^2+(76-74)^2+(70-74)^2+(72-74)^2+(66-74)^2+(60-74)^2+(76-74)^2+(72-74)^2$$
$$+(78-74)^2+(70-74)^2+(76-74)^2+(72-74)^2+(88-74)^2+(84-74)^2+(76-74)^2+(70-74)^2] = 664$$

手順⑨全変動の自由度を計算 $\nu_T = N - 1 = 16 - 1 = 15$

ここまでは一元配置の分散分析の手順と同じです。

手順⑩各ブロック(個体間)の平均値を計算 $\overline{X}_{.j} = \sum_{i=1}^{a} X_{ij}/a = \sum_{i=1}^{2} X_{ij}/2 \ (j = 1, \cdots, 8)$

$\overline{X}_{.1} = (78+76)/2 = 77$、$\overline{X}_{.2} = (70+72)/2 = 71$、$\overline{X}_{.3} = (66+60)/2 = 63$、$\overline{X}_{.4} = (76+72)/2 = 74$

$\overline{X}_{.5} = (78+70)/2 = 74$、$\overline{X}_{.6} = (76+72)/2 = 74$、$\overline{X}_{.6} = (88+84)/2 = 86$、$\overline{X}_{.8} = (76+70)/2 = 73$

手順⑪ブロック変動(個体間)の偏差平方和を計算 $S_b = \sum_{j=1}^{n} a \times (\overline{X}_{.j} - \overline{X}_{..})^2 = \sum_{i=1}^{8} 2 \times (\overline{X}_{.1} - \overline{X}_{..})^2$

$$S_b = 2 \times [(77-74)^2+(71-74)^2+(63-74)^2+(74-74)^2+(74-74)^2+(74-74)^2+(86-74)^2+(73-74)^2]$$
$$= 2 \times (9+9+121+0+0+0+144+1) = 2 \times 284 = 568$$

手順⑫ブロック(個体間)変動の自由度を計算 $\nu_b = n - 1 = 8 - 1 = 7$、分散 V_b は特に計算しません。

手順⑬群内(誤差)変動の偏差平方和を計算 $S_E = S_T - S_A - S_b = 664 - 64 - 568 = 32$

手順⑭群内(誤差)変動の自由度を計算 $\nu_E = \nu_T - \nu_A - \nu_b = 15 - 1 - 7 = 7$

手順⑮群内(誤差)変動の分散 V_E を計算 $V_E = S_E/\nu_E = 32/7 = 4.571429$

手順⑯分散比F値を計算 $F = V_A/V_E = 64/4.571429 = 13.99$, 自由度 $\nu_A = 2 - 1 = 1$, $\nu_E = 15 - 1 - 7 = 7$

手順⑰手計算したデータを分散分析表としてまとめます。

変動要因	偏差平方和	自由度	分散	F値
群間(経時間)変動	64	1	64	14
ブロック(個体間)変動	568	7		
群内(誤差)変動	32	7	4.571	
全変動	664	15		

経時型一元配置の分散分析も意外と簡単な計算をしていることが分かります。

手順⑱巻末の(IV) F 分布表の上(片)側パーセント点表から、危険率1%の自由度 1,7 でのF値 $= 12.25$ を読み取ります。

手順⑲F値 14 > 境界 $F_{0.01(1,7)}$ 値 12.25 なので、危険率1%で鍼灸治療後に脈拍数は徐脈化した。

SPSSでは下記になり、群間(経時間)変動は脈拍線型に、郡内(誤差)変動が誤差(脈拍)線型になります。

被験者内対比の検定

測定変数名: MEASURE_1

ソース	脈拍	タイプIII 平方和	自由度	平均平方	F値	有意確率
脈拍	線型	64.000	1	64.000	14.000	.007
誤差(脈拍)	線型	32.000	7	4.571		

著者作成したソフト「決定版統計解析ソフト1」の経時型一元配置は完全ブロック法で出ます。

```
          1元配置多群〈無作為化法・完全ブロック法〉の分散分析表（フィッシャー法）
------------------------------------------------------------------------------
要因    変動       自由度      分散                    F値
------------------------------------------------------------------------------
群間    64          1          64                      14
ブロック 568         7          81.1428571428571        17.75
群内    32          7          4.57142857142857
------------------------------------------------------------------------------
総変動  664         15
------------------------------------------------------------------------------
```

SPSSと「決定版統計解析ソフト1」とEZRで算出した群間変動(経時間)F値は14で同じです。

実例33の対応のあるt検定と全く同じ結果です。F値14＝t値3.742^2。

対応サンプルの検定

		対応サンプルの差					t値	自由度	有意確率(両側)
		平均値	標準偏差	平均値の標準誤差	差の95%信頼区間				
					下限	上限			
ペア1	治療前 − 治療後	4.0000	3.02372	1.06904	1.4721	6.5279	3.742	7	.007

実例33の治療前と治療後の脈拍データのような経時型データに、通常の一元配置の分散分析を適用すると、下記のように有意差は出ません。ブロック部分が除かれていないからです。

分散分析

脈拍

	平方和	自由度	平均平方	F値	有意確率
グループ間	64.000	1	64.000	1.493	.242
グループ内	600.000	14	42.857		
合計	664.000	15			

2群なのでグラフは実例33の対応のあるt検定のグラフと同じようになります。

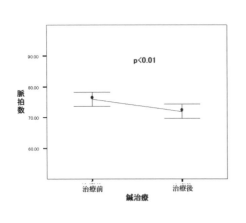
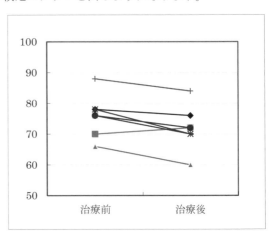

経時も含めて**ブロック項**がある2群の経時型(反復測定)一元配置の分散分析は、18. **対応のあるt検定**の代用にもできます。

第6章 一元配置のパラメトリック統計学　107

今までは比較として2群の実例を扱いましたが、今度は本来の3群以上の実例を扱います。

【実例65】 あるトクホDを3人に飲んでもらい、収縮期血圧の経時データの9データを取りました。経時型一元配置の分散分析さらに **G-G 調整** と **H-F 調整** の違いを調べてみました。手計算過程を分かりやすくするために3例ずつにしました。

要因	前	1ヶ月後	3ヶ月後
D	144, 140, 131	136, 129, 124	132, 126, 122

A. 手順①縦の列方向とします。

要因	前	1ヶ月後	3ヶ月後
D	144	136	132
D	140	129	126
D	131	124	122

手順②各 a 群の部分和 $\sum_{j=1}^{n} X_{ij}$ をデータ数nで割った平均値 $\bar{X}_{i.} = (\sum_{j=1}^{3} X_{ij})/3$

　　$\bar{X}_{1.}=(144+140+131)/3 = 415/3 = 138.33333$、$\bar{X}_{2.}=(136+129+124)/3 = 389/3 = 129.66666$

　　$\bar{X}_{3.}=(132+126+122)/3 = 380/3 = 126.66666$

手順③総データ数 $N = a \times n = 3 \times 3 = 9$

手順④総平均値 $\bar{X}_{..} = (\sum_{i=1}^{a}\sum_{j=1}^{n} X_{ij})/N = (415+389+380)/9 = 1184/9 = 131.55555$

手順⑤群間(経時・処理)変動の偏差平方和 $S_A = \sum_{i=1}^{a} n \times (\bar{X}_{i.} - \bar{X}_{..})^2 = n \times (\bar{X}_{1.} - \bar{X}_{..})^2 + n \times (\bar{X}_{2.} - \bar{X}_{..})^2 +$

　　$S_A = 3\times(138.33333-131.55555)^2+3\times(129.66666-131.55555)^2+3\times(126.66666-131.55555)^2$

　　　　$= 3\times[6.778^2+(-1.888)^2+(-4.889)^2] = 3\times(45.9412+3.5645+23.9023) = 3\times73.408 = 220.224$

手順⑥群間変動の自由度 $\nu_A = a-1 = 3-1 = 2$

手順⑦群間変動の分散 $V_A = S_A/\nu_A = 220.224/2 = 110.112$

手順⑧全変動の偏差平方和 $S_T = \sum_{i=1}^{a}\sum_{j=1}^{n}(X_{ij} - \bar{X}_{..})^2 = (X_{11} - \bar{X}_{..})^2 + \cdots + (X_{1n} - \bar{X}_{..})^2 + (X_{21} - \bar{X}_{..})^2 \cdots$

　　$S_T = (144-131.55555)^2+(140-131.55555)^2+(131-131.55555)^2+(136-131.55555)^2+(129-131.55555)^2$

　　　　$+(124-131.55555)^2+(132-131.55555)^2+(126-131.55555)^2+(122-131.55555)^2$

　　　　$= 12.44445^2+8.44445^2+(-0.55555)^2+4.44445^2+(-2.55555)^2+(-7.55555)^2+(0.44445)^2$

　　　　$+(-5.55555)^2+(-9.55555)^2$

　　　　$= 154.864+71.3087+0.3086+19.7531+6.5308+57.0863+0.1975+30.8641+91.3085 = 432.222$

手順⑨全変動の自由度 $\nu_T = N-1 = 9-1 = 8$

手順⑩各ブロック(個体間)の平均値 $\bar{X}_{.j} = \sum_{i=1}^{a} X_{ij}/a \quad (j=1\cdots n)$

　　$\bar{X}_{.1}=(144+136+132)/3 = 412/3 = 137.33333$、$\bar{X}_{.2}=(140+129+126)/3 = 395/3 = 131.66666$

　　$\bar{X}_{.3}=(131+124+122)/3 = 377/3 = 125.66666$

手順⑪ブロック(個体間)変動の偏差平方和 $S_b = \sum_{j=1}^{n} a \times (\bar{X}_{.j} - \bar{X}_{..})^2 = a \times (\bar{X}_{.1} - \bar{X}_{..})^2 + a \times (\bar{X}_{.2} - \bar{X}_{..})^2$

　　$S_b = 3\times(137.33333-131.55555)^2+3\times(131.66666-131.55555)^2+3\times(125.66666-131.55555)^2$

　　　　$= 3\times[5.77778^2+(0.11111)^2+(-5.88889)^2] = 3\times(33.38+0.01+34.68) = 3\times68.07 = 204.21$

手順⑫ブロック(個体間)変動の自由度 $\nu_b = n-1 = 3-1 = 2$、分散 V_b は特に計算しません。

手順⑬群内(誤差)変動の偏差平方和 $S_E = S_T - S_A - S_b = 432.222-220.224-204.21 = 7.788$

手順⑭群内(誤差)変動の自由度 $\nu_E = \nu_T - \nu_A - \nu_b = 8-2-2 = 4$

手順⑮群内(誤差)変動の分散 $V_E = S_E/\nu_E = 7.788/4 = 1.947$

手順⑯分散比F値 $= V_A/V_E = 110.112/1.947 = 56.55$、自由度 $\nu_A = 3-1 = 2$、$\nu_E = 8-2-2 = 4$

手順⑰手計算したデータを分散分析表としてまとめます。

分散分析表				
変動要因	偏差平方和	自由度	分散	F値
群間(経時間)変動	220.224	2	110.112	56.55
ブロック(個体間)変動	204.21	2		
群内(誤差)変動	7.788	4	1.947	
全変動	432.222	8		

　手計算で出した数値(有効数字 8 桁と 6 桁と 4 桁の混合、全部 8 桁にすると手計算の式が長くなるので)と、SPSS や「決定版統計解析ソフト 1」の数値(倍精度 8 桁)や EZR とほぼ同じです。
手順⑱⑲ F 値 56.55 ＞境界 $F_{0.01(2,4)}$ 値 18.00 なので、危険率 1 ％で経時間に差がありますと結論したいのですが、経時データには系列相関があるので自由度の **G-G 調整**と **H-F 調整**が必要です。

B．さらに **G-G 調整**と **H-F 調整**をします。
手順⑳①のデータに共分散行列を計算するため 3 群をコピーして 3 群の後に貼って 6 群とします。
これからの計算は、経時型一元配置の、経時間の系列相関を考慮した自由度の調整方法です。

要因	前1	1ヶ月後2	3ヶ月後3	前4	1ヶ月後5	3ヶ月後6
D	144	136	132	144	136	132
D	140	129	126	140	129	126
D	131	124	122	131	124	122

手順㉑経時毎の平均値を計算　手順㉒各 3 群の平均値 $\bar{X}_{i.} = (\sum_{j=1}^{3} X_{ij})/3$ から
　　　$\bar{X}_1 = 138.333$、$\bar{X}_2 = 389/3 = 129.667$、$\bar{X}_3 = 380/3 = 126.667$
手順㉒分散共分散行列 $CM_{i(i+k)} = \sum_{j=1}^{3} (X_{ij} - \bar{X}_{i.})(X_{(i+k)j} - \bar{X}_{(i+k).})/(3-1)$　j:ラグ($j = 1\cdot 3$)　k:ステップ($k = 0\cdot 3-1$)

　$CM_{11} = [(144-138.333)\times(144-138.333)+(140-138.333)\times(140-138.333)+(131-138.333)\times(131-138.333)]$
　　　$/(3-1) = [(5.667\times 5.667+1.667\times 1.667+(-7.333)\times(-7.333)]/(3-1) = (32.1149+2.77889+53.7729)/2$
　　　$= 88.6667/2 = 44.3333$

　$CM_{12} = [(144-138.333)\times(136-129.667)+(140-138.333)\times(129-129.667)+(131-138.333)\times(124-129.667)]$
　　　$/(3-1) = [(5.667\times 6.333+1.667\times(-0.667)+(-7.333)\times(-5.667)]/(3-1) = (35.8891-1.11189+41.5561)/2$
　　　$= 76.3333/2 = 38.1667$

　$CM_{13} = [(144-138.333)\times(132-126.667)+(140-138.333)\times(126-126.667)+(131-138.333)\times(122-126.667)]$
　　　$/(3-1) = [(5.667\times 5.333+1.667\times(-0.667)+(-7.333)\times(-4.667)]/(3-1) = (30.2221-1.11189+34.2231)/2$
　　　$= 63.3333/2 = 31.6667$

　$CM_{22} = [(136-129.667)\times(136-129.667)+(129-129.667)\times(129-129.667)+(124-129.667)\times(124-129.667)]$
　　　$/(3-1) = [6.333\times 6.333+(-0.667)\times(-0.667)+(-5.667)\times(-5.667)]/(3-1) = (40.1069+0.444889+32.1149)/2$
　　　$= 72.6667/2 = 36.3333$

　$CM_{23} = [(136-129.667)\times(132-126.667)+(129-129.667)\times(126-126.667)+(124-129.667)\times(122-126.667)]$
　　　$/(3-1) = [6.333\times 5.333+(-0.667)\times(-0.667)+(-5.667)\times(-4.667)]/(3-1) = (33.7739+0.444889+26.4479)/2$
　　　$= 60.6667/2 = 30.3334$

　CM_{21} は CM_{12} と同じで 38.1667

　$CM_{33} = [(132-126.667)\times(132-126.667)+(126-126.667)\times(126-126.667)+(122-126.667)\times(122-126.667)]$
　　　$/(3-1) = [5.333\times 5.333+(-0.667)\times(-0.667)+(-4.667)\times(-4.667)]/(3-1) = (28.4409+0.444889+21.7809)/2$

第6章　一元配置のパラメトリック統計学　109

$= 50.6667/2 = 25.3333$

CM_{31} は CM_{13} と同じで 33.7786

CM_{32} は CM_{23} と同じで 30.3334

手順㉒-2 分散共分散行列表を作成（$CM_{11}, CM_{12}, CM_{13}, CM_{21}, CM_{22}, CM_{23}, CM_{31}, CM_{32}, CM_{33}$）

	前	1ヶ月後	3ヶ月後
前	44.3333	38.1667	31.6667
1ヶ月後	38.1667	36.3333	30.3334
3ヶ月後	31.6667	30.3334	25.3333

手順㉓ 分散共分散行列の列方向と行方向の平均値 $\overline{CM}_{3.} = \sum_{j=1}^{3} CM_{3j}/3$, $\overline{CM}_{.3} = \sum_{i=1}^{3} CM_{i3}/3$ $(i, j = 1, \cdots, 3)$

$\overline{CM}_{1.} = (44.3333+38.1667+31.6667)/3 = 114.167/3 = 38.0556$、$\overline{CM}_{2.} = (38.1667+36.3333+30.3334)3 = 104.8334/3 = 34.9445$

$\overline{CM}_{3.} = (31.6667+30.3334+25.3333)/3 = 87.3334/3 = 29.1111$

$\overline{CM}_{.1} = (44.3333+38.1667+31.6667)/3 = 114.167/3 = 38.0556$、$\overline{CM}_{.2} = (38.1667+36.3333+30.3334)3 = 104.8334/3 = 34.9445$

$\overline{CM}_{.3} = (31.6667+30.3334+25.3333)/3 = 87.3334/3 = 29.1111$

手順㉔ 分散共分散行列の総平均値 $\overline{CM}_{..} = \sum_{i=1}^{3}\sum_{j=1}^{3} CM_{ij}/(3\times 3)$

$\overline{CM}_{..} = 44.3333+38.1667+31.6667+38.1667+36.3333+30.3334+31.6667+30.3334+25.3333 = 306.334/9 = 34.0371$

手順㉕ 交互分散（固有値）共分散行列 $\overline{DCM}_{ij} = CM_{ij} - \overline{CM}_{i.} - \overline{CM}_{.j} + \overline{CM}_{..}$ $(i, j = 1, \cdots, 3)$

$\overline{DCM}_{11} = CM_{11} - \overline{CM}_{1.} - \overline{CM}_{.1} + \overline{CM}_{..} = 44.3333-38.0556-38.0556+34.0371 = 2.2592$

$\overline{DCM}_{12} = CM_{12} - \overline{CM}_{1.} - \overline{CM}_{.2} + \overline{CM}_{..} = 38.1667-38.0556-34.9445+34.0371 = -0.7963$

$\overline{DCM}_{13} = CM_{13} - \overline{CM}_{1.} - \overline{CM}_{.3} + \overline{CM}_{..} = 31.6667-38.0556-29.1111+34.0371 = -1.4629$

$\overline{DCM}_{21} = CM_{21} - \overline{CM}_{2.} - \overline{CM}_{.1} + \overline{CM}_{..} = 38.1667-34.9445-38.0556+34.0371 = -0.7963$

$\overline{DCM}_{22} = CM_{22} - \overline{CM}_{2.} - \overline{CM}_{.2} + \overline{CM}_{..} = 36.3333-34.9445-34.9445+34.0371 = 0.4814$

$\overline{DCM}_{23} = CM_{23} - \overline{CM}_{2.} - \overline{CM}_{.3} + \overline{CM}_{..} = 30.3334-34.9445-29.1111+34.0371 = 0.3149$

$\overline{DCM}_{31} = CM_{31} - \overline{CM}_{3.} - \overline{CM}_{.1} + \overline{CM}_{..} = 31.6667-29.1111-38.0556+34.0371 = -1.4629$

$\overline{DCM}_{32} = CM_{32} - \overline{CM}_{3.} - \overline{CM}_{.2} + \overline{CM}_{..} = 30.3334-29.1111-34.9445+34.0371 = 0.3149$

$\overline{DCM}_{33} = CM_{33} - \overline{CM}_{3.} - \overline{CM}_{.3} + \overline{CM}_{..} = 25.3333-29.1111-29.1111+34.0371 = 1.1482$

手順㉕-2 交互分散（固有値）共分散行列を作成

	前	1ヶ月後	3ヶ月後
前	2.2592	-0.7963	-1.4629
1ヶ月後	-0.7963	0.4814	0.3149
3ヶ月後	-1.4629	0.3149	1.1482

手順㉖ 調整自由度の **G-G（調整）** の $\varepsilon_{GG} = (\sum_{i=1}^{3} \overline{DCM}_{ii})^2 / [(3-1)\times \sum_{i=1}^{3}\sum_{j=1}^{3} \overline{DCM}_{ij}^{\,2}]$、$(i, j = 1, \cdots, 3)$

$\varepsilon_{GG} = [(2.2592+0.4814+1.1482)^2] / \{(3-1)\times [(2.2592)^2+(-0.7963)^2+(-1.4629)^2+(-0.7963)^2+(0.4814)^2$

$+(0.3149)^2+(-1.4629)^2+(0.3149)^2+(1.1482)^2]\}$

$= (3.8888)^2 / [2\times(5.10398+0.634094+2.14008+0.634094+0.231746+0.0991620+2.14008+0.0991620+1.31836)$

$= 15.1228/(2\times 12.4008) = 15.1228/24.8015 = 0.6098 ≒ \mathbf{0.611}$

手順㉗ 調整自由度 $\nu_{AGG} = \nu_A \times \varepsilon_{GG} = 2\times 0.610 = 1.22$

手順㉘ 調整自由度 $\nu_{EGG} = \nu_E \times \varepsilon_{GG} = 4\times 0.610 = 2.44$

手順㉙ 調整自由度の **H-F 調整**

$\varepsilon_{HF} = [n\times(b-1)\times \varepsilon_{GG}-2] / \{(b-1)\times[n-1-(b-1)\times \varepsilon_{GG}]\}$

$= [3\times(3-1)\times 0.61-2] / \{(3-1)\times[3-1-(3-1)\times 0.61] = (3\times 2\times 0.61-2)/[2\times(2-2\times 0.61)]$

$= 1.66/[2\times(2-1.22)] = 1.66/(2\times 0.78) = 1.66/1.56 = \mathbf{1.064}$

　　　　　1以上なので1.000とします。・・・1.064とすると次の調整自由度が2.128となり、
　　　　　2を超えてしまうため

手順㉚調整自由度 $\nu_{AHF} = \nu_A \times \varepsilon_{HF} = \nu_A \times 1.000 = 2 \times 1.000 = 2$

手順㉛調整自由度 $\nu_{EHF} = \nu_E \times \varepsilon_{HF} = \nu_E \times 1.000 = 4 \times 1.000 = 4$

先の手順⑯は次のように変わります。

手順⑯分散比 F = 110.098/1.957 = 56.2586

先の手順⑰⑱は変わりません。

手順⑲ 56.26≧境界 $F_{0.01}$(ν_{AGG}=1.22, ν_{EGG}=2.44)値 54.00 なので、危険率1%で経時間に差があります。

　　　56.26≧境界 $F_{0.005}$(ν_{AHF}=2, ν_{EHF}=4)値 26.28 なので、危険率0.5%で経時間の差にあります。

　G-G調整の ε_{GG}, H-F調整の ε_{HF} のどちらを適用すべきかの明確な基準は現在のところありませんが、厳密さを求めるなら G-G調整の ε_{GG} を適用すべきです。

　厳密に出すのに、これだけの計算をしています。

SPSSの結果と(EZRも)同じでした。

測定変数名：トクホD

被験者内効果	MauchlyのW	近似カイ2乗	自由度	有意確率	ε Greenhouse-Geisser	ε Huynh-Feldt	下限
Dトクホ	.360	1.022	2	.600	.610	1.000	.500

被験内効果の検定

測定変数名：トクホD

ソース		タイプⅢ平方和	自由度	平均平方和	F値	有意確率
時間	球面性の仮定	220.222	2	110.111	56.629	.001
	Greenhouse-Geisser	220.222	1.220	180.582	56.629	.009
	Huynh-Feldt	220.222	2.000	110.111	56.629	.002
	下限	220.222	1.000	220.222	56.629	.017
誤差	球面性の仮定	7.778	4	1.944		
	Greenhouse-Geisser	7.778	2.439	3.189		
	Huynh-Feldt	7.778	4.000	1.944		
	下限	7.778	2.000	3.889		

F値 56.629＞境界 $F_{0.01(2,4)}$値=18.00 なので、危険率1%で経時間に差があります。

「決定版統計解析ソフト1」の結果は、SPSSやEZRと同じです。

```
       1元配置多群<無作為化法・完全ブロック法>の分散分析表(フィッシャー法)
---------------------------------------------------------------------
要因   変動              自由度    分散                F 値

経時間 220.222222222219    2       110.111111111109    56.6285714285471
ブロック 204.222222222219   2       102.111111111109    52.514285714263
群内    7.77777777778101   4         1.94444444444525

総変動 432.222222222219    8
調整自由度       ε         経時間自由度       群内自由度
G-G            0.610         1.2              2.4
H-Fは          1.063 で、  1以上なので、通常の分散分析で検定して下さい
```

グラフは平均値と標準誤差で表現します。経時型なので平均値を結ぶグラフになります。

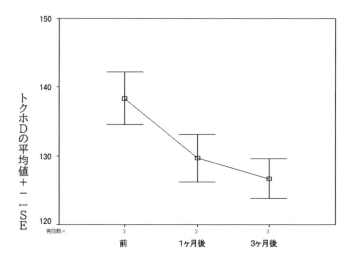

【実例66】10名の被験者にイランイラン芳香刺激(ylang-ylang aroma)をしたあるデータに、SPSSと「決定版統計解析ソフト1」で経時型一元配置の分散分析を行います。

イラン前	イラン直後	イラン10分後	イラン30分後
61.33	46.71	40.88	19.67
51.96	41.21	35.38	33.88
72.96	68.79	54.42	48.13
38.46	33.33	24.21	22.00
43.50	22.71	17.17	13.50
46.88	36.79	29.00	35.46
39.71	33.79	36.08	29.38
44.83	45.83	31.71	23.50
61.96	50.25	45.88	44.42
39.04	41.46	25.21	16.83

等分散性の検定

データ

Levene 統計量	自由度1	自由度2	有意確率
.074	3	36	.974

Mauchly の球面性検定 [b]

測定変数名: MEASURE_1

被験者内効果	Mauchly の W	近似カイ2乗	自由度	有意確率	イプシロン[a]		
					Greenhouse-Geisser	Huynh-Foldt	下限
イラン	.561	4.460	5	.488	.753	1.000	.333

正規直交した変換従属変数の誤差共分散行列が単位行列に比例するという帰無仮説を検定します。

a. 有意性の平均検定の自由度調整に使用できる可能性があります。修正した検定は、被験者内効果の検定テーブルに表示されます。

b.
　計画: Intercept
　被験者内計画: イラン

被験者内効果の検定

測定変数名: MEASURE_1

ソース		タイプIII 平方和	自由度	平均平方	F 値	有意確率
イラン	球面性の仮定	2632.505	3	877.502	31.091	.000
	Greenhouse-Geisser	2632.505	2.258	1165.744	31.091	.000
	Huynh-Feldt	2632.505	3.000	877.502	31.091	.000
	下限	2632.505	1.000	2632.505	31.091	.000
誤差(イラン)	球面性の仮定	762.030	27	28.223		
	Greenhouse-Geisser	762.030	20.324	37.494		
	Huynh-Feldt	762.030	27.000	28.223		
	下限	762.030	9.000	84.670		

等分散性のレーベン検定で、有意確率 0.974 なので等分散です。経時型一元配置の分散分析で、G-G の調整と H-F の調整を行った有意確率 0.000 なので、両方とも危険率 0.1％で有意差があります。

SPSS の結果は著者作成の「決定版統計解析ソフト 1」や EZR の「経時型一元配置の分散分析」の結果と同じです。経時データのように変化するデータには繋がりがあるので、それを除くために調整自由度 G-G と H-F が必要です。極めて重要な結論を出すときには必ず行います。

```
         1元配置多群<無作為化法・完全ブロック法>の分散分析表(フィッシャー法)
--------------------------------------------------------------------
要因     変動              自由度      分散                 F 値
--------------------------------------------------------------------
経時間   2632.50509586164    3         877.501698620547     31.0913468423936
ブロック 4164.33916575431    9         462.704351750479     16.3943859121576
群内     762.030219625274   27         28.2233414676027
--------------------------------------------------------------------
総変動   7558.87448124123   39
調整自由度    ε              経時間自由度        群内自由度
G-G          0.753             2.3               20.3
H-F は       1.018 で，    1以上なので，通常の分散分析で検定して下さい
--------------------------------------------------------------------
```

厳しい G-G は ε = 0.753 で経時間自由度が 3 から 2.3 に群内自由度が 27 から 20.3 となり、危険率 0.1％の境界 F 値が 7.272 から 9.953 に変わります。緩い H-H は ε = 1.018 で 1 以上なので経時間自由度は 3 と群内自由度も 27 と変わらず境界 F 値 7.272 も変わりません。G-G や H-F は危険率 0.1％で有意差があります。

グラフは平均値と標準誤差で表現します。右下がりの折れ線になっています。

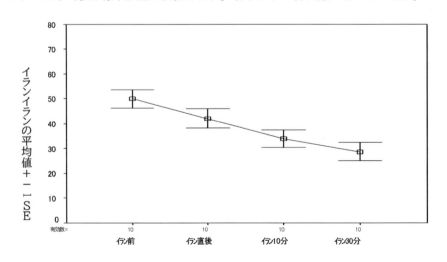

第6章 一元配置のパラメトリック統計学

【実例67】10名の被験者にローズマリー芳香刺激 rosemary aroma をしたあるデータの結果に、SPSS と「決定版統計解析ソフト1」で経時型一元配置の分散分析を行います。

ローズマリー前	ローズマリー直後	ローズマリー10分	ローズマリー30分
70.25	50.58	61.17	57.71
48.50	47.54	42.83	33.83
78.13	75.79	49.88	47.88
43.71	48.79	38.79	26.58
40.13	25.92	33.54	24.21
48.08	43.96	39.33	38.50
35.75	32.08	25.88	25.75
61.29	57.63	50.42	56.63
45.33	43.88	44.42	66.38
39.96	39.96	24.33	17.29

等分散性の検定

データ

Levene 統計量	自由度1	自由度2	有意確率
.938	3	36	.433

Mauchly の球面性検定 [b]

測定変数名: MEASURE_1

被験者内効果	Mauchly の W	近似カイ2乗	自由度	有意確率	イプシロン[a] Greenhouse-Geisser	Huynh-Feldt	下限
ローズ	.296	9.397	5	.097	.578	.703	.333

正規直交した変換従属変数の誤差共分散行列が単位行列に比例するという帰無仮説を検定します。

a. 有意性の平均検定の自由度調整に使用できる可能性があります。修正した検定は、被験者内効果の検定テーブルに表示されます。

b.
計画: Intercept
被験者内計画: ローズ

被験者内効果の検定

測定変数名: MEASURE_1

ソース		タイプIII 平方和	自由度	平均平方	F 値	有意確率
ローズ	球面性の仮定	852.668	3	284.223	4.646	.010
	Greenhouse-Geisser	852.668	1.733	492.080	4.646	.030
	Huynh-Feldt	852.668	2.109	404.266	4.646	.021
	下限	852.668	1.000	852.668	4.646	.060
誤差(ローズ)	球面性の仮定	1651.870	27	61.180		
	Greenhouse-Geisser	1651.870	15.595	105.923		
	Huynh-Feldt	1651.870	18.983	87.020		
	下限	1651.870	9.000	183.541		

等分散性のレーベン検定で、有意確率 0.433 なので等分散です。経時型一元配置の分散分析で、G-G の調整を行って有意確率が 0.030、H-F の調整を行って有意確率が 0.021 なので、両方とも危険率5%で有意差があります。

```
          1元配置多群<無作為化法・完全ブロック法>の分散分析表（フィッシャー法）
---------------------------------------------------------------------------------
要因    変動                    自由度    分散                    F 値
---------------------------------------------------------------------------------
経時間  852.668153250037         3        284.222717750012        4.64565180642792
ブロック 5517.56961402089         9        613.063290446765        10.0205873945083
群内    1651.87011403486        27        61.1803745938836
---------------------------------------------------------------------------------
総変動  8022.10788130578        39
調整自由度         ε            経時間自由度              群内自由度
G-G              0.578          1.7                      15.6
H-F              0.703          2.1                      19.0
---------------------------------------------------------------------------------
```

厳しい G-G は ε＝0.578 で経時間自由度が 3 から 1.7 に群内自由度が 27 から 15.6 となり危険率 1 ％の境界 F 値が 4.601 から 6.226 で、緩い H-H は ε＝0.703 で経時間自由度が 3 から 2.1 に群内自由度が 27 から 19 になり境界 F 値が 4.601 から 5.926 で、両方とも危険率 5 ％で有意差があります。SPSS や EZR の結果と同じです。G-G の ε＝0.578 と H-H の ε＝0.703 も全く SPSS や EZR の結果と同じです。

ローズマリーのデータに経時型一元配置の分散分析で計算しないで、ブロック項を除いていない通常の一元配置の分散分析で計算すると、下記のように有意差が出なく残念な結果になります。一般的に経時型データを 29.一元配置の分散分析で処理すると下表のように有意差は出ません。

分散分析

データ

	平方和	自由度	平均平方	F 値	有意確率
グループ間	852.668	3	284.223	1.427	.251
グループ内	7169.439	36	199.151		
合計	8022.107	39			

グラフは平均値と標準誤差で表現します。右下がりの折れ線になっています。

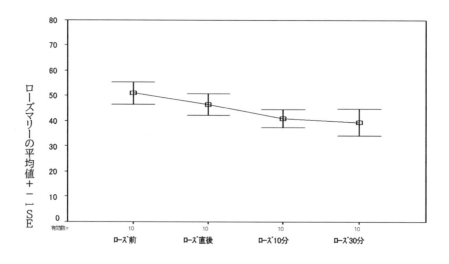

イランイランに比べてローズマリーは、平均値と標準誤差の折れ線の傾斜がなだらかです。

31. 累積傾向一元配置の分散分析[7]

一元配置の分散分析ではなかなか有意差が出ないので、薬学などでは対照群を設けて薬量を増加させて、有意差はないが、増加傾向があるとか減少傾向があるとの統計手法が考えられています。**累積傾向一元配置の分散分析**は2群にはなく、3群以上の多群で出てきます。動物を用いた薬効データでは対照群を設けて薬の量を多くするとどうなるかの方法なので、この統計手法は省略します。

32. 多群のピアソン相関係数とt検定

2群の「ピアソン相関係数のt検定」を多群への適応になります。3群だと3つの相関係数と相関係数のt検定、4群だと10つの相関係数と相関係数のt検定になります。相関係数は**9. 相関関係について**、相関係数のt検定は**20. ピアソン相関係数のt検定**に出てきたので省略します。

文献

1) Fisher, R. A. : On the mathematical foundations of theoretical statistics, Philosophical Transactions of the Royal Society A, 222 : pp309-368, 1922

2) Mauchly, J. W. : Significance test for sphericity of a normal n-variate distribution, The Annals of Mathematical Statistics, 11 : pp204-209, 1940

3) Greenhouse,S.W & Geisser, S. : An extension of Box's result on the use of F distribution in multivariate analysis, Annals of Mathematical Statistics, 29 : pp885–891, 1958

4) Greenhouse,S.W.& Geisser, S. : On methods in the analysis of profile data, Psychometrika, 24(2) : pp95–112, 1959

5) Huynh, H. & Feldt, L.S. : Conditions under which mean square ratios in repeated measurement designs have exact F–distributions, Journal of the American Statistical Association, 65 : pp1582–1589, 1970

6) Huynh, H. & Feldt, L.S. : Estimation of the Box correction for degrees of freedom from sample data in the randomized block and split-plot designs, Journal of Educational Statistics, 1 : pp69-82, 1976

7) 吉村功編著：毒性・薬効データの統計解析，サイエンティスト社，pp49-51，1987

参考書

フィッシャー; Fisher R.A. (遠藤健児・鍋谷清二治訳)：The Design of Experiments(実験計画法)，1935(1971)，森北出版（詳しい数式はありませんが、実験計画法の基本的な考え方が述べられています。現代の統計学の基礎を確立した統計学上不朽の名著）

岩原信九郎：新訂版教育と心理のための推計学，日本文化科学社，1965

田口玄一：第3版実験計画法上下，丸善株式会社，1976

田中豊・垂水共之：パソコン統計解析ハンドブック3実験計画法編，共立出版，1986

ユックムス編著：統計ハンドブックⅠ統計解析編，サイエンティスト社，1988

高橋行雄・芳賀敏郎・大橋靖雄：SASによる実験データの解析，東京大学出版会，1989

森敏昭・吉田寿夫編著：データ解析テクニカルブック初版，北大路書房，1990

吉村功・大橋靖雄：毒性試験データの解析，地人書館，1992

第7章　1要因多群のノンパラメトリック統計学

　計量値のデータにノンパラメトリック統計学(non-parametric statistics)を適用する最大の理由は、外れ値(outlier)の影響を受けないようにすることです。パラメトリック統計学のように高い精度の結果は出なくなります。VAS(Visual Analog Scale)やスコア(Score)などの数量化データはノンパラメトリック統計学になります。数量化データは人為的に作られたデータのためです。

33. クラスカル・ワリス検定(Kruskal-Wallis test) [1]

　1952年にクラスカルとワリス(Kruskal & Wallis)が導き出した多群のノンパラメトリックの順位検定です。この順位検定はウィルコクソン順位和検定(Wilcoxon's rank sum test)を多群に拡張したものです。

手順① この手法で扱うデータは次のようになります。

$X_{11}, X_{12}, \cdots X_{1n_1}$
$X_{21}, X_{22}, \cdots X_{2n_2}$
$\cdots\cdots\cdots\cdots$
$X_{a1}, X_{a2}, \cdots X_{an_a}$

手順② 各データを順位に変えます。すなわちa群の$11\cdots an_a$個のデータを一緒にして小さい方から1,2,3と順位をつけます。VASデータや満足度や数量化データやスコアデータや順序データを順位データにすることです。間隔データも順位データにすることができます。

$R_{11}, R_{12}, \cdots R_{1n_1}$
$R_{21}, R_{22}, \cdots R_{2n_2}$
$\cdots\cdots\cdots\cdots$
$R_{a1}, R_{a2}, \cdots R_{an_a}$

手順③ 同順位がある時は、同順位の平均を求めて平均順位をつけます。**ウィルコクソン順位和検定と同じです**

　以下からパラメトリックと違ってノンパラメトリックの分散比の検定になります。

手順④ 各群の順位和$R_{i.}$を計算します。

$R_{1.} = R_{11} + R_{12} \cdots + R_{1n_1}$
$R_{2.} = R_{21} + R_{22} \cdots + R_{2n_2}$
$\cdots\cdots\cdots\cdots\cdots$
$R_{a.} = R_{a1} + R_{a2} \cdots + R_{an_a}$

手順⑤ 総データ数Nを計算します。

$$N = \sum_{i=1}^{a} n_i$$

手順⑥ 群間(要因Aによる)変動の自由度ν_Aを計算します。

$\nu_A = a - 1$

手順⑦ 群間(要因Aによる)変動の順位分散の合計RV_Aを計算します。

$$RV_A = \sum_{i=1}^{a} \{[R_{i.} - n_i \times (N+1)/2]^2\}/n_i = \{[R_{1.} - n_1 \times (N+1)/2]^2\}/n_1$$
$+\{[R_{2.} - n_2 \times (N+1)/2]^2\}/n_2 + \{[R_{3.} - n_3 \times (N+1)/2]^2\}/n_3 \cdots + \{[R_{a.} - n_a \times (N+1)/2]^2\}/n_a$

手順⑧ 群内(誤差)変動の順位分散の合計RV_Eを計算します。

$$RV_E = \left\{\sum_{i=1}^{a}\sum_{j=1}^{n_i}[R_{ij} - \frac{(N+1)}{2}]^2\right\}/(N-1) = \{[R_{11} - (N+1)/2]^2 + \cdots + [R_{1n_1} - (N+1)/2]^2$$
$$+ [R_{21} - (N+1)/2]^2 + \cdots + [R_{2n_1} - (N+1)/2]^2 \cdots\cdots$$
$$+ [R_{a1} - (N+1)/2]^2 + \cdots + [R_{an_a} - (N+1)/2]^2\}/(N-1)$$

手順⑨ 次の定義式を計算します。χ^2ですが一元配置の分散分析と同じような事をしています。
同順位がある場合、同順位の個数に対する補正は、分散の計算過程で行われています。

$$H = \chi^2 = RV_A/RV_E$$

~~~~~~

統計書[2]によく載っている下記の定義式は、何を行っているかが分かりにくいです。

同順位無し　　$\chi^2 = \left[\frac{12}{N\times(N+1)} \times \frac{\sum_{i=1}^{a} R_{i\cdot}^2}{n_i}\right] - 3\times(N+1)$

同順位あり　　$\chi^2 = \left\{\left[\frac{12}{N\times(N+1)} \times \frac{\sum_{i=1}^{a} R_{i\cdot}^2}{n_i}\right] - 3\times(N+1)\right\}/\left[1 - \frac{\sum_{i=1}^{a} T}{(N^3-N)}\right]$

ただし$T = t^3 - t$：同順位の個数

またクラスカル・ワリス検定表がありますが、χ^2分布表の方が分かりやすいです。

~~~~~~

手順⑩ χ^2分布表から、片側検定の上側確率で、危険率5％や危険率1％の境界値$\chi^2_{0.05}(\nu_A)$, $\chi^2_{0.01}(\nu_A)$を読み取ります。

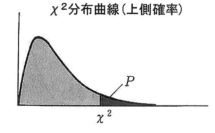
χ^2分布曲線(上側確率)
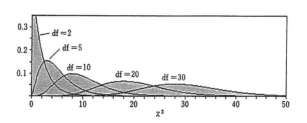

　　χ^2分布表はχ^2分布曲線(**10. 確率分布…正規分布とt分布とχ^2分布とF分布**の③)からP値に対してのχ^2値を読み取った数値で、χ^2分布曲線は自由度によって変わります。
　　判定する時は巻末の(Ⅱ)**χ^2分布表の上(片)側パーセント点表**から読み取って下さい。

手順⑪ $H \geqq \chi^2_{0.05}(\nu_A), \chi^2_{0.01}(\nu_A)$ならば有意差ありで、中央値に差があります。
　　　　$H < \chi^2_{0.05}(\nu_A)$　　　　　　ならば有意差なしで、中央値に差がないです。

　間隔尺度や比例尺度のデータは、順序尺度や名義尺度のノンパラメトリック統計学が使えるので、パラメトリック統計学で使った例題を、参考のためノンパラメトリック統計学でも使ってみます。

【実例68】実例41との比較のために、実例1にクラスカル・ワリス検定をしてみます。
　　　　最高血圧　124　122　122　117　116　119　123　122　123　126　127　123
　　　　最低血圧　 71　 76　 82　 70　 67　 78　 77　 74　 79　 75　 83　 74

手順①②③最高血圧と最低血圧のデータをひとまとめにして、順位データにする。
次に順位データを元のデータの位置に戻す。

| 最高血圧 | 22 | 17 | 17 | 14 | 13 | 15 | 20 | 17 | 20 | 23 | 24 | 20 |
| 最低血圧 | 3 | 7 | 11 | 2 | 1 | 9 | 8 | 4.5 | 10 | 6 | 12 | 4.5 |

となります。

手順④各群の順位和 R_i. ここからウィルコクソン順位和検定と違います。

最高血圧の順位和 R_1. = 22+17+17+14+13+15+20+17+20+23+24+20 = 222

最低血圧の順位和 R_2. = 3+7+11+2+1+9+8+4.5+10+6+12+4.5 = 78

手順⑤総データ数 $N = \sum_{i=1}^{a} n_i = 2 \times 12 = 24$

手順⑥群間(要因Aによる)変動の自由度 $\nu_A = a - 1 = 2 - 1 = 1$

手順⑦群間(要因Aによる)変動の順位分散の合計 $V_A = \sum_{i=1}^{a} \{[R_i - n_i \times (N+1)/2]^2\}/n_i$

$= \{[222-12\times(24+1)/2]^2\}/12 + \{[78-12\times(24+1)/2]^2\}/12 = [(72^2 + (-72)^2)]/12 = 864$

手順⑧群内変動の順位分散の合計 $V_E = \left\{\sum_{i=1}^{a}\sum_{j=1}^{n_i} [R_{ij} - \frac{(N+1)}{2}]^2\right\}/(N-1)$

$= \{[22-(24+1)/2]^2 + [17-(24+1)/2]^2 + [17-(24+1)/2]^2 + [14-(24+1)/2]^2 + [13-(24+1)/2]^2$
$+ [15-(24+1)/2]^2 + [20-(24+1)/2]^2 + [17-(24+1)/2]^2 + [20-(24+1)/2]^2 + [23-(24+1)/2]^2$
$+ [24-(24+1)/2]^2 + [20-(24+1)/2]^2 + [3-(24+1)/2]^2 + [7-(24+1)/2]^2 + [11-(24+1)/2]^2$
$+ [2-(24+1)/2]^2 + [1-(24+1)/2]^2 + [9-(24+1)/2]^2 + [8-(24+1)/2]^2 + [4.5-(24+1)/2]^2$
$+ [10-(24+1)/2]^2 + [6-(24+1)/2]^2 + [12-(24+1)/2]^2 + [4.5-(24+1)/2]^2\} / (24-1)$

$= [9.5^2 + 4.5^2 + 4.5^2 + 1.5^2 + 0.5^2 + 2.5^2 + 7.5^2 + 4.5^2 + 7.5^2 + 10.5^2 + 11.5^2 + 7.5^2 + (-9.5)^2 + (-5.5)^2 + (-1.5)^2$
$+ (-10.5)^2 + (-11.5)^2 + (-3.5)^2 + (-4.5)^2 + (-8)^2 + (-2.5)^2 + (-6.5)^2 + (-0.5)^2 + (-8)^2] / 23$

$= (90.25 + 20.25 + 20.25 + 2.25 + 0.25 + 6.25 + 56.25 + 20.25 + 56.25 + 110.25 + 132.25 + 56.25$
$+ 90.25 + 30.25 + 2.25 + 110.25 + 132.25 + 12.25 + 20.25 + 64 + 6.25 + 42.25 + 0.25 + 64)/23 = 1145.5/23$

$= 49.804347$

手順⑨補正されているH $= V_A/V_E = 864/49.804347 = 17.3479$

意外と簡単な計算をしていることが分かります。

手順⑩巻末の(Ⅱ) χ^2 分布表の上(片)側パーセント点表から、危険率0.1%の自由度1での χ^2 値 = 10.828 を読み取ります。

手順⑪H値 17.348 > 境界 $\chi^2_{0.001}(1)$ 値 10.828 なので有意差ありで、危険率0.1%で最高血圧と最低血圧の中央値に差があり、**実例41**のマン・ホイットニ検定と全く同じでした χ^2 値=Z値^2

SPSSの結果と(EZRも)同じでした。

	順位		
	最高最低	N	平均ランク
血圧	1	12	18.50
	2	12	6.50
	合計	24	

検定統計量 a,b

	血圧
カイ2乗	17.348
自由度	1
漸近有意確率	.000

a. Kruskal Wallis 検定
b. グループ化変数: 最高最低

2群なので**実例41**のマン・ホイットニ検定のグラフと同じです。次頁の右図はEZRで作成

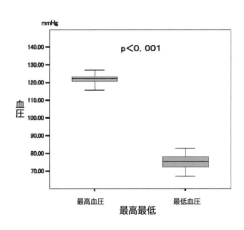
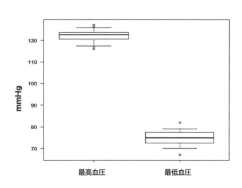

【実例69】実例42との比較のため、実例2のある大学の2つの学科の英語の能力に有意差があるかを、クラスカル・ワリス検定をSPSSでしてみます。

A学科　60 60 82 52 56 54 70 66 80 46 56 40 80 74 58 46 28 36 60 54 76 56 82 52 36 72 78 76 38 92 50 60 72 38 36 36 54 94 42

B学科　66 22 58 66 38 38 26 36 46 44 98 60 24 12 38 46 68 84 86 52 58 46 34 38 60 34 52 28 58 82 44 28 92 78 50 36 78 22 38 48 44 4

順位

	学科	N	平均ランク
英語点数	1.00	39	47.12
	2.00	42	35.32
	合計	81	

検定統計量 a,b

	英語点数
カイ2乗	5.094
自由度	1
漸近有意確率	.024

a. Kruskal Wallis 検定
b. グループ化変数: 学科

カイ2乗5.094＞境界$\chi^2_{0.05(1)}$値3.841で有意差がありで、危険率5％でA学科とB学科の英語学力の中央値に差があります。実例42のマン・ホイットニ検定と全く同じでしたχ^2値=Z値^2

2群なので実例42のマン・ホイットニ検定のグラフと同じです。右図はEZRで作成

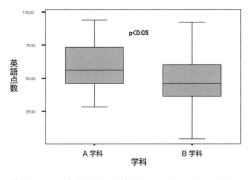
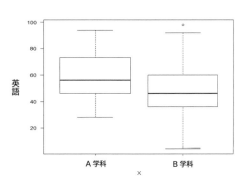

実例68と実例69の結果から分かるように、**クラスカル・ワリス検定**は、**マン・ホイットニ検定**や**ウィルコクソン順位和検定**を拡張した検定と考えられます。したがって2群のクラスカル・ワリス検定は、**22. マン・ホイットニ検定とウィルコクソン順位和検定**の代用にもできます。

34. フリードマン検定(Friedman test)[3]

1937年にフリードマン(Friedman)が導き出した多群のノンパラメトリックの順位検定です。**群の数が4以下**ならば後で述べるクェード検定の検出力が優れ、**群の数が5以上**ではフリードマン検定の検出力が優れていると言われています。

手順① この手法で扱うデータはクェード検定と同じで次のようになります。

$X_{11}, X_{11}, \cdots X_{1n}$
$X_{21}, X_{22}, \cdots X_{2n}$
$\cdots \cdots \cdots$
$X_{a1}, X_{a2}, \cdots X_{an}$

手順② 全データを順位(Ranking)に変えるのではなく、ブロックごとに a 個の数値に、大きい方から $1, 2, \cdots, a$ と順位をつけます。置き換えた順位データを次の記号にします。処理データや経時データや種類の違う薬のデータや治療法の違うデータなどを適用します。

$R_{11}, R_{12}, \cdots R_{1n}$
$R_{21}, R_{22}, \cdots R_{2n}$
$\cdots \cdots \cdots$
$R_{a1}, R_{a2}, \cdots R_{an}$

手順③ 同順位がある時は、同順位の平均を求めて平均順位をつけます。

手順④ 各群の順位和 $R_{i.}$ を計算します。

$R_{1.} = R_{11} + R_{12} \cdots + R_{1n}$
$R_{2.} = R_{21} + R_{22} \cdots + R_{2n}$
$\cdots \cdots \cdots \cdots$
$R_{a.} = R_{a1} + R_{a2} \cdots + R_{an}$

手順⑤ 各群の順位和合計の群平均 $\bar{R}_{..}$ を計算します。

$$\bar{R}_{..} = (\sum_{i=1}^{a} R_{i.})/a$$

手順⑥ 群間変動(要因Aによる変動)の自由度 ν_A を計算します。

$\nu_A = a - 1$

手順⑦ 群間変動(要因Aによる変動)の順位分散の合計 RV_A を計算します。

$$RV_A = \sum_{i=1}^{a} (R_{i.} - \bar{R}_{..})^2 = (R_{1.} - \bar{R}_{..})^2 + (R_{2.} - \bar{R}_{..})^2 + (R_{3.} - \bar{R}_{..})^2 \cdots + (R_{a.} - \bar{R}_{..})^2$$

手順⑧ 群内(誤差)変動の順位分散の合計 RV_E を計算します。

$$RV_E = \left\{ \sum_{i=1}^{a} \sum_{j=1}^{n} [R_{ij} - \frac{(a+1)}{2}]^2 \right\} / (a-1) = \{[R_{11} - (a+1)/2]^2 + \cdots + [R_{1n_1} - (a+1)/2]^2$$
$$+ [R_{21} - (a+1)/2]^2 + \cdots + [R_{2n_1} - (a+1)/2]^2 \cdots \cdots$$
$$+ [R_{a1} - (a+1)/2]^2 + \cdots + [R_{an_a} - (a+1)/2]^2\} / (a-1)$$

〜〜

統計書[4]によく載っている下記の定義式は、何を行っているかが分かりにくいです。

同順位なし $\chi^2 = \dfrac{12}{b \times a \times (a+1)} \times \sum_{i=1}^{a} R_{i.}^2 - 3 \times b \times (a+1)$

第7章　1要因多群のノンパラメトリック統計学　121

同順位あり

$$\chi^2 = (a-1) \times \left[\sum_{i=1}^{a} R_{i.}^2 - \frac{b^2 \times a \times (a+1)^2}{4} \right] / \left[\sum_{i=1}^{a} \sum_{j=1}^{b} R_{ij}^2 - \frac{b \times a \times (a+1)^2}{4} \right]$$

a は群数、b はブロック数

また**フリードマン検定表**がありますが、χ^2**分布表**の方が分かりやすいです。
~~~~~~

手順⑨　χ^2 検定を計算します。χ^2 ですが一元配置の分散分析と同じようなことをしています。同順位がある場合、同順位の個数に対する補正は順位分散の計算過程で行われています。

　　　　$Q = \chi^2 = RV_A/RV_E$

手順⑩　χ^2 分布表から、片側検定の上側確率で、危険率5％や危険率1％の境界値 $\chi^2{}_{0.05}(\nu_A)$, $\chi^2{}_{0.01}(\nu_A)$ を読み取ります。

　　　　判定する時は巻末の(Ⅱ)χ^2**分布表の上(片)側パーセント点表**から読み取って下さい。

手順⑪　$Q \geqq \chi^2{}_{0.05}(\nu_A), \chi^2{}_{0.01}(\nu_A)$ ならば有意差ありで、中央値に差があります。

　　　　$Q < \chi^2{}_{0.05}(\nu_A)$　　　　　ならば有意差なしで、中央値に差がないです。

35. クェード検定(Quade test)[5]

1971年にクェード(Quade)が導き出した多群のノンパラメトリックの順位検定です。

手順①　この手法で扱うデータはフリードマン検定と同じで次のようになります。

　　　　X_{11}, X_{11}, $\cdots$ X_{1n}
　　　　X_{21}, X_{22}, $\cdots$ X_{2n}
　　　　・・・・・・・・・
　　　　X_{a1}, X_{a2}, $\cdots$ X_{an}

手順②　各群のデータの最大値(maximum)から最小値(minimum)を引いた範囲(range) r_i ($i = 1, \cdots, a$) を求めます。処理データや経時データや治療法の違うデータなどで行います。

　　　　$r_i = \max_j X_{ij} - \min_j X_{ij}$,　　$r_1 = \max_j X_{1j} - \min_j X_{1j} \cdots\cdots r_a = \max_j X_{aj} - \min_j X_{aj}$

手順③　各群の範囲 r_i ($i = 1, \cdots, a$) に小さい方から順位をつけます。

　　　　Q_i ($i = 1, \cdots, a$)

手順④　同順位がある時は、同順位の平均を求めて平均順位をつけます。**ウィルコクソン符号付き順位和検定と同じ**

手順⑤　ブロックごとのデータに、小さい方から $1, \cdots, n$ と順位(Ranking) R_{ij} をつけます。各群の最大値は n となります。（以下のように詳しく解説したものはありません。）

　　　　R_{11}, R_{12}, $\cdots$ R_{1n}
　　　　R_{21}, R_{22}, $\cdots$ R_{2n}
　　　　・・・・・・・・・
　　　　R_{a1}, R_{a2}, $\cdots$ R_{an}

手順⑥　次の行列 S_{ij} を計算します。

　　　　$S_{ij} = Q_i \times [R_{ij} - (a+1)/2]$

　　　　S_{11}, S_{12}, $\cdots$ S_{1n}
　　　　S_{21}, S_{22}, $\cdots$ S_{2n}

　　　　　　・・・・・・・・
　　　S_{a1},　S_{a2},　・・・　S_{an}

手順⑦　ブロックごとの順位和 $S_{.i}$ を計算します。

$$S_{.1} = S_{11} + S_{21} \cdots + S_{a1}$$
$$S_{.2} = S_{12} + S_{22} \cdots + S_{a2}$$
　　・・・・・・・・・・
$$S_{.n} = S_{1n} + S_{2n} \cdots + S_{an}$$

手順⑧　群間変動（要因Aによる変動）にあたる順位分散の合計 RV_A を計算します。

$$RV_A = (\sum_{i=1}^{a} S_{.i}^2)/a = (S_{.1}^2 + S_{.2}^2 + \cdots + S_{.a}^2)/a$$

手順⑨　群内変動にあたる順位分散の合計 RV_E を計算します。

$$RV_E = \sum_{i=1}^{a}\sum_{j=1}^{n} S_{ij}^2 = S_{11}^2 + \cdots + S_{1n}^2 + S_{21}^2 + \cdots + S_{2n}^2 + \cdots\cdots + S_{a1}^2 + \cdots + S_{an}^2$$

手順⑩　分散比Fを計算します。一元配置の分散分析と同じようなことをしています。同順位がある場合の同順位の個数に対する補正は、分散の計算過程で行われています。

$$F = RV_A/(RV_E - RV_A)、\text{自由度 } \nu_A = a - 1、\nu_E = (a - 1) \times (n - 1)$$

手順⑪　F分布表から、片側検定の上側確率で、危険率5％や危険率1％の境界値 $F_{0.05}(\nu_A, \nu_E)$、$F_{0.01}(\nu_A, \nu_E)$ を読み取ります。

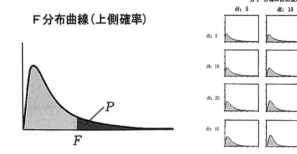

　　F分布表はF分布曲線（10．確率分布…正規分布とt分布とχ^2分布とF分布の④）からP値に対してのF値を読み取った数値です。F分布曲線は右図のように分子または分母の自由度によって変わり、クェード検定の自由度は ν_A、ν_E です。
　　判定する時は巻末の(Ⅳ)F分布表の上（片）側パーセント点表から ν_A を ν_1、ν_E を ν_2 にして読み取って下さい。

手順⑫　$F \geq F_{0.05}(\nu_A, \nu_E)$, $F_{0.01}(\nu_A, \nu_E)$ ならば有意差ありで、中央値に差があります。
　　　　$F < F_{0.05}(\nu_A, \nu_E)$　　　　　　　ならば有意差なしで、中央値に差がないです。

【実例70】実例68との比較のため、実例1の12名の最高血圧と同一人の12名の最低血圧に、フリードマン検定とクェード検定を行ってみます。

　　　最高血圧　124　122　122　117　116　119　123　122　123　126　127　123
　　　最低血圧　 71　 76　 82　 70　 67　 78　 77　 74　 79　 75　 83　 74

（フリードマン検定）
手順②③データを縦ブロックごとに順位データにすると、次のようになります。

第7章　1要因多群のノンパラメトリック統計学　123

最高血圧	2	2	2	2	2	2	2	2	2	2	2	2
最低血圧	1	1	1	1	1	1	1	1	1	1	1	1

ウィルコクソン符号付き順位和検定の、ブロックの差データを使っているのとは違います。

差	53	46	40	47	49	41	46	48	44	51	44	49
	12	5.5	1	7	9.5	2	5.5	8	3.5	11	3.5	9.5

手順④最高血圧の順位和 $R_{1.}$ = 2+2+2+2+2+2+2+2+2+2+2+2 = 24

　　　最低血圧の順位和 $R_{2.}$ = 1+1+1+1+1+1+1+1+1+1+1+1 = 12

　　　クラスカル・ワリス検定の各群の順位和とも違います。

手順⑤各群の群平均　$\bar{R} = (\sum_{j=1}^{a} R_{i.})/a$ = (24+12)/2 = 18

手順⑥群間変動(要因Aによる変動)の自由度 $\nu_A = a-1$ = 2-1 = 1

手順⑦群間変動(要因Aによる変動)の順位分散の合計 $RV_A = \sum_{i=1}^{a}(R_{i.} - \bar{R})^2$

　　　= $(24-18)^2 + (12-18)^2$ = 36+36 = 72

手順⑧群内(誤差)変動の順位分散の合計 $RV_E = \dfrac{\{\sum_{i=1}^{a}\sum_{j=1}^{n}[R_{ij} - \frac{(a+1)}{2}]^2\}}{a-1}$

= $\{[2-(2+1)/2]^2 + [2-(2+1)/2]^2 + [2-(2+1)/2]^2 + [2-(2+1)/2]^2 + [2-(2+1)/2]^2$
$+ [2-(2+1)/2]^2 + [2-(2+1)/2]^2 + [2-(2+1)/2]^2 + [2-(2+1)/2]^2 + [2-(2+1)/2]^2$
$+ [2-(2+1)/2]^2 + [2-(2+1)/2]^2 + [1-(2+1)/2]^2 + [1-(2+1)/2]^2 + [1-(2+1)/2]^2$
$+ [1-(2+1)/2]^2 + [1-(2+1)/2]^2 + [1-(2+1)/2]^2 + [1-(2+1)/2]^2 + [1-(2+1)/2]^2$
$+ [1-(2+1)/2]^2 + [1-(2+1)/2]^2 + [1-(2+1)/2]^2 + [1-(2+1)/2]^2\} / (2-1)$

= $[0.5^2 + 0.5^2 + 0.5^2 + 0.5^2 + 0.5^2 + 0.5^2 + 0.5^2 + 0.5^2 + 0.5^2 + 0.5^2 + 0.5^2 + 0.5^2 + (-0.5)^2 + (-0.5)^2$
$+ (-0.5)^2 + (-0.5)^2 + (-0.5)^2 + (-0.5)^2 + (-0.5)^2 + (-0.5)^2 + (-0.5)^2 + (-0.5)^2 + (-0.5)^2 + (-0.5)^2] / 1$

= 0.25+0.25+0.25+0.25+0.25+0.25+0.25+0.25+0.25+0.25+0.25+0.25
　+0.25+0.25+0.25+0.25+0.25+0.25+0.25+0.25+0.25+0.25+0.25+0.25

= 3+3 = 6

手順⑨ Q = RV_A/RV_E = 72/6 = 12、自由度 $a-1$ = 2-1 = 1

同じく意外と簡単な計算をしていることが分かります。ノンパラ分散分析の χ^2 値は分散分析のF値とほぼ同じ形式です。違いは群内(誤差)変動の自由度を使用しないことです。

手順⑩巻末の(Ⅱ) χ^2 分布表の上(片)側パーセント点表から、危険率0.1%の自由度1での χ^2 値 = 10.828 を読み取ります。

手順⑪Q値 12 ＞ 境界 $\chi^2_{0.001(1)}$ 値 10.828 なので有意差ありで、危険率0.1%で最高血圧と最低血圧の中央値に差があります。**実例68** のクラスカル・ワリス検定の危険率0.1%と同じでした。

SPSSの結果と(EZRも)同じでした。

順位

	平均ランク
最高血圧	2.00
最低血圧	1.00

検定統計量 a

N	12
カイ2乗	12.000
自由度	1
漸近有意確率	.001

a. Friedman 検定

フリードマン検定の漸近有意確率0.001と、次頁のクェード検定の有意確率0.0001と比較すると、**群の数が4以下なので常にフリードマン検定の有意確率は大きいので厳しくならない。**

(クェード検定)

手順②③④各群(最高血圧,最低血圧)のデータの最大値から最小値を引いた範囲 r_i と順位 Q_i を求める。同順位がある時は、同順位の平均を求めて平均順位

最高血圧	124	122	122	117	116	119	123	122	123	126	127	123
最低血圧	71	76	82	70	67	78	77	74	79	75	83	74
差	53	46	40	47	49	41	46	48	44	51	44	49
範囲 r_i	53	46	40	47	49	41	46	48	44	51	44	49
順位 Q_i	12	5.5	1	7	9.5	2	5.5	8	3.5	11	3.5	9.5

手順⑤縦ブロックごとのデータに、小さい方から1,2の順位 R_{ij}

最高血圧	2	2	2	2	2	2	2	2	2	2	2	2
最低血圧	1	1	1	1	1	1	1	1	1	1	1	1

手順⑥次の行列を計算 $S_{ij} = Q_i \times [R_{ij} - (2+1)/2]$

最高血圧 S_{1j}　12(2-1.5), 5.5(2-1.5), 1(2-1.5), 7(2-1.5), 9.5(2-1.5), 2(2-1.5)
　　　　　　　　 5.5(2-1.5), 8(2-1.5), 3.5(2-1.5), 11(2-1.5), 3.5(2-1.5), 9.5(2-1.5)

最低血圧 S_{2j}　12(1-1.5), 5.5(1-1.5), 1(1-1.5), 7(1-1.5), 9.5(1-1.5), 2(1-1.5)
　　　　　　　　 5.5(1-1.5), 8(1-1.5), 3.5(1-1.5), 11(1-1.5), 3.5(1-1.5), 9.5(1-1.5)

最高血圧	6	2.75	0.5	3.5	4.75	1	2.75	4	1.75	5.5	1.75	4.75
最低血圧	-6	-2.75	-0.5	-3.5	-4.75	-1	-2.75	-4	-1.75	-5.5	-1.75	-4.75

手順⑦ブロックごとの順位和を計算 $S_{\cdot i}$

血圧	最高血圧	最低血圧
順位和	39	-39

手順⑧群間変動(要因Aによる変動)にあたる順位分散の合計を計算 $RV_A = (\sum_{i=1}^{2} S_{\cdot i}^2)/12$

　$= [39^2 + (-39)^2]/12 = (1521+1521)/12 = 3042/12 = 253.5$

手順⑨群内変動にあたる順位分散の合計を計算 $RV_E = \sum_{i=1}^{2}\sum_{j=1}^{12} S_{ij}^2$

$= 6^2+2.75^2+0.5^2+3.5^2+4.75^2+1^2+2.75^2+4^2+1.75^2+5.5^2+1.75^2+4.75^2+(-6)^2+(-2.75)^2$
$\quad +(-0.5)^2+(-3.5)^2+(-4.75)^2+(-1)^2+(-2.75)^2+(-4)^2+(-1.75)^2+(-5.5)^2+(-1.75)^2+(-4.75)^2$

$= 36+7.5625+0.25+12.25+22.5625+1+7.5625+16+3.0625+30.25+3.0625+22.5625$
$\quad +36+7.5625+0.25+12.25+22.5625+1+7.5625+16+3.0625+30.25+3.0625+22.5625$

$= 162.125+162.125 = 324.25$

手順⑩ $F = (a-1) \times RV_A/(RV_E-RV_A) = 11 \times 253.5/(324.25-253.5) = 2788.5/70.75 = 39.41$
　　自由度 $\nu_A = a-1 = 2-1 = 1$, $\nu_E = (a-1) \times (n-1) = (2-1) \times (12-1) = 11$

手順⑪巻末の(Ⅳ)F分布表の上(片)側パーセント点表から、危険率0.1%の自由度1, 11でのF値
　　= 19.69 を読み取ります。

手順⑫F値 39.41＞境界 $F_{0.001(1,11)}$ 値 19.69 で有意差あり、危険率0.1%で最高血圧と最低血圧の中央値に差があり、**実例68のクラスカル・ワリス検定の危険率0.1%と同じでした。**

　最高血圧と最低血圧の比較で有意差が極端なため、3つの検定は危険率0.1%になりました。

クェード検定は最新SPSSにありますが、EZRにないため、ある統計ソフト[6]の結果を示します。

クェード検定	
処理の数	2
被験者数	12

検定の結果	
F値	39.41
自由度1	1
自由度2	11
P値（上側確率）	6.019E-05
F(0.999)	19.69

付録： 行と列を間違えると違った結果になるので注意して下さい。間違えた例として下記に載せます。行と列を間違えると当然検定の内容も変わりブロックの違いで検定しています。

手順②③④各群のデータの最大値から最小値を引いた範囲 r_i と順位 Q_i

最高血圧124　122　122　117　118　119　123　122　123　126　127　123では、127-117=10　2
最低血圧　71　76　82　70　67　78　77　74　79　75　83　74では、83-67=16　1

手順⑤ブロックごとの12個のデータに、小さい方から $1, 2, \cdots, 12$ の順位 R_{ij}

最高血圧　10　5　5　1　2　3　8　5　8　11　12　8
最低血圧　3　7　11　2　1　9　8　4.5　10　6　12　4.5

にしてしまうと、次のような統計ソフトの結果になって求めたい有意差が出ません。

クェード検定	
処理の数	12
被験者数	2
検定の結果	
F値	1.960
自由度1	11
自由度2	11
P値（上側確率）	0.139
F(0.95)	2.817

2群なので**実例43**のウィルコクソン符号付き順位和検定のグラフと同じようになります。

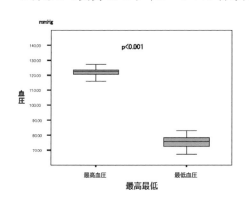 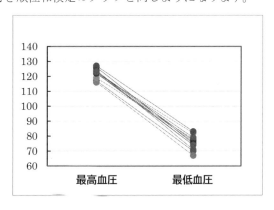

【実例71】 実例44との比較のために、脈拍数データにSPSSなどでフリードマン検定とクェード検定を行います。

　　　　　治療前脈拍数データ　　　78　70　66　76　78　76　88　76
　　　　　治療後　　　〃　　　　　76　72　60　72　70　72　84　70

順位	平均ランク
治療前脈	1.88
治療後脈	1.13

検定統計量 [a]	
N	8
カイ2乗	4.500
自由度	1
漸近有意確率	.034

a. Friedman 検定

統計ソフトで出力したクェード検定です。

クェード検定	
処理の数	2
被験者数	8
検定の結果	
F値	14.68
自由度1	1
自由度2	7
P値(上側確率)	0.006
F(0.95)	12.24

クェード検定のP値(漸近有意確率)0.006は、フリードマン検定の漸近有意確率0.034より有利になります。危険率5％または危険率1％で、鍼灸治療後に脈拍数は徐脈化しました。**実例44**のウィルコクソン符号付き順位和検定では危険率5％で違いました。

間違えてクラスカル・ワリス検定を行うと有意差が出なくなります。

順位	治療前後	N	平均ランク
脈拍	1.00	8	10.06
	2.00	8	6.94
	合計	16	

検定統計量 [a,b]	脈拍
カイ2乗	1.773
自由度	1
漸近有意確率	.183

a. Kruskal Wallis 検定
b. グループ化変数: 治療前後

2群なので**実例44**のウィルコクソン符号付き順位和検定のグラフと同じようになります。

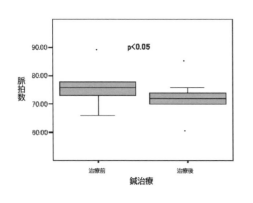
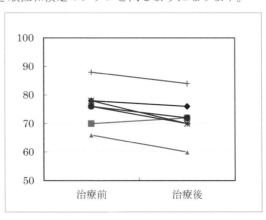

【実例72】実例45の比較のために、実例45のある治療法で痛みの効果を見るためVASで評価し、フリードマン検定を行います。VASのmmは痛みの単位ではないので、この検定になります。

初診時　　84 90 80 86 82 50 52 53 56 60
3ヶ月後　　34 40 30 36 32 54 56 57 60 64

順位

	平均ランク
治療前	1.50
治療後	1.50

検定統計量[a]

N	10
カイ2乗	.000
自由度	1
漸近有意確率	1.000

a. Friedman 検定

フリードマン検定を行うと，漸近有意確率は1.000で有意差はなしになります。ところがクラスカル・ワリス検定を行うと，漸近有意確率は0.023となりより有意差がある結果になりましたが、これも **6-2．捏造統計処理** の②にあたります。対応のフリードマン検定で行った結果しか発表できません。実例45と同じく有意差がないので、ある治療法は痛みに効果はありません。

順位

	治療前後	N	平均ランク
VAS	1.00	10	13.50
	2.00	10	7.50
	合計	20	

検定統計量[a,b]

	脈拍
カイ2乗	5.151
自由度	1
漸近有意確率	.023

a. Kruskal Wallis 検定
b. グループ化変数: 治療前後

2群なので実例45ウィルコクスン符号付き順位和検定のグラフと同じで、右図はEZRで作成

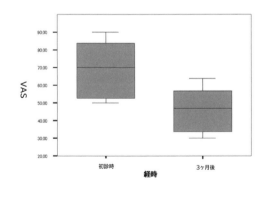
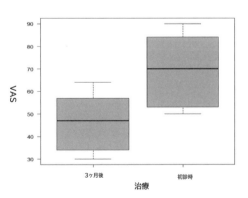

実例70と実例71と実例72から分かるように、フリードマン検定やクェード検定は、符号付きウィルコクソン順位和検定を完全に拡張した検定ではありませんが、クェード検定の方が正確です。

2群のフリードマン検定や2群のクェード検定は、**23．ウィルコクソン符号付順位和検定**の代用にもできます。

【実例73】実例66との比較のために、イランイラン芳香刺激をして測定したあるデータに、SPSSのフリードマン検定を行います。データは実例66で見て下さい。

順位

	平均ランク
イラン前	3.80
イラン直後	3.10
イラン10分	2.00
イラン30分	1.10

検定統計量 a

N	10
カイ2乗	25.560
自由度	3
漸近有意確率	.000

a. Friedman 検定

χ^2値25.560＞境界$\chi^2{}_{0.001(3)}$値16.27で有意確率は0.000なので、経時型一元配置の分散分析の危険率0.1%同じです。対応のないクラスカル・ワリス検定でも危険率1%と有意差が出ました。

順位

データ	イラン	N	平均ランク
	1	10	29.90
	2	10	23.40
	3	10	16.50
	4	10	12.20
	合計	40	

検定統計量 a,b

	データ
カイ2乗	13.292
自由度	3
漸近有意確率	.004

a. Kruskal Wallis 検定
b. グループ化変数: イラン

グラフは、ノンパラメトリックタイプのSPSSのグラフになります。

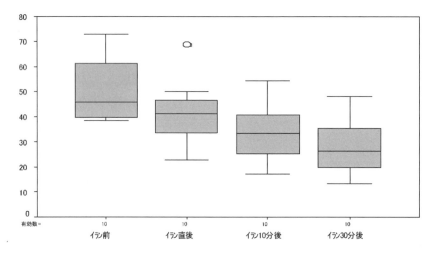

【実例74】実例67との比較のために、ローズマリー芳香刺激をして測定したあるデータに、SPSSのフリードマン検定を行います。データは実例67で見て下さい。

順位

	平均ランク
ローズマリ前	3.75
ローズマリ直	2.65
ローズマリ10	2.10
ローズマリ30	1.50

検定統計量 a

N	10
カイ2乗	16.636
自由度	3
漸近有意確率	.001

a. Friedman 検定

χ^2値16.636＞境界$\chi^2{}_{0.001(3)}$値16.27で、G-G調整やH-F調整がなく危険率0.1%で有意差あり、経時型一元配置の分散分析では危険率5%です。フリードマン検定で危険率が高くなる理由は分かりません。対応のないクラスカル・ワリス検定では有意差が出ません。

第7章 1要因多群のノンパラメトリック統計学　129

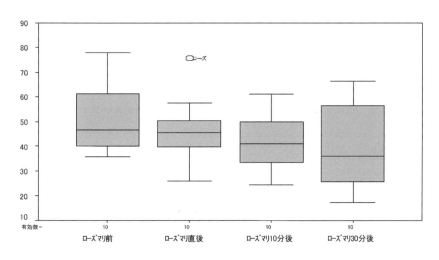

順位	ローズマ	N	平均ランク
データ	1	10	25.25
	2	10	22.55
	3	10	17.80
	4	10	16.40
	合計	40	

検定統計量 [a,b]	データ
カイ2乗	3.722
自由度	3
漸近有意確率	.293

a. Kruskal Wallis 検定
b. グループ化変数: ローズマ

グラフは、ノンパラメトリックタイプの SPSS のグラフになります。

36. ヨンキー傾向検定 (Jonckheere trend test)[7]

1954年にヨンキー(Jonckheere)が導き出したノンパラメトリックの傾向検定です。数量化データでもなかなか有意差が出ないので、薬学などでは対照群を設けて薬量を増加させて、有意差はないが増加傾向があるとか減少傾向があるとの統計手法が考えられています。**ヨンキー傾向検定は2群にはない考え方で3群以上の多群で出てきます。**統計手法は煩雑なので省略します。

37. 多群のスピアマン順位相関係数 (Spearman rank correlation coefficient) と Z 検定

2群の「スピアマン順位相関係数とZ検定」を多群への適用になります。**24-1. スピアマン順位相関係数のZ検定**で出てきたので省略します。

38. 多群の計数値の統計学
38-1. M×N分割表のピアソン独立性 χ^2 検定 (M×N chi-square test of independence)

手順① データを下記のようなM×N分割表にまとめます。

	B1	B2	⋯	Bn	計
A1	f_{11}	f_{12}	⋯	f_{1n}	$f_{1.}$
A2	f_{21}	f_{22}	⋯	f_{2n}	$f_{2.}$
⋮	⋮	⋮	⋯	⋮	⋮
Am	f_{m1}	f_{m2}	⋯	f_{mn}	$f_{m.}$
計	$f_{.1}$	$f_{.2}$	⋯	$f_{.n}$	N

手順② 総数 N を計算します。

$$N = \sum_{i=1}^{m} f_{i.} = \sum_{i=1}^{n} f_{.i}$$

手順③ 各セルの期待度数は

$$\bar{f}_{ij} = \frac{f_{i.} \times f_{.j}}{N}$$

手順④ 自由度 = (m-1)×(n-1) の独立性の χ^2 検定の定義式で計算します。

$$\chi^2 = \sum_{i=1}^{m}\sum_{j=1}^{n} \frac{(観察度数-期待度数)^2}{期待度数} = \sum_{i=1}^{m}\sum_{j=1}^{n} \frac{(f_{ij}-\bar{f}_{ij})^2}{\bar{f}_{ij}} = N \times \left(\sum_{i=1}^{m}\sum_{j=1}^{n} \frac{f_{ij}^2}{f_{i.} \times f_{.j}} - 1\right)$$

手順⑤ χ^2 分布表から、片側検定の上側確率で、危険率5％や危険率1％の境界値 $\chi^2{}_{0.05}(\nu)$、$\chi^2{}_{0.01}(\nu)$ を読み取ります。M×N分割表の自由度は ν=(m-1)×(n-1) です。
判定する時は巻末の(Ⅱ) χ^2 **分布表の上(片)側パーセント点表**から読み取って下さい。

手順⑥ $\chi^2 \geq \chi^2{}_{0.05}(\nu)$, $\chi^2{}_{0.01}(\nu)$ ならば有意差ありで、差があります。
$\chi^2 < \chi^2{}_{0.05}(\nu)$ ならば有意差なしで、差がないです。

【実例75】 実例50との比較のため、実例1の12名の最高血圧と同一人の12名の最低血圧を計数値にして、有意差があるかをM×N分割表のピアソン独立性 χ^2 検定で行います。

最高血圧　124　122　122　117　116　119　123　122　123　126　127　123
最低血圧　71　76　82　70　67　78　77　74　79　75　83　74

　　M×N分割表の χ^2 値を求めます。
　　上のデータを度数データにします。それぞれを下記の平均値以上と未満をカウントすると、全部の平均値＝99(98.75)、(区切の値をかえるとカウント数も変わり結果も変わります。)
　　最高血圧では99以上は12個で、未満は0個
　　最低血圧では99以上は0個で、未満は12個

手順①②M×N分割表にまとめます。

	99mmHg 以上	99mmHg 未満	計
最高血圧	12	0	12
最低血圧	0	12	12
計	12	12	24

手順③ セル内に0個がありますが、どのセルも期待度数が5より大きい場合に当てはめて計算してみます。各セルの期待度数を出します。

$$\bar{f}_{11} = \frac{12\times12}{24} = \frac{144}{24} = 6、\bar{f}_{12} = \frac{12\times12}{24} = 6、\bar{f}_{21} = \frac{12\times12}{24} = 6、\bar{f}_{22} = \frac{12\times12}{24} = 6$$

手順④ 自由度 = (m-1)×(n-1) = 1×1 = 1
　　　独立性の χ^2 検定式

$$\chi^2 = \frac{(12-6)^2}{6} + \frac{(0-6)^2}{6} + \frac{(0-6)^2}{6} + \frac{(12-6)^2}{6} = \frac{6^2}{6} + \frac{(-6)^2}{6} + \frac{6^2}{6} + \frac{(-6)^2}{6}$$

$$= 6+6+6+6 = 24$$

手順⑤巻末の(Ⅱ) χ^2 分布表の上(片)側パーセント点表から、危険率 0.1% の自由度 (2-1)×(2-1) = 1 での χ^2 値 = 10.828 を読み取ります。

手順⑥ χ^2 値 24＞境界 $\chi^2_{0.001(1)}$ 値 10.828 なので有意差ありで、危険率 0.1% で最高血圧と最低血圧に差があります。実例 50 の危険率 0.1% と同じでした。

SPSS の結果と (EZR も) 同じでした。M×N 分割表の場合、行列のセルが多くなるので右の棒グラフで表現すると何処が多いか少ないかがよく分かります。

血圧 と MMHG のクロス表

度数

		MMHG		合計
		99以上	99未満	
血圧	最高血圧	12		12
	最低血圧		12	12
合計		12	12	24

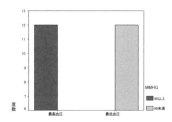

カイ2乗検定

	値	自由度	漸近有意確率(両側)	正確有意確率(両側)	正確有意確率(片側)
Pearson のカイ2乗	24.000[b]	1	.000		
連続修正 [a]	20.167	1	.000		
尤度比	33.271	1	.000		
Fisher の直接法				.000	.000
有効なケースの数	24				

a. 2x2 表に対してのみ計算
b. 0 セル (.0%) は期待度数が 5 未満です。最小期待度数は 6.00 です。

比較の意味で 2×2 分割表を出します。2×2 分割表には線型と線型による連関や McNemar 検定があります。(M×N 分割表だと Pearson χ^2 や連続修正や尤度比や Fisher の直接法だけです)

最高最低 と 血圧 のクロス表

度数

		血圧		合計
		99mmHg以下	99mmHg以上	
最高最低	最高血圧		12	12
	最低血圧	12		12
合計		12	12	24

カイ2乗検定

	値	自由度	漸近有意確率(両側)	正確有意確率(両側)	正確有意確率(片側)
Pearson のカイ2乗	24.000[b]	1	.000		
連続修正 [a]	20.167	1	.000		
尤度比	33.271	1	.000		
Fisher の直接法				.000	.000
線型と線型による連関	23.000	1	.000		
McNemar 検定				1.000[c]	
有効なケースの数	24				

a. 2x2 表に対してのみ計算
b. 0 セル (.0%) は期待度数が 5 未満です。最小期待度数は 6.00 です。
c. 2 項分布を使用

実例75では実例1の計量値データを「全部の平均値＝99(98.75)」(区切りの値)で度数データ分けにすることより、独立性のχ^2検定ができました。一元配置の分散分析の有意確率やクラスカル・ワリス検定の有意確率と違うのは、度数データ分けのデータによって違ってくるからです。同じ計量値データでも扱い方により、いろいろな統計手法が使えることが分かったと思います。

【実例76】実例51との比較のため、実例2にSPSSの**計数値の統計学**を行ってみます。

A学科　60 60 82 52 56 54 70 66 80 46 56 40 80 74 58 46 28 36 60 54 76 56 82 52 36 72 78 76 38 92 50 60 72 38 36 36 54 94 42

B学科　66 22 58 66 38 38 26 36 46 44 98 60 24 12 38 46 68 84 86 52 58 46 34 38 60 34 52 28 58 82 44 28 92 78 50 36 78 22 38 48 44 4

上のデータを度数データにします。それぞれを下記の平均値以上と未満をカウントすると、全科の平均値＝53.80247、(区切りの値をかえるとカウント数も変わり結果も変わります。)

　　A学科 54 以上は 25、54 未満は 14
　　B学科 54 以上は 15、54 未満は 27

手順①②M×N分割表にまとめます。

	54点以上	54点未満	計
A学科	25	14	39
B学科	15	27	42
計	40	41	81

手順③④

学科と54点のクロス表

度数

		54点		合計
		以上	未満	
学科	A学科	25	14	39
	B学科	15	27	42
合計		40	41	81

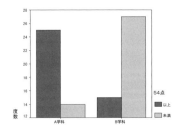

カイ2乗検定

	値	自由度	漸近有意確率(両側)	正確有意確率(両側)	正確有意確率(片側)
Pearsonのカイ2乗	6.520[b]	1	.011		
連続修正[a]	5.434	1	.020		
尤度比	6.610	1	.010		
Fisherの直接法				.015	.010
有効なケースの数	81				

a. 2x2表に対してのみ計算
b. 0セル(.0%)は期待度数が5未満です。最小期待度数は19.26です。

手順⑥連続修正χ^2値 5.434 ＞ 境界$\chi^2_{0.05(1)}$値 3.841 で、漸近有意確率 0.020 なので、危険率5％でA学科とB学科の英語学力に差があります。実例51の危険率5％と同じでした。

38-2. 対応のあるM×N分割表[4]

手順① データを下記のようなM×N分割表にまとめます。

　　Ai (i=1,…,m)には対応関係はありませんが、Bj (j=1,…,n)には対応関係があります。

	B1	B2	⋯	Bn	計
A1	f_{11}	f_{12}	⋯	f_{1n}	$f_{1.}$
A2	f_{21}	f_{22}	⋯	f_{2n}	$f_{2.}$
⋮	⋮	⋮	⋮	⋮	⋮
Am	f_{m1}	f_{m2}	⋯	f_{mn}	$f_{m.}$

手順② **34．フリードマン検定**を用いて検定します。

手順③ χ^2分布表から、片側検定の上側確率で、危険率5％や危険率1％の境界値 $\chi^2_{0.05}(\nu)$, $\chi^2_{0.01}(\nu)$ を読み取ります。対応のあるM×N分割表の自由度は、$\nu = (m-1)$ です。
判定する時は巻末の(Ⅱ)χ^2分布表の上(片)側パーセント点表から読み取って下さい。

手順④ $\chi^2 \geq \chi^2_{0.05}(\nu)$, $\chi^2_{0.01}(\nu)$ ならば有意差ありで、差があります。
$\chi^2 < \chi^2_{0.05}(\nu)$ ならば有意差なしで、差がないです。

【実例77】ある診療所の1週間の患者数です。男, 女, 子供によっての違いあるかを検定します。あるいは曜日によって違いがあるかをSPSSのフリードマン検定します。

	月曜日	火 〃	水 〃	木 〃	金 〃	土 〃
男	15	12	15	19	21	20
女	13	11	15	11	16	12
子供	25	14	18	21	23	19

SPSSのクロス表の棒グラフを示します。

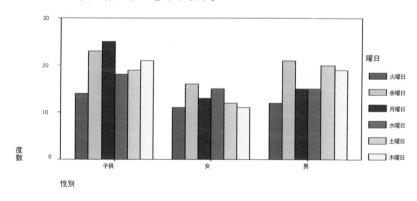

(アイウエオ順でなく、アルファベット順(c, f, m)のため)

男, 女, 子供によっての違いあるかをSPSSのフリードマン検定します。

順位

	平均ランク
男	2.08
女	1.08
子供	2.83

検定統計量[a]

N	6
カイ2乗	9.652
自由度	2
漸近有意確率	.008

a. Friedman 検定

カイ2乗値9.652 > 境界 $\chi^2_{0.01}(2)$ 値9.210で、漸近有意確率0.008なので、患者数は危険率1％で男, 女, 子供によって差があります。対応を考慮しないM×N分割表では有意差が出ません。
観点を変えて、曜日によって違いがあるかをSPSSのフリードマン検定もできます。

順位

	平均ランク
月曜日	4.17
火曜日	1.17
水曜日	3.17
木曜日	3.17
金曜日	5.67
土曜日	3.67

検定統計量[a]

N	3
カイ2乗	9.466
自由度	5
漸近有意確率	.092

a. Friedman 検定

カイ2乗値 9.466＜境界 $\chi^2_{0.05(5)}$ 値 11.07 で、漸近有意確率 0.092 なので、ある診療所の1週間の患者数は曜日によって差がないです。

38-3. 行・列の一方に順序関係がある時

38-3-1. B_j ($j=1\cdots a$) に順序関係がある場合の 2×N 分割表

手順① データを下記のような 2×N 分割表にまとめます。

A_1, A_2 には順序関係はありませんが、B_j ($j=1,\cdots,n$) には順序関係があります。

	B_1	B_2	$\cdots$	B_n	計
A_1	f_{11}	f_{12}	$\cdots$	f_{1n}	$f_{1.}$
A_2	f_{21}	f_{22}	$\cdots$	f_{2n}	$f_{2.}$
計	$f_{.1}$	$f_{.2}$	$\cdots$	$f_{.n}$	

手順② 計数値データ $f_{11}\cdots f_{1n}, f_{21}\cdots f_{2n}$ をデータ数として扱って、**22. マン・ホイットニ検定**と**ウィルコクソン順位和検定**を用いて検定します。

手順③ Z分布表から、両側検定の、危険率5%や危険率1%の境界値 $Z_{0.05}, Z_{0.01}$ を読み取ります。
Z分布曲線は自由度によって変わりません。
判定する時は巻末の(Ⅰ)正規(Z)分布表の両側確率表から読み取って下さい。

手順④ $|Z| \geq Z_{0.05}, Z_{0.01}$ ならば有意差ありで、差があります。
$|Z| < Z_{0.05}$ ならば有意差なしで、差がないです。

【実例78】患者の40歳代と60歳代の年代で、ある症状の評価は違うかを SPSS で検定します。

	Ⅰ	Ⅱ	Ⅲ	Ⅳ
40歳代	144	42	20	16
60歳代	90	20	36	14

Ⅰ, Ⅱ, ‥は症状別

SPSS のクロス表の棒グラフを示します。

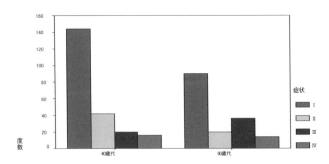

第7章 1要因多群のノンパラメトリック統計学

	順位			
	歳代	N	平均ランク	順位和
症状別	40	222	182.17	40441.00
	60	160	204.45	32712.00
	合計	382		

検定統計量[a]

	症状別
Mann-Whitney の U	15688.000
Wilcoxon の W	40441.000
Z	-2.229
漸近有意確率(両側)	.026

a. グループ化変数: 歳代

Z値$|-2.229|>$境界$Z_{0.05}$値 1.96 で、漸近有意確率(両側)は 0.026 なので有意差があり、ある症状の評価は、患者の 40 歳代と 60 歳代では危険率5%で差があります。

38-3-2. Aiの分類数が3以上の場合のM×N分割表[2)]

手順① データを下記のようなM×N分割表にまとめます。

Ai ($i=1,\cdots,m$)には順序関係はありませんが、Bj ($j=1,\cdots,n$)には順序関係があります。

	B$_1$	B$_2$	$\cdots$	B$_n$	計
A$_1$	f$_{11}$	f$_{12}$	$\cdots$	f$_{1n}$	f$_{1.}$
A$_2$	f$_{21}$	f$_{22}$	$\cdots$	f$_{2n}$	f$_{2.}$
$\vdots$	$\vdots$	$\vdots$	$\cdots$	$\vdots$	$\vdots$
A$_m$	f$_{m1}$	f$_{m2}$	$\cdots$	f$_{mn}$	f$_{m.}$
計	f$_{.1}$	f$_{.2}$	$\cdots$	f$_{.n}$	

手順② **33. クラスカル・ワリス検定**を用いて検定します。

手順③ χ^2分布表から、片側検定の上側確率で、危険率5%や危険率1%の境界値$\chi^2_{0.05}(\nu)$, $\chi^2_{0.01}(\nu)$を読み取ります。クラスカル・ワリス検定の自由度は、$\nu=$(m-1)です。
判定する時は巻末の(Ⅱ)χ^2分布表の上(片)側パーセント点表から読み取って下さい。

手順④ $\chi^2 \geq \chi^2_{0.05}(\nu)$, $\chi^2_{0.01}(\nu)$ならば有意差ありで、差があります。
$\chi^2 < \chi^2_{0.05}(\nu)$ ならば有意差なしで、差がないです。

【実例79】患者の 40 歳代と 60 歳代によって、ある症状の評価は危険率5%で差がありました。40 歳代と 50 歳代と 60 歳代で、違いがあるかをSPSSのクラスカル・ワリス検定でします。

	Ⅰ	Ⅱ	Ⅲ	Ⅳ
40 歳代	144	42	20	16
50 歳代	122	66	24	12
60 歳代	90	20	36	14

SPSSのクロス表の棒グラフを示します。

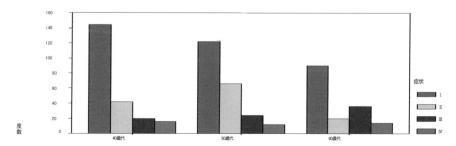

順位

	歳代	N	平均ランク
症状別	40	222	284.79
	50	224	308.68
	60	160	322.21
	合計	606	

検定統計量 a,b

	症状別
カイ2乗	5.807
自由度	2
漸近有意確率	.055

a. Kruskal Wallis 検定
b. グループ化変数: 歳代

カイ2乗値 5.807 < 境界 $\chi^2_{0.05(2)}$ 値 5.991 で、漸近有意確率 0.055 なので、40 歳代と 50 歳代と 60 歳代では、ある症状の評価の差は若干ないようです。0.055 なので微妙です。

38-3-3. 行・列の2方向に順序関係がある場合のM×N分割表

手順① データを下記のようなM×N分割表にまとめます。

A_i ($i=1,\cdots,m$)、B_j ($j=1,\cdots,n$) ともに順序関係があります。

	B1	B2	⋯	Bn	計
A1	f_{11}	f_{12}	⋯	f_{1n}	$f_{1.}$
A2	f_{21}	f_{22}	⋯	f_{2n}	$f_{2.}$
⋮	⋮	⋮	⋯	⋮	⋮
Am	f_{m1}	f_{m2}	⋯	f_{mn}	$f_{m.}$
計	$f_{.1}$	$f_{.2}$	⋯	$f_{.n}$	

手順② **24-1. スピアマン順位相関係数のZ検定**を用いて検定します。

手順③ Z分布表から、両側検定の、危険率5%や危険率1%の境界値 $Z_{0.05}$, $Z_{0.01}$ を読み取ります。
判定する時は巻末の(I)正規(Z)分布表の両側確率表から読み取って下さい。

手順④ $|Z| \geq Z_{0.05}$, $Z_{0.01}$ ならば有意差ありで、差があります。
$|Z| < Z_{0.05}$ ならば有意差なしで、差がないです。

(Kendall のタウの近似T値は、スピアマン順位相関係数検定の同順位補正Z値とほぼ同じです。)

【実例80】 患者の年代によって、ある症状の評価に違いがあるかを検定します。実例79と同じデータで年代と症状の評価の関連性を、SPSSのスピアマン順位相関係数で検定します。

	I	II	III	IV
40歳代	144	42	20	16
50歳代	122	66	24	12
60歳代	90	20	36	14

対称性による類似度 c

		値	漸近標準誤差a	近似T値b	近似有意確率
順序と順序	Kendallのタウ b	.089	.038	2.348	.019
	Kendallのタウ c	.083	.035	2.348	.019
有効なケースの数		606			

a. 帰無仮説を仮定しません。
b. 帰無仮説を仮定して漸近標準誤差を使用します。
c. 相関統計量は数値データにのみ使用可能です。

SPSSではKendallのタウを使います。近似T値2.348＞境界$Z_{0.05}$値1.96で、近似有意確率は0.019なので、ある症状の評価は、患者の40歳代と50歳代と60歳代に危険率5％で差があります。実例79の検定結果と違った結論になったのは、歳代の順序が考慮に入った計算結果だからです。

38-4. 多群比率のZ検定

　　多群比率のZ検定は、ながれから**多群比率のノンパラメトリック多重比較法**になりますので、**47. 多群比率のZ検定と多重比較法**で扱います。多群比率の傾向検定として**コクラン・アルミテージ検定**がありますが省略します。

38-5. コクランQ検定

　　マクニマー検定に似ていますが、サンプルは2試料以上のm組の関連サンプルに適用できます。測定値は計測値でなく、反対語でとか、＋－とか、成功なら1失敗なら0とか、さらに増加なら1減少なら0のように、2種類の変数を用います。

手順①　m種類の処置に対してn回の実験を行います。測定値の一方を1、他方を0とします。
　　　　i番目の試料の測定値の合計をC_i, また j番目に対応した組の測定値の合計をR_iとします。定義式は下記になります。

手順②　行の足し算、行それぞれを2乗しての足し算、列の足し算、列それぞれを2乗しての足し算で求めた数値とmとNを、次の定義式に代入すると計算できます。

手順③　$Q = \chi^2 = (m-1) \times (m \times \sum_{i=1}^{m} R_i^2 - N^2)/(m \times N - \sum_{j=1}^{n} C_j^2)$、$N = \sum_{i=1}^{m} C_i = \sum_{j=1}^{n} R_j$

手順④　χ^2分布表から、片側検定の上側確率で、危険率5％や危険率1％の境界値$\chi^2_{0.05}(\nu)$、
　　　　$\chi^2_{0.01}(\nu)$を読み取ります。コクランQ検定の自由度は $\nu = $ (m-1)です。
　　　　　判定する時は巻末の(Ⅱ)χ^2分布表の上(片)側パーセント点表から読み取って下さい。

手順⑤　$\chi^2 \geq \chi^2_{0.05}(\nu)$、$\chi^2_{0.01}(\nu)$ならば有意差ありで、差があります。
　　　　$\chi^2 < \chi^2_{0.05}(\nu)$　　　　　　ならば有意差なしで、差がないです。

【実例81】ある医学部での入試で、20名の最終面接者に対して、4人の試験官の合否判定が次のようになりました。合否判定に差があるかどうかをコクランQ検定で検定しなさい。

手順①	最終面接者	試験官A	試験官B	試験官C	試験官D
	1	合格	不合格	不合格	不合格
	2	合格	不合格	不合格	合格
	3	合格	合格	合格	合格
	4	不合格	不合格	合格	不合格
	5	不合格	不合格	合格	合格
	6	合格	合格	合格	合格
	7	合格	不合格	合格	合格
	8	合格	合格	合格	合格
	9	合格	不合格	合格	不合格
	10	合格	合格	合格	合格
	11	合格	不合格	不合格	合格
	12	不合格	不合格	不合格	合格

13	合格	合格	合格	不合格
14	不合格	不合格	合格	不合格
15	不合格	不合格	不合格	不合格
16	合格	不合格	不合格	不合格
17	合格	不合格	不合格	合格
18	合格	合格	合格	合格
19	不合格	不合格	合格	不合格
20	不合格	合格	合格	合格

これらをまとめると、

最終面接者	試験官A	試験官B	試験官C	試験官D
合格	13	6	13	12
不合格	7	14	7	8

手順②コクランのQ検定の計算をします。

上のデータで、合格を1 不合格を0と置き換えて、ΣR ΣR^2 ΣC ΣC^2 を求めます。

最終面接者	1	2	3	4	5	6	7	8	9	10	11	12	13	14	15	16	17	18	19	20	ΣR	ΣR^2
試験官A	1	1	1	0	0	1	1	1	1	1	0	1	1	0	0	1	1	1	0	0	13	169
試験官B	0	0	1	0	0	1	0	1	0	1	0	0	1	0	0	0	0	1	0	1	6	36
試験官C	0	0	1	1	1	1	1	1	1	0	0	1	1	1	0	0	0	1	1	1	13	169
試験官D	0	1	1	0	1	1	1	1	0	1	1	1	1	0	0	0	1	1	0	1	12	144
ΣC	1	2	4	1	2	4	3	4	2	3	1	3	4	1	0	1	2	4	1	3	44	518
ΣC^2	1	4	16	1	4	16	9	16	4	9	1	9	16	1	0	1	4	16	1	9	128	

Nは44 mは4 nは20

手順④定義式に、数値を代入します。

$$Q = \chi^2 = \frac{(4-1) \times (4 \times 518 - 44 \times 44)}{(4 \times 44 - 128)} = \frac{3 \times (2072 - 1936)}{(176 - 128)} = \frac{408}{48} = 8.5$$

手順⑤巻末の(Ⅱ)χ^2分布表の上(片)側パーセント点表から、危険率5％の自由度$\nu=(4-1)$
 =3でのχ^2値＝7.815を読み取ります。

手順⑥χ^2値8.5＞境界$\chi^2_{0.05(3)}$値7.815なので有意差ありで、危険率5％で合否判定に差がありました。

SPSSのコクランのQ検定で出力すると漸近有意確率は0.037で、危険率5％で合否判定に差がありました。(データを見ると試験官Bに問題がありそうです。)

EZRの結果も同じでした。

度数

	値	
	0	1
試験官A	7	13
試験官B	14	6
試験官C	7	13
試験官D	8	12

検定統計量

N	20
CochranのQ	8.500[a]
自由度	3
漸近有意確率	.037

a. 1は成功したものとして処理されます。

試験官 と 合否 のクロス表

度数		合否		合計
		合格	不合格	
試験官	A	13	7	20
	B	6	14	20
	C	13	7	20
	D	12	8	20
合計		44	36	80

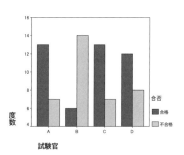

カイ2乗検定

	値	自由度	漸近有意確率（両側）
Pearson のカイ2乗	6.869[a]	3	.076
尤度比	6.951	3	.073
有効なケースの数	80		

a. 0 セル (.0%) は期待度数が 5 未満です。最小期待度数は 9.00 です。

通常のM×N分割表の独立性χ^2検定で出力した場合の有意確率は 0.076 で有意差がありません。

38-6. 計数値のM×N分割表（クロス集計）の関連性を示す値

M×N分割表（クロス集計）の関連性を示す指標として、クラーメルV値や分析係数があり、定義式は次のようになります。χ^2 は 38-1. **M×N分割表のピアソン独立性χ^2検定**のχ^2です。

① クラーメルV値　　　　V値 $= \sqrt{\chi^2/[(q-1) \times (a+b+c+d)]}$、$q = \min(m, n)$
② 分析係数　　　　　　C値 $= \sqrt{\chi^2/[\chi^2 + (a+b+c+d)]}$

2要因多分類間の関連性を示す値で、0～1の値をとり、1に近いほど関連性が強いと言えます。クラーメルV値は、2×2分割表のΦ係数に相当しますが、違う場合があります。

【実例 82】実例1の最高血圧と最低血圧に関連性があるかを、クラーメルV値、分析係数C値を出します。

χ^2値は 24、a = 12、b = 0、c = 12、d = 0

V値 $= \sqrt{\chi^2/[(q-1) \times (a+b+c+d)]} = \sqrt{12/[1 \times (12+0+12+0)]} = \sqrt{24/(1 \times 24)} = 1$

C値 $= \sqrt{\chi^2/[\chi^2 + (a+b+c+d)]} = \sqrt{24/[24 + (12+0+12+0)]} = \sqrt{24/48} = 0.707$

実例 75 と総合すると、最高血圧と最低血圧には、危険率 0.1％で差があると同時に、危険率 0.1％で関連性が強くあります。

SPSS の結果と (EZR も) 同じでした。

対称性による類似度

		値	近似有意確率
名義と名義	ファイ	1.000	.000
	Cramer の V	1.000	.000
	分割係数	.707	.000
有効なケースの数		24	

a. 帰無仮説を仮定しません。
b. 帰無仮説を仮定して漸近標準誤差を使用します。

【実例 83】実例 2 のある大学の 2 つの学科の英語点数に関連性があるかを、クラーメル V 値、分析係数 C 値を出します。

χ^2 値は 6.519、a = 25、b = 14、c = 15、d = 27

V 値 = $\sqrt{\chi^2/[(q-1)\times(a+b+c+d)]}$ = $\sqrt{6.519/[1\times(25+14+15+27)]}$ = $\sqrt{6.519/81}$ = 0.284

C 値 = $\sqrt{\chi^2/[\chi^2+(a+b+c+d)]}$ = $\sqrt{6.519/[6.519+(25+14+15+27)]}$ = $\sqrt{6.519/87.519}$ = 0.273

実例 76 と総合すると、A 学科と B 学科の英語学力には、危険率 5 ％で差があります。表中の値では関連性はないですが近似有意確率は 5 ％で関連性があります。

SPSS の結果と(EZR も)同じでした。

対称性による類似度

		値	近似有意確率
名義と名義	ファイ	.284	.011
	Cramer の V	.284	.011
	分割係数	.273	.011
有効なケースの数		81	

a. 帰無仮説を仮定しません。
b. 帰無仮説を仮定して漸近標準誤差を使用します。

【実例 84】実例 77 の男, 女, 子供と、曜日に関連性があるかを、クラーメル V 値、分析係数 C 値を出します。

対称性による類似度

		値	近似有意確率
名義と名義	ファイ	.107	.969
	Cramer の V	.076	.969
	分割係数	.107	.969
有効なケースの数		300	

a. 帰無仮説を仮定しません。
b. 帰無仮説を仮定して漸近標準誤差を使用します。

実例 77 と総合すると、1 週間の患者数は、危険率 1 ％で男, 女, 子供で差がありますが、曜日に差がないです。男, 女, 子供と曜日に関連性はないです。

【実例 85】実例 78 のある症状の評価は、患者の 40 歳代と 60 歳代の年代によって関連性があるかを、クラーメル V 値、分析係数 C 値を出します。

対称性による類似度

		値	近似有意確率
名義と名義	ファイ	.200	.002
	Cramer の V	.200	.002
	分割係数	.196	.002
有効なケースの数		382	

a. 帰無仮説を仮定しません。
b. 帰無仮説を仮定して漸近標準誤差を使用します。

実例 78 と総合すると、ある症状の評価は、患者の 40 歳代と 60 歳代では、危険率 5 ％で差があります。表中の値では関連性ないですが近似有意確率 1 ％では関連性があります。

【実例86】実例80のある症状の評価は、患者の40歳代と50歳代と60歳代の年代によって関連性があるかを、クラーメルV値、分析係数C値を出します。

対称性による類似度

名義と名義		値	近似有意確率
	ファイ	.229	.000
	CramerのV	.162	.000
	分割係数	.224	.000
有効なケースの数		606	

a. 帰無仮説を仮定しません。
b. 帰無仮説を仮定して漸近標準誤差を使用します。

実例80と総合すると、ある症状の評価は、患者の40歳代と50歳代と60歳代では、危険率5％で差があります。表中の値では関連性ないですが近似有意確率0.1％では関連性があります。

【実例87】実例81のある医学部での入試で、20名の最終面接者に対して、4人の試験官の合否判定によって関連性があるかを、クラーメルV値、分析係数C値を出します。

対称性による類似度

名義と名義		値	近似有意確率
	ファイ	.293	.076
	CramerのV	.293	.076
	分割係数	.281	.076
有効なケースの数		80	

a. 帰無仮説を仮定しません。
b. 帰無仮説を仮定して漸近標準誤差を使用します。

実例81と総合すると、合否判定に、危険率5％で差がありましたが、関連性はありません。

文献

1) Kruskal, W. H. & Wallis,W.A. : Use of ranks in one-criterion variance analysis, Journal American Statistics Association, 47 : pp583-612, 1952
2) 柳川堯：ノンパラメトリック法，培風館，p119, 1982
3) Friedman, M. : The use of ranks to avoid the assumption of normality implicit in the analysis of variance, Journal American Statistics Association, 32 : pp675-701, 1937
4) 柳川堯：ノンパラメトリック法，培風館，p128, 1982
5) Conover, W.J. : Practical Nonparametric Statistics 2/e, pp295-299, Wiley, 1971
6) 柳井久江：4 steps エクセル統計第4版，オーエムエス出版, pp131-134, 2015
7) Jonckheere, A.R. : A distribution-free k-sample test against ordered alternatives, Biometrika 41 : pp133-145, 1954

参考書

柳川堯：ノンパラメトリック法，培風館，1982
　　　（2群のノンパラメトリック検定を詳しく述べている）
エヴェリット（弓野憲一&菱谷晋介）：質的データの解析，新曜社，1970
　　　（2×2分割表<クロス集計>検定を詳しく述べている）

第8章 一元配置の多重比較法

39. 多重比較法(multiple comparison test)

39-1. 考えられた多重比較法

一元配置の分散分析や経時型一元配置の分散分析で有意差が出た場合、次にどの群に有意差があるかが関心事になります。このために多重比較法が重要になるのです。多重比較法の方法は、過去に色々考え出されました。Fisher-LSD法、Bonferroni法、1949年Tukey法[1]、1952年Newman-Keuls法[2]、1953年Scheffe法[3]、1955年Duncan法[4]、1956年Tukey-Kramer法[5]、1960年Ryan法[6]、1961年Bonferroni/Dun法[7]、1964年Dunnett法[8]、1964年Gabriel法[9]、1967年Sidak法[10]、1972年Williams法[11]、1979年Holm法[12]、1986年Shaffer法[13]など沢山あります。

39-2. 主な多重比較法

多重比較法はFisher-LSD法が最初です。現在よく使われている方法は、Bonferroni/Dun法、Tukey-Kramer法、Schffe法、Dunnett法、Williams法があります。それぞれの方法には特徴があります。

39-3. 多重比較法とt検定の関係

多重比較法で行うと危険率の制約がつくため有意差が出なくなります。多重を無視して2群だけのスチューデントのt検定、ウェルチのt検定、対応のt検定を行うと有意差が出やすくなります。したがって危険率の制約を無視するかどうかはケースバイケースになります。すなわち2群だけのスチューデントのt検定、ウェルチのt検定、対応のt検定は、たまたま都合のよい所を検定していたかもしれません。したがって全体で見た場合は有意差が出ないかもしれません。

39-4. 多重性の問題(Multiplicity problem)の解決法

幾つもの平均値を比較する研究であれば多重比較法を使用することになります。多重比較法はひとつの実験系で、複数個の平均値について、平均値の組合せ数だけ統計検定を繰り返すことを言います。検定を繰り返すことにより、1回のみの検定を行った場合より危険率の数値が大きくなります。例えば危険率5%が実質危険率10%以上になって、それから読み取れる判定の境界値が小さくなり、有意差が出やすくなることです。
多重性の問題を解決するため、例えばボンフェローニの補正(Bonferroni correction)することにより危険率を下げることが必要になります。

$$\text{ボンフェローニの補正} \quad \alpha' = 1 - (1-\alpha)^{1/k} \fallingdotseq \alpha / k \quad , \quad k\text{は組合せ数}$$

40. 一元配置の多重比較法(multiple comparison test of one-way layout)

手順① この手法で扱うデータは、**29. 一元配置の分散分析**と同じデータです。

$$X_{11}, X_{12}, \cdots, X_{1n_1}$$
$$X_{21}, X_{22}, \cdots, X_{2n_2}$$
$$\cdots\cdots\cdots$$
$$X_{a1}, X_{a2}, \cdots, X_{an_a}$$

手順② 各a群の部分和$\sum_{j=1}^{n_i} X_{ij}$をデータ数n_iで割った平均値$\overline{X}_{i\cdot}(i=1,\cdots,a)$を計算します。

一元配置の手順②と同じです。

$$\bar{X}_{i.} = \left(\sum_{j=1}^{n_i} X_{ij}\right) \bigg/ n_i$$

手順③ 総データ数 N を計算します。一元配置の手順③と同じです。

$$N = \sum_{i=1}^{a} n_i$$

手順④ 群内(誤差)変動の偏差平方和 S_E を計算します。一元配置の手順⑩と同じです。

$$S_E = \sum_{i=1}^{a}(X_{in_i} - \bar{X}_{i.})^2 = (X_{11} - \bar{X}_{1.})^2 + \cdots + (X_{1n_1} - \bar{X}_{1.})^2 + (X_{21} - \bar{X}_{2.})^2 + \cdots$$
$$+ (X_{2n_2} - \bar{X}_{2.})^2 + \cdots + (X_{a1} - \bar{X}_{a.})^2 + \cdots + (X_{an_a} - \bar{X}_{a.})^2$$

手順⑤ 群内(誤差)変動の自由度 ν_E を計算します。一元配置の手順⑪と同じです。

$$\nu_E = N - a$$

手順⑥ 群内(誤差)変動の分散 V_E を計算します。一元配置の手順⑫と同じです。

$$V_E = S_E / \nu_E$$

ここまでの手順は、一元配置と同じです。ここから違うのは有意差を出すのに $F = S_A/S_E$ ではなく、どの多重比較法も、以下のように「平均値の差」を「標準誤差」で割っています。

40-1. フィッシャーLSD 法(最小有意差限界法, Fisher's Least Significant Difference)

従来のスチューデントの t 検定の延長です。この方法だと多重性に問題があり 2 群のみの適用になります。

手順⑦ 各群における t 値を次の定義式で計算します。

$$t_{ij} = \frac{|\bar{X}_i - \bar{X}_j|}{\sqrt{2 \times \frac{V_E}{n}}} \quad , \quad n = \frac{2}{(1/n_i + 1/n_j)}$$

$t_{ij} \geq$ t 0.05(ν_E) or t 0.01(ν_E) ならば、平均値に差があります。

40-2. ボンフェローニ・ダン法(Bonferroni/Dun's multiple comparison test)[7]

各群のデータ数が不揃いの時に用いる方法がボンフェローニ・ダン法です。ボンフェローニ法は各群のデータ数が等しい時に用いる方法です。1961年にダン(Dunn)が導き出したボンフェローニ・ダン(Bonferroni/Dunn)法で、パラメトリックの多重比較法です。分散分析に有意差があり、全体の危険率を均一にするため危険率を $a \times (a-1)/2$ で割ります。

手順⑦ 各群における t 値を次の定義式で計算します。

$$t_{ij} = \frac{|\bar{X}_i - \bar{X}_j|}{\sqrt{2 \times \frac{V_E}{n}}} \quad , \quad n = \frac{2}{(1/n_i + 1/n_j)} \quad , \quad a \text{ は群数}$$

手順⑧ 判定する時は巻末の(Ⅴ)2 群〜7 群の t 分布表の両側 5%点表から読み取って下さい。読み取り方は群数 a を決めると個別%点が決まり、自由度 $\nu_E = \nu$ を決めて両方の交点の数値を読み取ります。

手順⑨ $t_{ij} \geq$ t 0.05/[$a \times (a-1)/2$](ν_E) or t 0.01/[$a \times (a-1)/2$](ν_E) ならば、平均値に差があります。

40-3. チューキー・クレーマ法(Tukey-Kramer's multiple comparison test) [5]

1956 年にクレーマ(Kramer)が導き出したチューキー・クレーマ(Tukey-Kramer)法で、パラメトリックの多重比較法です。分散分析に有意差があり、各群のデータ数が不揃いの時に用いる方法がチューキー・クレーマ法です。チューキー法は各群のデータ数が等しい時に用いる方法です。

手順⑦ 各群における q 値を次の定義式で計算します。

$$q_{ij} = \frac{|\bar{X}_i - \bar{X}_j|}{\sqrt{\frac{V_E}{n}}} \quad 、 n = \frac{2}{(1/n_i + 1/n_j)} \quad (チューキー法ではデータ数 n_i = n_j) 、 a は群数$$

手順⑧ 判定する時は巻末の(Ⅵ)**スチューデント化した範囲のパーセント点表**から読み取って下さい。読み取り方は危険率のαを決め、群数aを決めて、自由度$\nu_E = \nu$を決めて両方の交点の数値を読み取ります。

手順⑨ $q_{ij} \geqq q\,0.05(a, \nu_E)$ or $q\,0.01(a, \nu_E)$ ならば、平均値に差があります。

40-4. シェフェ法(Scheffe multiple comparison test) [3]

1953 年のシェフェ(Scheffe)が導き出した、パラメトリックの多重比較法です。分散分析に有意差があり、各群のデータ数が不揃いの時に用います。群間変動の自由度を計算するため手順⑧が必要です。

手順⑦ 各群における F 値を次の定義式で計算します。

$$F_{ij} = \frac{|\bar{X}_i - \bar{X}_j|^2}{2 \times \frac{V_E}{n}} \quad 、 n = \frac{2}{(1/n_i + 1/n_j)}$$

手順⑧ 判定する時は巻末の(Ⅳ)**F分布表の上(片)側パーセント点表**から読み取って下さい。読み取り方は危険率のαを決め、手順⑨の ν_A を ν_1、ν_E を ν_2 にして読み取ります。

手順⑨ $F_{ij} \geqq F\,0.05(\nu_A, \nu_E)$ or $F\,0.01(\nu_A, \nu_E)$ ならば、平均値に差があります。

手順⑩ 手順⑧のために群間変動の自由度ν_Aを計算します。ν_E は手順⑤にあります。

$$\nu_A = a - 1、a は群数、\nu_E は群内(誤差)変動の自由度$$

40-5. ダネット法(Dunnett's multiple comparison test) [8]

1964 年にダネット(Dunnett)が導き出したパラメトリックの多重比較法です。

分散分析は必要なく、対照群を基準として対照群と処理群の**対**比較のみを同時にします。

手順⑦ 基準群と各群における t 値を次の定義式で計算します。判定する時はダネット表を参照。

$$t_{i1} = \frac{|\bar{X}_i - \bar{X}_1|}{\sqrt{2 \times \frac{V_E}{n}}} \quad 、 データ数共通の n$$

$t_{i1} \geqq d\,0.05(a-1, \nu_E)$ or $d\,0.01(a-1, \nu_E)$ ならば、平均値に差があります。

d はダネットの多重比較法の片側パーセント点、a は群数、ν_E は群内(誤差)変動の自由度

ダネット法の式は、ボンフェローニ・ダン法の式と同じですが、各群のデータ数が同じことが要求されます。ダネットの数値表が作られています。ダネット法は多重比較法と言うより多重**対**比較法です。分散分析に有意差がなくても、対照群と比較して有意差がある場合や投薬量の変化に応じて有意差がある場合の多重**対**比較法として利用されます。数表は省略します。

第 8 章 一元配置の多重比較法 145

以上の説明で多重比較法は難しいものではなく、基本は「平均値の差」を「標準誤差」で割ることです。その割り方にいろいろな統計研究者が工夫していることが分かります。

【実例88】実例62で危険率0.1％と有意差が出たので、実例1の最高血圧と同一人の12名の最低血圧の平均値に差があるかを、一元配置の多重比較法でも検証してみます。

最高血圧　124　122　122　117　116　119　123　122　123　126　127　123
最低血圧　71　76　82　70　67　78　77　74　79　75　83　74

では一元配置の多重比較法は、どのような計算をしているかを具体的に見てもらいます。
手順② 最高血圧の12データと最低血圧の12データから 部分和と平均値を計算。
　　最高血圧の部分和を計算 $TX_{1.} = \sum_{i=1}^{12} X_{1i} = 1464$、平均値を計算 $\bar{X}_{1.} = 1464/12 = 122$
　　最低血圧の部分和を計算 $TX_{2.} = \sum_{i=1}^{12} X_{2i} = 906$、平均値を計算 $\bar{X}_{2.} = 906/12 = 75.5$
手順③ 総データ数Nを計算 $N = \sum_{i=1}^{2} n_i = 24$
手順④ 最高血圧の偏差平方和を計算 $S_{E_1} = \sum_{i=1}^{1}\sum_{j=1}^{n_1}(X_{ij}-\bar{X}_{1.})^2 = 2^2+0^2+0^2+(-5)^2$
　　　　　　　　　　　　　　　　　　$+(-6)^2+(-3)^2+1^2+0^2+1^2+4^2+5^2+(-1)^2 = 118$
　　最低血圧の偏差平方和を計算 $S_{E_2} = \sum_{i=2}^{2}\sum_{j=1}^{n_2}(X_{ij}-\bar{X}_{2.})^2 = (-4.5)^2+0.5^2+6.5^2+(-5.5)^2$
　　　　　　　　　　　　　　　　$+(-8.5)^2+2.5^2+1.5^2+(-1.5)^2+3.5^2+(-0.5)^2+7.5^2+(-1.5)^2 = 247$
　　群内(誤差)変動の偏差平方和を計算 $S_E = S_{E_1}+S_{E_2} = 118+247 = 365$
手順⑤ 群内(誤差)変動の自由度を計算 $\nu_E = N-a = 24-2 = 22$
手順⑥ 群内(誤差)変動の分散を計算 $V_E = S_E/\nu_E = 365/22 = 16.59$
　　実例5の手計算で出した場合 $(11\times10.73+11\times22.45)/22 = 16.59$

手順⑦ ボンフェローニ・ダン法の各群におけるt値を次の定義式で計算します。

$$t_{12} = \frac{|\bar{X}_1-\bar{X}_2|}{\sqrt{2\times\frac{V_E}{n}}} = \frac{|122-75.5|}{\sqrt{2\times\frac{16.59}{12}}} = \frac{46.5}{\sqrt{2.765}} = \frac{46.5}{1.66283} = 27.96$$

　　t値 27.96 ＞境界 $t_{0.001/[2\times(2-1)/2](22)}$値 3.792 ＝境界 $t_{0.001(22)}$値 ＝ 3.792、数表からの数値
　　実例23の手計算で出したスチューデントのt検定の、$|t| = 27.96$ と全く同じです。

手順⑦ チューキー・クレーマ法の各群におけるq値を次の定義式で計算します。

$$q_{12} = \frac{|\bar{X}_1-\bar{X}_2|}{\sqrt{\frac{V_E}{n}}} = \frac{|122-75.5|}{\sqrt{\frac{16.59}{12}}} = \frac{46.5}{\sqrt{1.3825}} = \frac{46.5}{1.17580} = 39.55$$

　　q値 39.55 ＞境界 $q_{0.01(2,22)}$値 3.990，数表に0.1％はないので1％でn = 20と24の按分数値

手順⑦ シェフェ法の各群におけるF値を次の定義式で計算する。
手順⑧ 群間変動の自由度を計算 $\nu_A = a-1 = 2-1 = 1$、手順⑤の群内変動の自由度 $\nu_E = 22$

$$F_{12} = \frac{|\bar{X}_1-\bar{X}_2|^2}{(a-1)\times2\times\frac{V_E}{n}} = \frac{|122-75.5|^2}{(2-1)\times2\times\frac{16.59}{12}} = \frac{46.5^2}{1\times2\times1.383} = \frac{2162.25}{2.766} = 781.7$$

　　F値 781.7 ＞境界 $F_{0.001(1,22)}$値 14.38、数表からの数値

どの検定式からも危険率0.1％で最高血圧と最低血圧の平均値に差があり、**実例62**と同じ。

SPSS では、2 群のため下記のようなメッセージになるので、

警告

その後の検定は2つしかグループがないので 血圧 には行われません。

SPSS と EZR には、2 群の一元配置法の多重比較法がありません。
そこで著者作成のソフト「決定版統計解析ソフト1」を使います。
検定方法によってのt値とかF値とかq値の違いがよく分かります。

```
< 1元配置多群の分散分析と多重比較検定と直交多項式推定 >
繰返し有り・無作為化法・1因子，繰返し有り・整塊(ブロック)法・2因子の，生の計量値デ
ータを用いて下さい （比較検定の場合は，1群を基準群にして下さい　経時データも可）

多重比較t検定(フィッシャーＬＳＤ法)を表示しますか (Y)ES OR (N)O ? y

多重比較t検定(フィッシャーＬＳＤ法)              自由度 = 22
                    (左下三角行列=平均値差 , 右上三角行列=両側t値)

          1       2
  1             27.964
  2   -46.500

多重比較t検定(ボンフェローニ法)を表示しますか (Y)ES OR (N)O ? y

多重比較t検定(ボンフェローニ法)                  自由度 = 22
  有意率5%→各検定5.000%  有意率1%→各検定1.000%  有意率0.1%→各検定0.100%
                    (左下三角行列=平均値差 , 右上三角行列=両側t値)

          1       2
  1             27.964
  2   -46.500
```

右上三角行列の両側 t 値 27.964 は、実例 23 のスチューデントの t 検定の t 値 27.96 と同じです。ボンフェローニ・ダン法は t 値 $27.964 >$ 境界 $t_{0.01\%/[2\times(2-1)/2]\,(22)}$ 値 3.792

```
< 1元配置多群の分散分析と多重比較検定と直交多項式推定 >
繰返し有り・無作為化法・1因子，繰返し有り・整塊(ブロック)法・2因子の，生の計量値デ
ータを用いて下さい （比較検定の場合は，1群を基準群にして下さい　経時データも可）

多重比較F検定(シェフェ法)                       自由度 = 1 , 22
                    (左下三角行列=平均値差 , 右上三角行列=F値)

          1       2
  1            781.964
  2   -46.500

多重比較q検定(テューキー・クレーマ法)を表示しますか (Y)ES OR (N)O ? y

多重比較q検定(テューキー・クレーマ法)    群数 = 2      自由度 = 22
                    (左下三角行列=平均値差 , 右上三角行列=q値)

          1       2
  1             39.547
  2   -46.500
```

右上三角行列の F 値と q 値は、両側 t 値 27.964 と違うことが分かります。シェフェ法は F 値 $781.964 >$ 境界 $F_{0.001(1,22)}$ 値 14.38、テューキー・クレーマ法は q 値 $39.547 >$ 境界 $q_{0.01(2,22)}$ 値 3.990

多重比較法は、「決定版統計解析ソフト１」では下記のメニューでできます。

```
SHORT51
＜ １元配置多群の分散分析と多重比較検定と直交多項式推定 ＞
繰返し有り・無作為化法・１因子，繰返し有り・整塊（ブロック）法・２因子の，生の計量値デー
タを用いて下さい　（比較検定の場合は，１群を基準群にして下さい　経時データも可）

Ａ因子名を入力して下さい　　　？ 1


Ａ因子の群数を入力して下さい ? 4
繰返し数は同じですか（Y)ES OR (N)O ? y
繰返し数を入力して下さい　　　？ 10
ブロックとして扱いますか（Y)ES OR (N)O ? y
完全ブロックですか（Y)ES OR (N)O ? y

経時データですか　　　　　　　(N)O OR (Y)ES ? y

直交多項式展開を計算しますか（Y)ES OR (N)O ? n

生の計量値データを入力して下さい

１群　番号 1  =？
```

２群なので実例 23 のスチューデントの t 検定のグラフと同じです。右図は EZR で作成

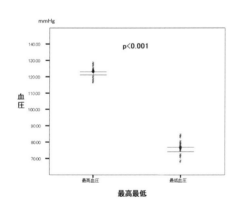
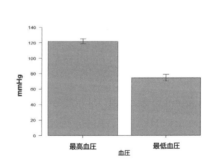

【実例 89】実例 63 で危険率５％と有意差が出たので、実例２の英語の同一問題を出題した時の点数ある大学の２学科に差があるかを、一元配置の多重比較法でも検証してみます。

A学科　60 60 82 52 56 54 70 66 80 46 56 40 80 74 58 46 28 36 60 54 76 56 82 52 36
　　　　72 78 76 38 92 50 60 72 38 36 36 54 94 42
B学科　66 22 58 66 38 38 26 36 46 44 98 60 24 12 38 46 68 84 86 52 58 46 34 38 60
　　　　34 52 28 58 82 44 28 92 78 50 36 78 22 38 48 44 4

SPSS では、２群のため下記のようなメッセージになるので、

警告

その後の検定は 2 つしかグループがないので 英語点数 には行われません。

SPSSとEZRには、2群の一元配置法の**多重比較法**がありません。そこで著者作成のソフト「決定版統計解析ソフト1」を使います。

```
< 1元配置多群の分散分析と多重比較検定と直交多項式推定 >
繰返し有り・無作為化法・1因子, 繰返し有り・整塊（ブロック）法・2因子の, 生の計量値デ
ータを用いて下さい （比較検定の場合は, 1群を基準群にして下さい　経時データも可）

多重比較t検定（フィッシャーＬＳＤ法）を表示しますか (Y)ES OR (N)O ? y

多重比較t検定（フィッシャーＬＳＤ法）            自由度 = 79
                       （左下三角行列=平均値差 , 右上三角行列=両側t値）

          1        2
  1               2.256
  2    -9.875

多重比較t検定（ボンフェローニ法）を表示しますか (Y)ES OR (N)O ? y

多重比較t検定（ボンフェローニ法）               自由度 = 79
 有意率5%→各検定5.000% 有意率1%→各検定1.000% 有意率0.1%→各検定0.100%
                       （左下三角行列=平均値差 , 右上三角行列=両側t値）

          1        2
  1               2.256
  2    -9.875
```

右上三角行列の両側t値2.256は、**実例26**のスチューデントのt検定のt値2.256と同じです。ボンフェローニ法t値2.256＞境界$t_{0.05/[2\times(2-1)/2]}(79)$値1.990なので、危険率5%で学科によって英語学力の平均値に差があります。また**実例63**と同じ。

```
< 1元配置多群の分散分析と多重比較検定と直交多項式推定 >
繰返し有り・無作為化法・1因子, 繰返し有り・整塊（ブロック）法・2因子の, 生の計量値デ
ータを用いて下さい （比較検定の場合は, 1群を基準群にして下さい　経時データも可）
  2    -9.875

多重比較Ｆ検定（シェフェ法）を表示しますか (Y)ES OR (N)O ? y

多重比較Ｆ検定（シェフェ法）                  自由度 = 1, 79
                       （左下三角行列=平均値差 , 右上三角行列=Ｆ値）

          1        2
  1               5.091
  2    -9.875

多重比較q検定（テューキー・クレーマ法）を表示しますか (Y)ES OR (N)O ? y

多重比較q検定（テューキー・クレーマ法）  群数 = 2     自由度 = 79
                       （左下三角行列=平均値差 , 右上三角行列=q値）

          1        2
  1               3.191
  2    -9.875
```

右上三角行列のＦ値5.091とq値3.191は、t値2.256と違うことが分かります。シェフェ法はＦ値5.091＞境界$F_{0.05(1,79)}$値3.960、テューキー・クレーマ法はq値3.191＞境界$q_{0.05(2,79)}$値2.815、同じく危険率5%で学科によって英語学力の平均値に差があります。**実例63**と同じ。

2群なので**実例26**のスチューデントのt検定のグラフと同じです。右図はEZRで作成

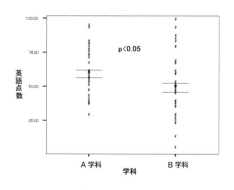
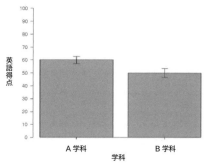

41. 経時型（反復測定）一元配置の多重比較法

手順① この手法で扱うデータは、次のよう↓→のデータになります。群が経時になります。

↓→群

デ　$X_{11}, X_{21}, \cdots, X_{a1}$

｜　$X_{12}, X_{22}, \cdots, X_{a2}$

タ　$\cdots\cdots\cdots$

数　$X_{1n}, X_{2n}, \cdots, X_{an}$

手順② 各a群の部分和$\sum_{j=1}^{n} X_{ij}$をデータ数nで割った平均値$\overline{X}_{i.}(i=1,\cdots,a)$を計算します。

$$\overline{X}_{i.} = (\sum_{j=1}^{n} X_{ij})/n$$

手順③ 総データ数Nを計算します。

$$N = a \times n$$

手順④ 総和と総平均値$\overline{X}_{..}$を計算します。一元配置の手順④と同じです。

$$\overline{X}_{..} = (\sum_{i=1}^{a}\sum_{j=1}^{n} X_{ij})/N = \sum_{i=1}^{a}(n \times \overline{X}_{i.})/N$$

手順⑤ 群間（経時・処理）変動の偏差平方和S_Aを計算します。一元配置の手順⑤と同じです。

$$S_A = \sum_{i=1}^{a} n \times (\overline{X}_{i.} - \overline{X}_{..})^2 = n \times (\overline{X}_{1.} - \overline{X}_{..})^2 + n \times (\overline{X}_{2.} - \overline{X}_{..})^2 + \cdots + n \times (\overline{X}_{a.} - \overline{X}_{..})^2$$

手順⑥ 群間の自由度ν_Aを計算します。一元配置の手順⑥と同じです。

$$\nu_A = a - 1$$

手順⑦ **経時型一元配置の多重比較法**では群間変動の分散V_Aは使いません。

手順⑧ 全変動の偏差平方和の合計S_Tを計算します。一元配置の手順⑧と同じです。

$$S_T = \sum_{i=1}^{a}\sum_{j=1}^{n} (X_{ij} - \overline{X}_{..})^2 = (X_{11} - \overline{X}_{..})^2 + \cdots + (X_{1n} - \overline{X}_{..})^2 + (X_{21} - \overline{X}_{..})^2 \cdots$$
$$+ (X_{2n} - \overline{X}_{..})^2 + \cdots\cdots\cdots + (X_{a1} - \overline{X}_{..})^2 + \cdots + (X_{an} - \overline{X}_{..})^2$$

手順⑨ 全変動の自由度ν_Tを計算します。一元配置の手順⑨と同じです。

$$\nu_T = N - 1$$

手順⑩ 各ブロック（個体間）の平均値$\overline{X}_j (j = 1, \cdots, n)$を計算します。**経時型一元配置の手順⑩**と同じです。

$$\overline{X}_{.j} = \sum_{i=1}^{a} X_{ij}/a$$

手順⑪ ブロック(個体間)変動の偏差平方和の合計 S_b を計算します。ブロックの偏差平方和は「ブロック平均値－全平均値」の２乗の合計です。**経時型一元配置の手順⑪と同じです。**

$$S_b = \sum_{j=1}^{n} a \times (\overline{X}_{.j} - \overline{X}_{..})^2 = a \times (\overline{X}_{.1} - \overline{X}_{..})^2 + a \times (\overline{X}_{.2} - \overline{X}_{..})^2 + \cdots + a \times (\overline{X}_{.n} - \overline{X}_{..})^2$$

手順⑫ ブロック(個体間)変動の自由度 ν_b を計算しますが、分散 V_b は特に計算しません。

$$\nu_b = n - 1$$

手順⑬ 群内(誤差)変動の偏差平方和 S_E を計算します。**経時型一元配置の手順⑬と同じです。**

$$S_E = S_T - S_A - S_b$$

手順⑭ 群内(誤差)変動の自由度 ν_E を計算します。**経時型一元配置の手順⑭と同じです。**

$$\nu_E = \nu_T - \nu_A - \nu_b$$

実例 65 の経時型一元配置の多重比較法の場合、経時型特有の調整自由度 G-G と H-F については複雑になるのでここでは述べません。

手順⑮ 群内(誤差)変動の分散 V_b を計算します。**経時型一元配置の手順⑮と同じです。**

$$V_E = S_E / \nu_E$$

手順⑯ **40. 一元配置の多重比較法**の手順⑦の各方法の定義式に代入して計算します。

【実例 90】実例 64 で危険率１％と差が出たので、経時型一元配置法の多重比較法でも行います。

```
治療前脈拍数データ    78  70  66  76  78  76  88  76
治療後    〃         76  72  60  72  70  72  84  70
```

では経時型一元配置の多重比較法は、どのような計算をしているかを具体的に計算してみます。

実例 64 の一元配置の分散分析で計算した手順②③が重複して使えます。

手順②治療前の部分和と平均値を計算します。

$\sum_{i=1}^{8} X_{1i} = (78+70+66+76+78+76+88+76) = 608、\overline{X}_{1.} = 76$

治療後の部分和と平均値を計算します。

$\sum_{i=1}^{8} X_{2i} = (76+72+60+72+70+72+84+70) = 576、\overline{X}_{2.} = 72$

手順③総データ数を計算 $N = a \times n = 2 \times 8 = 16$

手順④総和と総平均値を計算します。

$\overline{X}_{..} = (\sum_{i=1}^{a}\sum_{j=1}^{n} X_{ij})/N = \sum_{i=1}^{a}(n \times \overline{X}_{i.})/N = (8 \times 76 + 8 \times 72)/16 = 74$

手順⑤群間(経時間)変動の偏差平方和の合計を計算します。

$S_A = \sum_{i=1}^{a} n \times (\overline{X}_{i.} - \overline{X}_{..})^2 = [8 \times (76-74)^2 + 8 \times (72-74)^2] = 64$

手順⑥群間(経時間)変動の自由度を計算します。

$\nu_A = a - 1 = 2 - 1 = 1$

手順⑦**経時型一元配置の多重比較法**では群間変動の分散 V_A は使いません。

手順⑧全変動の偏差平方和の合計を計算します。

$S_T = \sum_{i=1}^{a}\sum_{j=1}^{n} (X_{ij} - \overline{X}_{..})^2 = \sum_{i=1}^{2}\sum_{j=1}^{8} (X_{ij} - \overline{X}_{..})^2$

$= [(78-74)^2 + (70-74)^2 + (66-74)^2 + (76-74)^2 + (78-74)^2 + (76-74)^2 + (88-74)^2 + (76-74)^2$

$+ (76-74)^2 + (72-74)^2 + (60-74)^2 + (72-74)^2 + (70-74)^2 + (72-74)^2 + (84-74)^2 + (70-74)^2 = 664$

手順⑨全変動の自由度 $\nu_T = 16 - 1 = 15$

ここまでは一元配置の分散分析の手順と同じです。

手順⑩ 各ブロック（個体間）の平均値を計算します。 $\bar{X}_{.b} = \sum_{i=1}^{a} X_{.n}/n = \sum_{i=1}^{2} X_{.8}/8$

$\bar{X}_{.1} = (78+76)/2 = 77$、$\bar{X}_{.2} = (70+72)/2 = 71$、$\bar{X}_{.3} = (66+60)/2 = 63$、$\bar{X}_{.4} = (76+72)/2 = 74$、
$\bar{X}_{.5} = (78+70)/2 = 74$、$\bar{X}_{.6} = (76+72)/2 = 74$、$\bar{X}_{.7} = (88+84)/2 = 86$、$\bar{X}_{.8} = (76+70)/2 = 73$

手順⑪ ブロック（個体間）変動の偏差平方和を計算します。

$S_b = \sum_{i=1}^{n} a \times (\bar{X}_{.i} - \bar{X}_{..})^2 = \sum_{i=1}^{8} 2 \times (\bar{X}_{.i} - \bar{X}_{..})^2$
$= 2 \times [(77-74)^2 + (71-74)^2 + (63-74)^2 + (74-74)^2 + (74-74)^2 + (74-74)^2 + (86-74)^2 + (73-74)^2]$
$= 2 \times (9+9+121+0+0+0+144+1) = 2 \times 284 = 568$

手順⑫ ブロック（個体間）変動の自由度 $\nu_b = 8-1 = 7$

分散 V_b は特に計算しません。

手順⑬ 群内（誤差）変動の偏差平方和を計算 $S_E = S_T - S_A - S_b = 664-64-568 = 32$

手順⑭ 群内（誤差）変動の自由度を計算 $\nu_E = \nu_T - \nu_A - \nu_b = 15-1-7 = 7$

手順⑮ 群内（誤差）変動の分散を計算 $V_E = S_E / \nu_E = 32/7 = 4.571429$

手順⑯ **40. 一元配置の多重比較法**の手順⑦の各方法の式に代入して計算します。

手順⑦ ボンフェローニ・ダン法で各群における t 値を次の定義式で計算します。

$$t_{12} = \frac{|\bar{X}_1 - \bar{X}_2|}{\sqrt{2 \times \frac{V_E}{n}}} = \frac{|76-72|}{\sqrt{2 \times \frac{4.571429}{8}}} = \frac{4}{\sqrt{1.142857}} = \frac{4}{1.0690} = 3.742$$

実例33の統計ソフトで出した対応のある t 検定の、t = 3.742 と同じです。

$t_{0.05/[2 \times (2-1)/2]}(7) = t_{0.05}(7)$ と $t_{0.01/[2 \times (2-1)/2]}(7) = t_{0.05}(7)$ を計算します。次に巻末の(Ⅲ) t 分布表の両側パーセント点表（2 群）から、$t_{0.05}(7) = 2.365$ と $t_{0.01}(7) = 3.499$ を読み取ります。

t 値 3.742＞境界 $t_{0.01}(7)$ 値 3.499 なので、危険率 1％で平均値には差があります。

手順⑦ チューキー・クレーマ法で各群における q 値を次の定義式で計算します。

$$q_{12} = \frac{|\bar{X}_1 - \bar{X}_2|}{\sqrt{\frac{V_E}{n}}} = \frac{|76-72|}{\sqrt{\frac{4.571429}{8}}} = \frac{4}{\sqrt{0.571429}} = \frac{4}{0.7559} = 5.292$$

巻末の(Ⅵ) スチューデント化した範囲のパーセント点表から、$q_{0.05}(2, 7) = 3.344$ と $q_{0.01}(2, 7) = 4.949$ を読み取ります。

q 値 5.292＞境界 $q_{0.01}(2, 7)$ 値 4.949 なので、危険率 1％で平均値には差があります。

手順⑦ シェフェ法で各群における F 値を次の定義式で計算します。

手順⑥ 群間変動の自由度を計算します。

$\nu_A = a - 1 = 2 - 1 = 1$、手順⑭の群内（誤差）変動の自由度 $\nu_E = 7$

$$F_{12} = \frac{|\bar{X}_1 - \bar{X}_2|^2}{(a-1) \times 2 \times \frac{V_E}{n}} = \frac{|76-72|^2}{(2-1) \times 2 \times \frac{4.571429}{8}} = \frac{4^2}{1 \times 2 \times 0.5714} = \frac{16}{52.6434} = 14.00$$

巻末の(Ⅳ) F 分布表の上（片）側パーセント点表から、$F_{0.05}(1, 7) = 5.591$ と $F_{0.01}(1, 7) = 12.25$ を読み取ります。

F 値 14.00＞境界 $F_{0.01}(1, 7)$ 値 12.25 なので、危険率 1％で平均値には差があります。

どの検定式からも危険率 1％で脈拍は下がり交感神経の緊張が緩みました。**実例64**と同じ。

SPSSとEZRには、**経時型一元配置法の多重比較法**がなさそうです。

```
＜ １元配置多群の分散分析と多重比較検定と直交多項式推定 ＞
繰返し有り・無作為化法・１因子，繰返し有り・整塊（ブロック）法・２因子の，生の計量値デ
ータを用いて下さい （比較検定の場合は，１群を基準群にして下さい  経時データも可）

多重比較ｔ検定(フィッシャーＬＳＤ法)を表示しますか (Y)ES OR (N)O ？ y

多重比較ｔ検定(フィッシャーＬＳＤ法)          自由度 ＝ 7
                       (左下三角行列=平均値差 ，右上三角行列=両側ｔ値)

          1       2
    1            3.742
    2   -4.000

多重比較ｔ検定(ボンフェローニ法)を表示しますか (Y)ES OR (N)O ？ y

多重比較ｔ検定(ボンフェローニ法)              自由度 ＝ 7
  有意率５％→各検定5.000% 有意率１％→各検定1.000% 有意率0.1%→各検定0.100%
                       (左下三角行列=平均値差 ，右上三角行列=両側ｔ値)

          1       2
    1            3.742
    2   -4.000
```

両側ｔ値3.742は、実例33の対応のあるｔ検定のｔ値3.742と同じです。

```
＜ １元配置多群の分散分析と多重比較検定と直交多項式推定 ＞
繰返し有り・無作為化法・１因子，繰返し有り・整塊（ブロック）法・２因子の，生の計量値デ
ータを用いて下さい （比較検定の場合は，１群を基準群にして下さい  経時データも可）

多重比較Ｆ検定(シェフェ法)                   自由度 ＝ 1, 7
                       (左下三角行列=平均値差 ，右上三角行列=Ｆ値)

          1       2
    1           14.000
    2   -4.000

多重比較ｑ検定(テューキー・クレーマ法)を表示しますか (Y)ES OR (N)O ？ y

多重比較ｑ検定(テューキー・クレーマ法)   群数 ＝ 2       自由度 ＝ 7
                       (左下三角行列=平均値差 ，右上三角行列=ｑ値)

          1       2
    1            5.292
    2   -4.000
```

シェフェ法はＦ値14＞境界$F_{0.01(1,7)}$値12.25、テューキー・クレーマ法はｑ値5.292＞境界$q_{0.01(2,7)}$値4.949

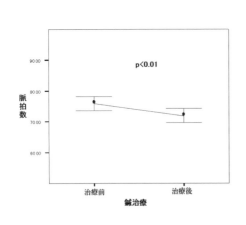

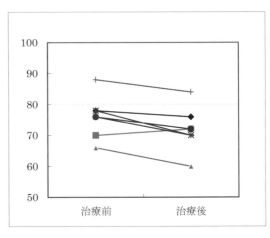

実例65の多重比較は省略します。

【実例 91】実例 66 のイランイラン芳香刺激をして測定したあるデータに危険率 0.1% と有意差が出たので、経時型一元配置法の多重比較法を行います。データは実例 66 で見て下さい。

多重比較

従属変数: イラン

	(I) 治療段階	(J) 治療段階	平均値の差 (I-J)	標準誤差	有意確率	95% 信頼区間 下限	95% 信頼区間 上限
Tukey HSD	1.00	2.00	7.9750	5.23151	.434	-6.1147	22.0647
		3.00	16.0708*	5.23151	.020	1.9812	30.1605
		4.00	21.3875*	5.23151	.001	7.2978	35.4772
	2.00	1.00	-7.9750	5.23151	.434	-22.0647	6.1147
		3.00	8.0958	5.23151	.421	-5.9938	22.1855
		4.00	13.4125	5.23151	.067	-.6772	27.5022
	3.00	1.00	-16.0708*	5.23151	.020	-30.1605	-1.9812
		2.00	-8.0958	5.23151	.421	-22.1855	5.9938
		4.00	5.3167	5.23151	.741	-8.7730	19.4063
	4.00	1.00	-21.3875*	5.23151	.001	-35.4772	-7.2978
		2.00	-13.4125	5.23151	.067	-27.5022	.6772
		3.00	-5.3167	5.23151	.741	-19.4063	8.7730
Scheffe	1.00	2.00	7.9750	5.23151	.516	-7.3657	23.3157
		3.00	16.0708*	5.23151	.037	.7301	31.4116
		4.00	21.3875*	5.23151	.003	6.0468	36.7282
	2.00	1.00	-7.9750	5.23151	.516	-23.3157	7.3657
		3.00	8.0958	5.23151	.503	-7.2449	23.4366
		4.00	13.4125	5.23151	.106	-1.9282	28.7532
	3.00	1.00	-16.0708*	5.23151	.037	-31.4116	-.7301
		2.00	-8.0958	5.23151	.503	-23.4366	7.2449
		4.00	5.3167	5.23151	.793	-10.0241	20.6574
	4.00	1.00	-21.3875*	5.23151	.003	-36.7282	-6.0468
		2.00	-13.4125	5.23151	.106	-28.7532	1.9282
		3.00	-5.3167	5.23151	.793	-20.6574	10.0241
LSD	1.00	2.00	7.9750	5.23151	.136	-2.6350	18.5850
		3.00	16.0708*	5.23151	.004	5.4608	26.6808
		4.00	21.3875*	5.23151	.000	10.7775	31.9975
	2.00	1.00	-7.9750	5.23151	.136	-18.5850	2.6350
		3.00	8.0958	5.23151	.130	-2.5142	18.7058
		4.00	13.4125*	5.23151	.015	2.8025	24.0225
	3.00	1.00	-16.0708*	5.23151	.004	-26.6808	-5.4608
		2.00	-8.0958	5.23151	.130	-18.7058	2.5142
		4.00	5.3167	5.23151	.316	-5.2933	15.9267
	4.00	1.00	-21.3875*	5.23151	.000	-31.9975	-10.7775
		2.00	-13.4125*	5.23151	.015	-24.0225	-2.8025
		3.00	-5.3167	5.23151	.316	-15.9267	5.2933
Bonferroni	1.00	2.00	7.9750	5.23151	.817	-6.6312	22.5812
		3.00	16.0708*	5.23151	.024	1.4646	30.6771
		4.00	21.3875*	5.23151	.001	6.7813	35.9937
	2.00	1.00	-7.9750	5.23151	.817	-22.5812	6.6312
		3.00	8.0958	5.23151	.783	-6.5104	22.7021
		4.00	13.4125	5.23151	.088	-1.1937	28.0187
	3.00	1.00	-16.0708*	5.23151	.024	-30.6771	-1.4646
		2.00	-8.0958	5.23151	.783	-22.7021	6.5104
		4.00	5.3167	5.23151	1.000	-9.2896	19.9229
	4.00	1.00	-21.3875*	5.23151	.001	-35.9937	-6.7813
		2.00	-13.4125	5.23151	.088	-28.0187	1.1937
		3.00	-5.3167	5.23151	1.000	-19.9229	9.2896

*. 平均の差は .05 で有意

SPSS の場合は、ブロック項が省けないので経時型一元配置法の多重比較法でなく、一元配置法の多重比較法になるので、有意差ありが少なくなります。上の表の結果は重複しています。

	Bonferroni/Dunn 法	Scheffe 法	Tukey-Kramer 法
イラン前, イラン直後	0.817	0.516	0.434
イラン前, イラン 10 分後	0.024*	0.037*	0.020*
イラン前, イラン 30 分後	0.001***	0.003**	0.001***

```
＜ 1元配置多群の分散分析と多重比較検定と直交多項式推定 ＞
繰返し有り・無作為化法・1因子，繰返し有り・整塊(ブロック)法・2因子の，生の計量値デ
ータを用いて下さい　(比較検定の場合は，1群を基準群にして下さい　経時データも可)
                   (左下三角行列=平均値差，右上三角行列=両側t値)

          1        2        3        4
   1              3.357    6.764    9.002
   2   -7.975             3.408    5.645
   3  -16.071   -8.096             2.238
   4  -21.387  -13.412   -5.317

多重比較 t 検定(ボンフェローニ法)を表示しますか (Y)ES OR (N)O ? y

多重比較 t 検定(ボンフェローニ法)                自由度 = 27
有意率5%→各検定0.833% 有意率1%→各検定0.167% 有意率0.1%→各検定0.017%
                   (左下三角行列=平均値差，右上三角行列=両側t値)

          1        2        3        4
   1              3.357    6.764    9.002
   2   -7.975             3.408    5.645
   3  -16.071   -8.096             2.238
   4  -21.387  -13.412   -5.317
```

```
＜ 1元配置多群の分散分析と多重比較検定と直交多項式推定 ＞
繰返し有り・無作為化法・1因子，繰返し有り・整塊(ブロック)法・2因子の，生の計量値デ
ータを用いて下さい　(比較検定の場合は，1群を基準群にして下さい　経時データも可)

          1        2        3        4
   1              3.756   15.253   27.015
   2   -7.976             3.871   10.624
   3  -16.071   -8.096             1.669
   4  -21.388  -13.412   -5.317

多重比較 q 検定(テューキー・クレーマ法)を表示しますか (Y)ES OR (N)O ? y

多重比較 q 検定(テューキー・クレーマ法)    群数 = 4         自由度 = 27
                   (左下三角行列=平均値差，右上三角行列=q値)

          1        2        3        4
   1              4.747    9.567   12.731
   2   -7.976             4.819    7.984
   3  -16.071   -8.096             3.165
   4  -21.388  -13.412   -5.317
```

「決定版統計解析ソフト1」はブロック項が省けているので，*印が多くなります。

	Bonferroni/Dunn法	Scheffe法	Tukey-Kramer法
ローズ前, ローズ直後	3.357**	3.756*	4.747**
ローズ前, ローズ10分後	6.764***	15.253***	9.567***
ローズ前, ローズ30分後	9.002***	27.015***	12.731***
危険率5%(自由度)	2.052(27)	2.960(3, 27)	3.873(4, 27)
危険率1%	2.771	4.601	4.803
危険率0.1%	3.690	7.272	なし

イラン前とイラン10分後またはイラン前とイラン30分後で、**実例66**の危険率0.1%と同じです。次頁のグラフの*印は、Tukey-Kramer法で判断しています。

第8章 一元配置の多重比較法

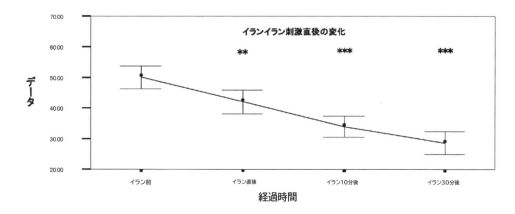

【実例92】実例67のローズマリー芳香刺激をして測定したあるデータに危険率5％と有意差が出たので、経時型一元配置法の多重比較法を行います。データは実例67で見て下さい。

多重比較

従属変数: ローズ

	(I) 治療段階	(J) 治療段階	平均値の差 (I-J)	標準誤差	有意確率	95% 信頼区間	
						下限	上限
Tukey HSD	1.00	2.00	4.5000	6.31112	.891	-12.4973	21.4973
		3.00	10.0542	6.31112	.395	-6.9431	27.0514
		4.00	11.6375	6.31112	.270	-5.3598	28.6348
	2.00	1.00	-4.5000	6.31112	.891	-21.4973	12.4973
		3.00	5.5542	6.31112	.815	-11.4431	22.5514
		4.00	7.1375	6.31112	.673	-9.8598	24.1348
	3.00	1.00	-10.0542	6.31112	.395	-27.0514	6.9431
		2.00	-5.5542	6.31112	.815	-22.5514	11.4431
		4.00	1.5833	6.31112	.994	-15.4139	18.5806
	4.00	1.00	-11.6375	6.31112	.270	-28.6348	5.3598
		2.00	-7.1375	6.31112	.673	-24.1348	9.8598
		3.00	-1.5833	6.31112	.994	-18.5806	15.4139
Scheffe	1.00	2.00	4.5000	6.31112	.916	-14.0065	23.0065
		3.00	10.0542	6.31112	.478	-8.4524	28.5607
		4.00	11.6375	6.31112	.349	-6.8690	30.1440
	2.00	1.00	-4.5000	6.31112	.916	-23.0065	14.0065
		3.00	5.5542	6.31112	.855	-12.9524	24.0607
		4.00	7.1375	6.31112	.735	-11.3690	25.6440
	3.00	1.00	-10.0542	6.31112	.478	-28.5607	8.4524
		2.00	-5.5542	6.31112	.855	-24.0607	12.9524
		4.00	1.5833	6.31112	.996	-16.9232	20.0899
	4.00	1.00	-11.6375	6.31112	.349	-30.1440	6.8690
		2.00	-7.1375	6.31112	.735	-25.6440	11.3690
		3.00	-1.5833	6.31112	.996	-20.0899	16.9232
LSD	1.00	2.00	4.5000	6.31112	.480	-8.2995	17.2995
		3.00	10.0542	6.31112	.120	-2.7454	22.8537
		4.00	11.6375	6.31112	.073	-1.1620	24.4370
	2.00	1.00	-4.5000	6.31112	.480	-17.2995	8.2995
		3.00	5.5542	6.31112	.385	-7.2454	18.3537
		4.00	7.1375	6.31112	.266	-5.6620	19.9370
	3.00	1.00	-10.0542	6.31112	.120	-22.8537	2.7454
		2.00	-5.5542	6.31112	.385	-18.3537	7.2454
		4.00	1.5833	6.31112	.803	-11.2162	14.3829
	4.00	1.00	-11.6375	6.31112	.073	-24.4370	1.1620
		2.00	-7.1375	6.31112	.266	-19.9370	5.6620
		3.00	-1.5833	6.31112	.803	-14.3829	11.2162
Bonferroni	1.00	2.00	4.5000	6.31112	1.000	-13.1205	22.1205
		3.00	10.0542	6.31112	.719	-7.5663	27.6746
		4.00	11.6375	6.31112	.441	-5.9830	29.2580
	2.00	1.00	4.5000	6.31112	1.000	-22.1205	13.1205
		3.00	5.5542	6.31112	1.000	-12.0663	23.1746
		4.00	7.1375	6.31112	1.000	-10.4830	24.7580
	3.00	1.00	-10.0542	6.31112	.719	-27.6746	7.5663
		2.00	-5.5542	6.31112	1.000	-23.1746	12.0663
		4.00	1.5833	6.31112	1.000	-16.0371	19.2038
	4.00	1.00	-11.6375	6.31112	.441	-29.2580	5.9830
		2.00	-7.1375	6.31112	1.000	-24.7580	10.4830
		3.00	-1.5833	6.31112	1.000	-19.2038	16.0371

実例67の経時型一元配置の分散分析では危険率5％で有意差がありましたが、SPSSの一元配置法の多重比較法では、ブロック項が省けていないため何処にも有意差がありません。

```
＜ 1元配置多群の分散分析と多重比較検定と直交多項式推定 ＞
繰返し有り・無作為化法・1因子，繰返し有り・整塊（ブロック）法・2因子の，生の計量値デ
ータを用いて下さい （比較検定の場合は，1群を基準群にして下さい　経時データも可）
                           （左下三角行列=平均値差 ，右上三角行列=両側 t 値）
        1       2       3       4
  1            1.286   2.874   3.327
  2   -4.500           1.588   2.040
  3  -10.054  -5.554           0.453
  4  -11.638  -7.138  -1.583

多重比較 t 検定（ボンフェローニ法）を表示しますか （Y)ES OR (N)O ？ y

多重比較 t 検定（ボンフェローニ法）      ヒューン・フェルト自由度 ＝ 19.0
 有意率5％→各検定0.833％ 有意率1％→各検定0.167％ 有意率0.1％→各検定0.017％
                           （左下三角行列=平均値差 ，右上三角行列=両側 t 値）
        1       2       3       4
  1            1.286   2.874   3.327
  2   -4.500           1.588   2.040
  3  -10.054  -5.554           0.453
  4  -11.638  -7.138  -1.583
```

```
＜ 1元配置多群の分散分析と多重比較検定と直交多項式推定 ＞
繰返し有り・無作為化法・1因子，繰返し有り・整塊（ブロック）法・2因子の，生の計量値デ
ータを用いて下さい （比較検定の場合は，1群を基準群にして下さい　経時データも可）
        1       2       3       4
  1            0.552   2.754   3.689
  2   -4.500           0.840   1.388
  3  -10.054  -5.554           0.068
  4  -11.638  -7.138  -1.583

多重比較 q 検定（テューキー・クレーマ法）を表示しますか （Y)ES OR (N)O ？ y

多重比較 q 検定（テューキー・クレーマ法）   群数 ＝ 4    ヒューン・フェルト自由度 ＝ 19.0
                           （左下三角行列=平均値差 ，右上三角行列=q 値）
        1       2       3       4
  1            1.819   4.065   4.705
  2   -4.500           2.245   2.886
  3  -10.054  -5.554           0.640
  4  -11.638  -7.138  -1.583
```

しかし「決定版統計解析ソフト1」ではブロック項が省けているので、**印も出てきます。

	Bonferroni/Dunn 法	Scheffe 法	Tukey-Kramer 法
ローズ前, ローズ直後	1.286	0.552	1.819
ローズ前, ローズ10分後	2.874**	2.754	4.065*
ローズ前, ローズ30分後	3.327**	3.689*	4.705*
危険率5％(自由度)	2.052(27)	2.960(3, 27)	3.873(4, 27)
危険率1％	2.771	4.601	4.803
危険率0.1％	3.690	7.272	なし

（Scheffe 法では*印が1つになり、サンプル数が同一の時は不利な検定法になります。）

ローズ前とローズ10分後またはローズ前とローズ30分後で、**実例67**の危険率5％と同じです。

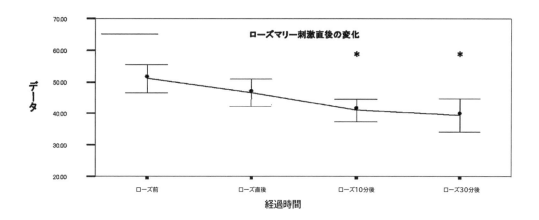

42. 一元配置の多重傾向法(multiple trend test)
42-1. ウイリアムズ法(Williams's multiple comparison test)[11]

1972年にウイリアム(Williams)が導き出した、パラメトリックの多重傾向法です。
分散分析は必要なく、群の効果が直線的に増加(減少)する場合に用います。
平均値の並びに逆転がある場合は必ず直線になるよう群を入れ替えます。

手順は **40. 一元配置の多重比較法**の手順①～手順⑥まで同じです。

手順⑦ 各群におけるt値を次の定義式で計算します。判定する時はウイリアム数値表を使います。
ページ数の多いウイリアムズの数値表が必要なので省略します。

$$t_{i1} = \frac{|\bar{X}_i - \bar{X}_1|}{\sqrt{(2 \times \frac{v_E}{n})}}$$

$t_{i1} \geq W_{0.05}(a-1, \nu_E)$ or $W_{0.01}(a-1, \nu_E)$ なら有意差があります。
Wはウイリアムの多重傾向法のパーセント点、a は群数

ウイリアムズ法の式はボンフェローニ・ダンの式とほぼ同じですが、各群のデータ数が同じことが要求されます。ウイリアムズの数値表が作られています。ウイリアムズ法は多重比較法というより多重傾向法です。対照群と比較して有意差がある場合や、投薬量の変化に応じて有意差がある場合の、多重対比較法のダネット法よりも傾向を確認しやすくする検定法です。

43. 一元配置の直交多項式推定(estimation of orthogonal polynomial of one-way layout)[14]～[16]

処理によって経時データから変化パターンが分かると、次に変化パターンからメカニズムが自然対数的なのか多項式的なのか知りたくなります。また用量によって効果データから変化パターンが分かると、変化パターンからいろいろな用量の効果を予測や推定したくなります。この時に使われる1つが**直交多項式推定**です。

手順① この手法で扱うデータは、**30. 経時型(反復測定)一元配置の分散分析**と同じなります。

```
    ↓→群
デ   X₁₁, X₂₁, ・・・, Xₐ₁
|   X₁₂, X₂₂, ・・・, Xₐ₂
タ   ・・・・・・・・・・
数   X₁ₙ, X₂ₙ, ・・・, Xₐₙ
```

手順② 各 a 群の部分和 $\sum_{j=1}^{n} X_{ij}$ をデータ数 n で割った平均値 $\overline{X}_{i.}(i=1,\cdots,a)$ を計算します。

$$\overline{X}_{i.} = (\sum_{j=1}^{n} X_{ij})/n$$

手順③ 総データ数 N を計算します。

$$N = a \times n$$

手順④ 総和と総平均値 $\overline{X}_{..}$ を計算します。ここまで**経時型(反復測定)一元配置**の手順と同じ

$$\overline{X}_{..} = (\sum_{i=1}^{a}\sum_{j=1}^{n} X_{ij})/N = \sum_{i=1}^{a} (n \times \overline{X}_{i.})/N$$

一元配置の群が、

43-1. ＜等間隔の場合(case of equal interval)＞

手順⑤ a 群のデータは、等間隔の a 個の点 $A_1, A_1+h, A_1+2h, \cdots, A_1+(a-1)h$ で実験したデータになります。

手順⑥ 直交多項式展開(developed orthogonal polynomial)の計算は

A因子または経時で

NA=a

チェビシェフ(Chebyshev, P.L.)のWを計算 [14]

FOR I=1 TO PD: FOR J=1 TO NA

1次式の時は、W=1-(NA+1)/2: PO=W

2次式の時は、W=2-(NA+1)/2: PO=W^2-(NA^2-1)/12

3次式の時は、W=3-(NA+1)/2: PO=W^3-(3×NA^2-7)×W/20

4次式の時は、W=4-(NA+1)/2: PO=W^4-(3×NA^2-13)×W^2/14+3×(NA^2-1)×(NA^2-9)/560

5次式の時は、W=5-(NA+1)/2: PO=W^5-5×(NA^2-7)×W^3/18+(15×NA^4-230×NA^2+407)×W/1008

PO(I, J)=PO NEXT J, I

（ここまでは専門の統計書によっては記述されていますが、以下の内容はないです。）

FOR I=1 TO PD: FOR J=1 TO NA TP=TP+PO(I, J)×PM(J) TPP=TPP+PO(I, J)^2

TPP=TPP+PO(I, J)^2 RC(I)=TP/TPP NEXT J:NEXT I

手順⑦ 回帰係数 α 推定(estimation of regression coefficient α)

直交多項式(orthogonal polynomial)の計算

定数項 チェビシェフの回帰係数(総平均値)を計算します。

RC(0) = $\overline{X}_{..}$

;I;"次式項 チェビシェフの回帰係数 α (Chebyshev's regression coefficient α)を計算"

等間隔の場合の 篠原誘導式による、

A因子または又は経時の、A因子の用量または経時の時間のDZi $(i=1,\cdots,a)$

初期値 XS=DZ(1)，間隔 XD = DZ(2)-DZ(1)

CO = XD-NA×XD-2×XS

1次式の係数 $\alpha 0$ を計算 A10 = RC(0)+RC(1)×(CO)/(2×XD)

　　　係数 $\alpha 1$ を計算 A11 = RC(1)/XD

2次式の係数 $\alpha 0$ を計算 A20 = A10+RC(2)×[CO^2/(4×XD^2)-(NA^2-1)/12]

　　　係数 $\alpha 1$ を計算 A21 = A11+RC(2)×(CO)/XD^2

　　　係数 $\alpha 2$ を計算 A22 = RC(2)/XD^2

3次式の係数 $\alpha 0$ を計算 A30 = A20+RC(3)×[CO^3/(8×XD^3)-(3×NA^2-7)×CO/(40×XD)]

　　　係数 $\alpha 1$ を計算 A31 = A21+RC(3)×[3×CO^2/(4×XD^3)-(3×NA^2-7)/(20×XD)]

　　　係数 $\alpha 2$ を計算 A32 = A22+RC(3)×3×CO/(2×XD^3)

　　　係数 $\alpha 3$ を計算 A33 = RC(3)/XD^3

4次式の係数 $\alpha 0$ を計算 A40 = A30+RC(4)×[CO^4/(16×XD^4)-(3×NA^2-13)×CO^2/(56×XD^2)
　　　　　　　　　　　　　　　　+3×(NA^2-1)×(NA^2-9)/560]

　　　係数 $\alpha 1$ を計算 A41 = A31+RC(4)×[CO^3/(2×XD^4)-(3×NA^2-13)×CO/(14×XD^2)]

　　　係数 $\alpha 2$ を計算 A42 = A32+RC(4)×[3×CO^2/(2×XD^4)-(3×NA^2-13)/(14×XD^2)]

　　　係数 $\alpha 3$ を計算 A43 = A33+RC(4)×2×CO/XD^4

　　　係数 $\alpha 4$ を計算 A44 = RC(4)/XD^4

5次式の係数 $\alpha 0$ を計算 A50 = A40+RC(5)×[CO^5/(32×XD^5)-5×(NA^2-7)×CO^3/(144×XD^3)
　　　　　　　　　　　　　　　　+(15×NA^4-230×NA^2+407)×CO/(2016×XD)]

　　　係数 $\alpha 1$ を計算 A51 = A41+RC(5)×[5×CO^4/(16×XD^5)-5×(NA^2-7)×CO^2/(24×XD^3)
　　　　　　　　　　　　　　　　+(15×NA^4-230×NA^2+407)/(1008×XD)]

　　　係数 $\alpha 2$ を計算 A52 = A42+RC(5)×[5×CO^3/(4×XD^5)-5×(NA^2-7)×CO/(12×XD^3)]

　　　係数 $\alpha 3$ を計算 A53 = A43+RC(5)×[5×CO^2/(2×XD^5)-5×(NA^2-7)/(18×XD^3)]

　　　係数 $\alpha 4$ を計算 A54 = A44+RC(5)×5×CO/(2×XD^5)

　　　係数 $\alpha 5$ を計算 A55 = RC(5)/XD^5

42-2. **＜不等間隔の場合(case of un-equal interval)＞**（以下の内容は専門の統計書にないです。）

手順⑤ 群のデータは、不等間隔のa個の点 $A_1, A_1, A_3, \cdots, A_a$で実験したデータになります。

手順⑥ 直交多項式展開の計算は

　　A因子または経時で

　　A因子の用量または経時の時間のDZi ($i = 1, \cdots, a$)

　　用量または時間の合計 DZ $=\sum_{i=1}^{a}$DZi

　　平均値を計算 MD=DZ/NA

　　不等間隔の[各用量または各時間－平均値]の合計DDi $=\sum_{i=1}^{a}$(DZi - MD)

　　合計 M2 $=\sum_{i=1}^{a}$(DDi)^2/NA

　　合計 M3 $=\sum_{i=1}^{a}$(DDi)^3/NA

　　合計 M4 $=\sum_{i=1}^{a}$(DDi)^4/NA

　　合計 M5 $=\sum_{i=1}^{a}$(DDi)^5/NA

　　FOR I=1 TO PD: FOR J=1 TO NA

　　田口のWを計算 [15]

　　1次式の時は、W=DZ(1)-MD: PO=W

2次式の時は、W=DZ(2)-MD: P0=-M2²-M3×W+M2×W²

3次式の時は、W=DZ(3)-MD:

$$P01=M3^3-2×M2×M3×M4+M2^2×M5+(-M4^2+M2^2×M4-M2×M3^2+M3×M5)×W$$

$$P02=(M2^2×M3+M3×M4-M2×M5)×W^2+(M2×M4-M2^3-M3^2)×W^3$$

P0=P01+P02

P0(I,J)=P0 NEXT J, I

FOR I=1 TO PD: TP=0:TPP=0: FOR J=1 TO NA TP=TP+P0(I,J)×PM(J) TPP=TPP+P0(I,J)²
TPP=TPP+P0(I,J)² RC(I)=TP/TPP NEXT J:NEXT I

手順⑦ 回帰係数α推定、直交多項式の計算

　定数項 田口の回帰係数（総平均値）を計算"; RC(0)=$\overline{X}$

;I;"次式項 田口の回帰係数α(Taguchi's regression coefficient α)を計算"

　不等間隔の場合の　篠原誘導式による

　A因子又は経時の

1次式の係数α0を計算 A10=RC(0)-RC(1)×MD

　　係数α1を計算 A11=RC(1)

2次式の係数α0を計算 A20=A10+RC(2)×(-M2²+M3×MD+M2×MD²)

　　係数α1を計算 A21=A11+RC(2)×(-M3-2×M2×MD)

　　係数α2を計算 A22=RC(2)×M2

3次式の係数α0を計算 A30=A301+A302

A301=A20+RC(3)×((M3³-2×M2×M3×M4+M2²×M5)-(-M4²+M2²×M4-M2×M3²+M3×M5)×MD)

A302=RC(3)×((M2²×M3+M3×M4-M2×M5)×MD²-(M2×M4-M2³-M3²)×MD³)

　　係数α1を計算 A31=A21+RC(3)×((-M4²+M2²×M4-M2×M3²+M3×M5)

　　　　　　　-2×(M2²×M3+M3×M4-M2×M5)×MD+3×(M2×M4-M2³-M3²)×MD²)

　　係数α2を計算 A32=A22+RC(3)×((M2²×M3+M3×M4-M2×M5)

　　　　　　　-3×(M2×M4-M2³-M3²)×MD)

　　係数α3を計算 A33=RC(3)×(M2×M4-M2³-M3²)

手順⑧ 近似係数の計算（何次回帰式が一番適格かを示す係数）

CF0 = $\sum_{i=1}^{a}\sum_{j=1}^{n}(X_{ij}-\overline{X}_{i.})^2$

CF1 = $\sum_{i=1}^{a}((A10+A11×DZi)-\overline{X}_{i.})^2 × n$

1次回帰式の近似係数を計算 CF(1)=CF1/CF0

CF2 = $\sum_{i=1}^{a}((A20+A21×DZi+A22×DZi^2)-\overline{X}_{i.})^2 × n$

2次回帰式の近似係数を計算 CF(2)=CF2/CF0

CF3 = $\sum_{i=1}^{a}((A30+A31×DZi+A32×DZi^2+A33×DZi^3)-\overline{X}_{i.})^2 × n$

3次回帰式の近似係数を計算 CF(3)=CF3/CF0

CF4 = $\sum_{i=1}^{a}((A40+A41×DZi+A42×DZi^2+A43×DZi^3+A44×DZi^4)-\overline{X}_{i.})^2 × n$

4次回帰式の近似係数を計算 CF(4)=CF4/CF0

$$CF5 = \sum_{i=1}^{a}\left((A50 + A51 \times DZi + A52 \times DZi^2 + A53 \times DZi^3 + A54 \times DZi^4 + A55 \times DZi^5) - \overline{X}_{i.}\right)^2 \times n$$

5次回帰式の近似係数を計算 CF(5)=CF5/CF0

手順⑨ 回帰係数 α と直交多項式と近似係数の表示

（掛ける×と変数Ｘで間違えるので掛ける×を＊にしました）

直交多項式（篠原誘導式）＜等間隔の場合（チェビシェフ）＞[14)16)]

$Y = A50+A51*X+A52*X^2+A53*X^3+A54*X^4+A55*X^5$	5次式の近似係数＝CF(5)
$Y = A40+A41*X+A42*X^2+A43*X^3+A44*X^4$	4次式の近似係数＝CF(4)
$Y = A30+A31*X+A32*X^2+A33*X^3$	3次式の近似係数＝CF(3)
$Y = A20+A21*X+A22*X^2$	2次式の近似係数＝CF(2)
$Y = A10+A11 X$	1次式の近似係数＝CF(1)

直交多項式（篠原誘導式）＜不等間隔の場合（田口）＞[15)16)]

$Y = A30+A31*X+A32*X^2+A33*X^3$	3次式の近似係数＝CF(3)
$Y = A20+A21*X+A22*X^2$	2次式の近似係数＝CF(2)
$Y = A10+A11 X$	1次式の近似係数＝CF(1)

　直交多項式の何次式になるかによって、生体内での反応の仕方や作用の仕方が分かります。

　一元配置の不等間隔の場合の直交多項式は、どの専門の統計書や統計ソフトにないので是非使って下さい。またデータの欠損値があっても計算できます。等間隔の計算式も。

　二元配置の等間隔や不等間隔の直交多項式をいろいろ検討しましたが未完成です。

　直交多項式推定は、著者作成の「決定版統計解析ソフト1」では下記のメニューでできます。

```
SHORT51                                                    —  □  ×
＜ 1元配置多群の分散分析と多重比較検定と直交多項式推定 ＞
繰返し有り・無作為化法・1因子，繰返し有り・整塊（ブロック）法・2因子の，生の計量値デ
ータを用いて下さい （比較検定の場合は，1群を基準群にして下さい　経時データも可）
A因子名を入力して下さい　　　？ 1

A因子の群数を入力して下さい ？ 4
繰返し数は同じですか (Y)ES OR (N)O ? y
繰返し数を入力して下さい　　　？ 10
ブロックとして扱いますか (Y)ES OR (N)O ? y
完全ブロックですか (Y)ES OR (N)O ? y

経時データですか　　　　　　 (N)O OR (Y)ES ? y

直交多項式展開を計算しますか (Y)ES OR (N)O ? y

回帰係数αと直交多項式を計算しますか (Y)ES OR (N)O ? y
経時間は等間隔ですか (Y)ES OR (N)O
　（等間隔の場合は 5次式まで，不等間隔の場合は 3次式まで，計算できます）？ n

 1 群の時間 = ? -5
 2 群の時間 = ? 0
 3 群の時間 = ? 10
 4 群の時間 = ? 30
```

【実例93】イランイラン芳香刺激をして測定したあるデータに、著者の作成した「決定版統計解析ソフト1」の経時型一元配置の**直交多項式推定**を用いてみます。データは実例66を参照。

直交多項式推定をしますと、生体内での反応や作用の式が分かります。

イランイラン前，イランイラン直後，イランイラン10分後，イランイラン30分後と不等間隔なので、直交多項式（篠原誘導式）＜不等間隔の場合（田口）＞で行います。

```
＜ 1元配置多群の分散分析と多重比較検定と直交多項式推定 ＞
繰返し有り・無作為化法・1因子，繰返し有り・整塊(ブロック)法・2因子の，生の計量値デ
ータを用いて下さい （比較検定の場合は，1群を基準群にして下さい　経時データも可）
直交多項式展開＜不等間隔の場合（田口誘導式）＞
-------------------------------------------------------------------------
要因    変動                 自由度    分散                 F 値
経時    2632.50509586164      3        877.501698620547     31.0913468423936
1 次    2434.96186824759      1        2434.96186824759     86.2747549237801
2 次    186.063114810989      1        186.063114810989     6.5925260842898
3 次    11.4801128030958      1        11.4801128030958     .406759519111996
ブロック 4164.33916575431     9        462.704351750479     16.3943859121576
誤差    762.030219625274      27       28.2233414676027
残り    -3.115374624940160-011 0
-------------------------------------------------------------------------
総変動  7558.87448124123      39
-------------------------------------------------------------------------
```

イランイランのグラフの近似式が、下記のように表されます。

```
＜ 1元配置多群の分散分析と多重比較検定と直交多項式推定 ＞
繰返し有り・無作為化法・1因子，繰返し有り・整塊(ブロック)法・2因子の，生の計量値デ
ータを用いて下さい （比較検定の場合は，1群を基準群にして下さい　経時データも可）
-------------------------------------------------------------------------
総変動  7558.87448124123      39
-------------------------------------------------------------------------

回帰係数αと直交多項式を表示しますか　(Y)ES OR (N)O ? y

回帰係数αの推定値＜不等間隔の場合（田口誘導式）＞
 定数項         3.8704D+01
 1 次項        -5.2752D-01
 2 次項         5.5615D-05
 3 次項         6.8106D-11

直交多項式（篠原誘導式）＜不等間隔の場合（田口誘導式）＞
 Y = 4.209D+01 -8.504D-01*X -6.042D-04*X^2  4.682D-04*X^3
                                         3次式の近似係数 =  0.000
 Y = 4.127D+01 -7.882D-01*X  1.217D-02*X^2
                                         2次式の近似係数 =  0.002
 Y = 4.266D+01 -5.275D-01*X
                                         1次式の近似係数 =  0.040
```

結果：イランイラン芳香刺激の作用は、近似係数の0.000から生体の中において3次式のメカニズムで行われていることが分かります。

第 8 章　一元配置の多重比較法

【実例 94】ローズマリー芳香刺激をして測定したあるデータに、著者の作成した「決定版統計解析ソフト 1」の経時型一元配置の**直交多項式推定**を用いてみます。データは実例 67 を参照。

直交多項式推定をしますと、生体内での反応や作用の式が分かります。

ローズマリー前，ローズマリー直後，ローズマリー 10 分後，ローズマリー 30 分後と不等間隔なので、直交多項式（篠原誘導式）＜不等間隔の場合（田口）＞で行います。

```
＜ 1元配置多群の分散分析と多重比較検定と直交多項式推定 ＞
繰返し有り・無作為化法・1因子，繰返し有り・整塊(ブロック)法・2因子の，生の計量値デ
ータを用いて下さい　(比較検定の場合は，1群を基準群にして下さい　経時データも可)

直交多項式展開＜不等間隔の場合（田口誘導式）＞
-----------------------------------------------------------------------
要因      変動               自由度    分散                F 値
-----------------------------------------------------------------------
経時     852.668153250037      3      284.222717750012    4.64565180642792
 1 次    732.85728615873       1      732.85728615873    11.9786335246139
 2 次    105.176993864016      1      105.176993864016    1.71912961570084
 3 次     14.633873227273      1       14.633873227273     .239192278968752
ﾌﾞﾛｯｸ   5517.569961402089      9      613.063290446765   10.0205873945083
誤差    1651.87011403486      27       61.1803745938836
残り       1.72839520473644D-011  0
-----------------------------------------------------------------------
総変動  8022.10788130578      39
-----------------------------------------------------------------------
```

ローズマリーのグラフの近似式が、下記のように表されます。

```
＜ 1元配置多群の分散分析と多重比較検定と直交多項式推定 ＞
繰返し有り・無作為化法・1因子，繰返し有り・整塊(ブロック)法・2因子の，生の計量値デ
ータを用いて下さい　(比較検定の場合は，1群を基準群にして下さい　経時データも可)
-----------------------------------------------------------------------
総変動  8022.10788130578      39
-----------------------------------------------------------------------

回帰係数αと直交多項式を表示しますか　(Y)ES OR (N)O ? y

回帰係数αの推定値＜不等間隔の場合（田口誘導式）＞
 定数項         4.4565D+01
 1 次項        -2.8940D-01
 2 次項         4.1814D-05
 3 次項         7.6894D-11

直交多項式（篠原誘導式）＜不等間隔の場合（田口誘導式）＞
 Y = 4.661D+01 -5.556D-01*x  -5.271D-03*x^2  5.286D-04*x^3
                                         3 次式の近似係数 ＝  0.000
 Y = 4.569D+01 -4.854D-01*x   9.147D-03*x^2
                                         2 次式の近似係数 ＝  0.002
 Y = 4.674D+01 -2.894D-01*x
                                         1 次式の近似係数 ＝  0.017
```

結果：ローズマリー芳香刺激の作用も、近似係数の 0.000 から生体の中において 3 次式のメカニズムで行われていることが分かります。

　イランイラン芳香刺激とローズマリー芳香刺激とパターン差については、**55. 二元配置の多重比較法**で解説します。

文献

1) Tukey, J.W. : Comparison individual means in the analysis of variance, Biometrics, 5 : pp 99-114, 1949
2) Newman-Keuls : The use of the "Studentized range" in connection with an analysis of variance, Euphytica, 1 : pp112-122, 1952
3) Schffe, H. : A method for judging all contrasts in the analysis of variance, Biometrika, 40 : pp87-104, 1953
4) Duncan, D. B. : Multiple range and multiple F test, Biometrics, 11 : pp1-42, 1955
5) Kramer, C.Y. : Extension of multiple range tests to group means with unequal numbers of replications, Biometrics, 12 : pp307-310, 1956
6) Ryan, T.A. : Significance tests for multiple comparison of proportions, variances and other statistics, Psychological Bulletin, 57 : pp318-328, 1960
7) Dun, O.J. : Multiple comparisons among means, Journal of American Statistical Association, 56 : pp52-64, 1961
8) Dunnett, C.W. : New tables for multiple comparison with a control, Biometrics, 20 : pp482-491, 1964
9) Gabriel K.R. : A procedure for testing the homogeneity off all sets of means in analysis of variance, Biometrics, 20 : pp459-477, 1964
10) Sidak, Z. : Rectangular confidence regions for the means of multivariate normal distributions, Journal of the American Statistical Association, 62 : pp626-633, 1967
11) Williams, D.A. : The comparison of several dose levels with a zero done control, Biometrics, 28 : pp519-531, 1972
12) Holm, S : A simple sequentially rejective multiple test procedure, Scandinavian Journal of Statistics, 6 : pp65-70, 1979
13) Shaffer, J. P. : Modified sequentially rejective multiple test procedure, Journal of the American Statistical Association, 81 : pp826-831, 1986
14) 田口玄一：第3版実験計画法上下，丸善株式会社，pp48-50, pp591-597, 1976
15) 田口玄一：第3版実験計画法上下，丸善株式会社，pp600-602, 1976
16) 篠原鼎：42. 一元配置の直交多項式推定（良導絡のための統計学⑧），日本良導絡自律神経学会雑誌，63(2・3)：pp128-131, 2018

参考書

吉村功編著：毒性・薬効データの統計解析，サイエンティスト社，1987
吉村功・大橋靖雄：毒性試験データの解析，地人書館，1992
永田靖&吉田道弘：統計的多重比較法の基礎，サイエンティスト社，1997

第9章 1要因多群のノンパラメトリック多重比較法

44. 1要因多群のノンパラメトリック多重比較法(non-parametric multiple comparison test)

手順① この手法で扱うデータは、**33. クラスカル・ワリス検定**と同じになります。

$X_{11}, X_{12}, \cdots, X_{1n_1}$

$X_{21}, X_{22}, \cdots, X_{2n_2}$

$\cdots\cdots\cdots\cdots\cdots$

$X_{a1}, X_{a2}, \cdots, X_{an_a}$

データの分布に正規性が想定できない場合に用います。VASデータ、数量化データ、スコアデータ、順序データを順位データにしてから検定を行います。間隔データも順位データにすることができます。

パラメトリックの3種類の多重比較法として、ボンフェローニ・ダン法、チューキー・クレーマ法、シェフェ法が主な方法です。ノンパラメトリックには、スチール・ドワス法、ノンパラメトリック・ボンフェローニ・ダン法、ノンパラメトリック・チューキー・クレーマ法、ノンパラメトリック・シェフェ法、スチール法があります。

44-1. スチール・ドワス法(Steel-Dwass multiple test)[1]

1960年にスチール・ドワス(Steel-Dwass)が導きだした、ノンパラメトリックの多重比較法です。チューキー・クレーマ法をノンパラ手法に修正したものです。

手順② まず第i群〜第j群(ただし$i,j = 1,\cdots,a; i < j$)のデータを一緒にして、小さい方から順位をつけます。第i群の第k番目のデータの順位を r_{ik} とします。

手順③ 同順位がある時は、同順位の平均を求めて順位をつけます。

手順④ 第i群の順位和(rank sum)を計算します。

$R_{ij} = r_{i1} + r_{i2} + \cdots + r_{in_i}$

手順⑤ 総データ数と順位期待値(rank expectation)と順位分散(rank variance)を計算します。

総データ数　　$N_{ij} = n_i + n_j$

順位期待値　　$ER_{ij} = n_i \times (N_{ij} + 1)/2$ or $ER_{ij} = n_j \times (N_{ij} + 1)/2$

順位分散　　$VR_{ij} = \left[\dfrac{n_i \times n_j}{N_{ij} \times (N_{ij}-1)}\right] \times \left[\sum_{k=1}^{n_i} r_{ik}^2 + \sum_{k=1}^{n_j} r_{jk}^2 - \dfrac{N_{ij} \times (N_{ij}+1)^2}{4}\right]$

手順⑥ 統計検定量 t_{ij} を計算します。

$$t_{ij} = \dfrac{|R_{ij} - ER_{ij}|}{\sqrt{VR_{ij}}} \quad \cdots (1)$$

手順⑦ q分布表(スチューデント化された範囲の上側100%点)から、両側検定の、危険率5%や危険率1%の境界値 $q_{0.05}(a, \infty)$, $q_{0.01}(a, \infty)$ を読み取ります。

判定する時は巻末の(Ⅵ)**スチューデント化した範囲のパーセント点表**から危険率のαを決め、群数aを決めて、自由度νの∞での数値を読み取って下さい。

手順⑧ $t_{ij} \geq q_{0.05}(a, \infty)/\sqrt{2}$, $q_{0.01}(a, \infty)/\sqrt{2}$ ならば有意差ありで、中央値に差があります。

$t_{ij} < q_{0.05}(a, \infty)/\sqrt{2}$　　　　　　　　ならば有意差なしで、中央値に差がないです。

手順⑨ 第1群と第2群を、第i群と第j群(ただし$i,j = 1,\cdots,a; i < j$)の組み合わせで、手順②から手順⑧を繰り返して、統計検定量 t_{ij} を計算して検定します。

<参考>
ウィルコクソン順位和検定（ウィルコクソン符号付き順位和検定は省略します。）

T = (1群の順位和)

順位期待値 $\mu T = [n_1 \times (N_{12} + 1)]/2$、 $n_1 \leqq n_2$

順位分散 $\sigma T = \left[\dfrac{n_1 \times n_2}{N_{12} \times (N_{12}-1)}\right] \times \sum_{i=1}^{n_1+n_2} \left(r_i - \dfrac{N_{12}+1}{2}\right)^2$

$Z = \dfrac{|T - \mu T|}{\sqrt{\sigma T}}$

とほぼ同じなので、ウィルコクソン順位和検定を拡張したものと考えられます。

~~~~~~

佐久間昭(1977年)の3つのノンパラメトリック多重比較法[2)3)]。

上のスチール・ドワス法の手順①～手順③に以下の手順が加わります。

手順④' 第i群の順位和の順位平均値を計算します。($i = 1, \cdots, a$)

$\bar{R}_i = (r_{i1} + r_{i2} + \cdots + r_{in_i})/n_i$

手順⑤' データ数合計の第i群と第j群の順位分散を計算します。

データ数合計 $N_{ij} = n_i + n_j$

第i群と第j群の順位分散 $V_{RE} = \sum_{j=1}^{a} \sum_{i=1}^{n_i} [r_{ij} - (N_{ij}+1)/2]^2/(N_{ij}-1)$

44-2. ノンパラメトリック・ボンフェローニ・ダン法

手順⑥' 各群におけるt値を次の定義式で計算します。

$t_{ij} = \dfrac{|\bar{R}_i - \bar{R}_j|}{\sqrt{2 \times \dfrac{V_{RE}}{n}}}$ 、 $n = \dfrac{2}{(1/n_i + 1/n_j)}$ 、 a は群数

手順⑦' 判定する時は巻末の(Ⅲ) t分布表の両側パーセント点表（2群)から危険率のαを決め、群数aを決めて、自由度νの∞で両方の交点の数値を読み取って下さい。

手順⑧' $t_{ij} \geqq$ t 0.05/[a×(a-1)/2] (∞) or t 0.01/[a×(a-1)/2] (∞) ならば、中央値に差があります。

44-3. ノンパラメトリック・チューキー・クレーマ法

手順⑥' 各群におけるq値を次の定義式で計算します。

$q_{ij} = \dfrac{|\bar{R}_i - \bar{R}_j|}{\sqrt{\dfrac{V_{RE}}{n}}}$ 、 $n = \dfrac{2}{(1/n_i + 1/n_j)}$ (チューキー法ではデータ数 $n_i = n_j$)、 a は群数

手順⑦' 判定する時は巻末の(Ⅵ)スチューデント化した範囲のパーセント点表から危険率のαを決め、群数aを決めて、自由度νの∞で両方の交点の数値を読み取って下さい。

手順⑧' $q_{ij} \geqq$ 境界 q 0.05(a,∞)値 or 境界 q 0.01(a,∞)値ならば、中央値に差があります。

44-4. ノンパラメトリック・シェフェ法

手順⑥' 各群におけるF値を次の定義式で計算します。

$$F_{ij} = \frac{|\bar{R}_i - \bar{R}_j|^2}{2 \times \frac{V_{RE}}{n}} 、 \quad n = \frac{2}{(1/n_i + 1/n_j)}$$

手順⑦' 判定する時は巻末の(Ⅱ) χ^2 分布表の上(片)側パーセント点表から危険率の α を決め、群数 a から1を引いたのが自由度 ν で、両方の交点から読み取って下さい。

手順⑧' $F_{ij} \geq$ 境界 $\chi^2{}_{0.05}(a-1)$ 値　or　境界 $\chi^2{}_{0.01}(a-1)$ 値ならば、中央値に差があります。

手順⑨' 第1群と第2群を、第 i 群と第 j 群 $(i, j = 1, \cdots, a; i < j)$ の組み合わせで、手順②③から手順④'～⑧'を繰り返して、統計検定量を計算します。

~~~~~~

パラメトリック多重対比較法ダネット法のノンパラメトリック版は、スチール法になります。

44-5. スチール法 (Steel multiple test) [4]

1959年にスチール(Steel)が導きだした、ノンパラメトリックの多重対比較法です。ダネット法をノンパラメトリック手法に修正したものです。
スチール法を説明します。

手順② 第1群～第 i 群(ただし $i = 1, \cdots, a$)のデータを一緒にして、小さい方から順位をつけます。第1群の第 k 番目のデータの順位を r_{1k} とします。

手順③ 同順位がある時は、同順位の平均値の順位をつけます。

手順④ 第 i 群の順位和を計算します。

$$R_{ij} = r_{i1} + r_{i2} + \cdots + r_{in_i}$$

手順⑤ 総データ数と順位期待値と順位分散を計算します。

　　総データ数　　$N_{1j} = n_1 + n_i = 2 \times n_1$

　　順位期待値　　$ER_{1i} = n_1 \times (N_{1i} + 1)/2$

　　順位分散　　　$VR_{1i} = \left[\frac{n_1 \times n_i}{N_{1i} \times (N_{1i}-1)}\right] \times \left[\sum_{k=1}^{n_1} r_{1k}{}^2 + \sum_{k=1}^{n_i} r_{ik}{}^2 - \frac{N_{1i} \times (N_{1i}+1)^2}{4}\right]$

手順⑥ 統計検定量 t_{1i} を次の定義式で計算します。

$$t_{1i} = \frac{|R_{1i} - ER_{1i}|}{\sqrt{VR_{1i}}} \quad \cdots (2)$$

手順⑦ 第2群を第3群、…第 a 群と置き換えて、手順②から手順⑥を繰り返して、統計検定量 $t_{13} \cdots t_{1a}$ を計算します。

手順⑧ ダネットの多重比較法の片側パーセント点表から、片側検定の危険率5%や危険率1%の境界値 $d_{0.05}(a, \infty)$, $d_{0.01}(a, \infty)$ を読み取って下さい。

手順⑨ $t_{1i} \geq d_{0.05}(a, \infty)$, $d_{0.01}(a, \infty)$ ならば有意差ありで、中央値に差があります。
　　　 $t_{1i} < d_{0.05}(a, \infty)$ 　　　　　　ならば有意差なしで、中央値に差がないです。

　スチール法の式(2)は、スチール・ドワス法の式(1)と同じですが、各群のデータ数が同じことが要求されます。判定にダネットの数表を用います。クラスカル・ワリス順位検定に有意差がなくても、対照群と比較して有意差がある場合や投薬量の変化に応じて有意差がある場合のノンパラメトリック多重対比較法です。ページ数の多い数表は省略します。

今までの説明でノンパラメトリック多重比較法は難しいものではなく、基本は平均値の差にあたる|順位和—順位期待値|を、標準誤差にあたる$\sqrt{\text{順位分散}}$で割ることにあります。その割り方にいろいろな統計研究者が工夫したことが分かります。

【実例 95】実例 68 で危険率 0.1％と有意差が出たのと、多重比較法の実例 88 との比較のため、実例 1 にスチール・ドワス法をしてみます。

| 最高血圧 | 124 | 122 | 122 | 117 | 116 | 119 | 123 | 122 | 123 | 126 | 127 | 123 |
| 最低血圧 | 71 | 76 | 82 | 70 | 67 | 78 | 77 | 74 | 79 | 75 | 83 | 74 |

手順①②③と最低血圧のデータをひとまとめにして、順位データにする。
次に順位データを元のデータの位置に戻す。

| 最高血圧 | 22 | 17 | 17 | 14 | 13 | 15 | 20 | 17 | 20 | 23 | 24 | 20 |
| 最低血圧 | 3 | 7 | 11 | 2 | 1 | 9 | 8 | 4.5 | 10 | 6 | 12 | 4.5 |

となります。

手順④各群の順位和 R_i を計算します。

最高血圧の順位和 R_1 = 22+17+17+14+13+15+20+17+20+23+24+20 = 222

最低血圧の順位和 R_2 = 3+7+11+2+1+9+8+4.5+10+6+12+4.5 = 78

手順⑤データ数合計と順位期待値と順位分散を計算します。

データ数合計　$N_{12} = \sum_{i=1}^{a} n_i = 12+12 = 24$

第1群の順位期待値　$ER_{12} = n_1 \times (N_{12} + 1)/2 = 12 \times (24+1)/2 = 150$

第2群の順位期待値　$ER_{12} = n_2 \times (N_{12} + 1)/2 = 12 \times (24+1)/2 = 150$

順位分散　$VR_{ij} = \left[\dfrac{n_1 \times n_2}{N_{12} \times (N_{12}-1)}\right] \times \left[\sum_{k=1}^{n_1} r_{1k}^2 + \sum_{k=1}^{n_2} r_{2k}^2 - \dfrac{N_{12} \times (N_{12}+1)^2}{4}\right]$

$= [(12 \times 12)/(24 \times 23)] \times [22^2 + 17^2 + 17^2 + 14^2 + 13^2 + 15^2 + 20^2 + 17^2 + 20^2 + 23^2 + 24^2$
$+ 20^2 + 3^2 + 7^2 + 11^2 + 2^2 + 1^2 + 9^2 + 8^2 + 4.5^2 + 10^2 + 6^2 + 12^2 + 4.5^2 - (24 \times 25^2)/4]$

$= 0.26087 \times (484 + 289 + 289 + 196 + 169 + 225 + 400 + 289 + 400 + 529 + 576 + 400$
$+ 9 + 49 + 121 + 4 + 1 + 81 + 64 + 20.25 + 100 + 36 + 144 + 20.25 - 3750)$

$= 0.26087 \times (4895.5 - 3750) = 298.826$

手順⑥統計検定量を計算します。最高血圧の順位和あるいは最低血圧の順位和のどちらを用いても同じでした。

$t_{12} = \dfrac{|R_{12} - ER_{12}|}{\sqrt{VR_{12}}} = \dfrac{|222-150|}{\sqrt{298.826}} = \dfrac{|78-150|}{\sqrt{298.826}} = 72/17.2865 = 4.1651$

22. マン・ホイットニ検定とウィルコクソン順位和検定のウィルコクソン順位のT値が正規分布に近似する方法。手順⑤'正規分布に近似する下記の式、その結果を示します。

$Z = \dfrac{78-150}{\sqrt{298.826}} = -72/17.2865 = -4.1651$

なので、スチール・ドワス法と全く同じです。

手順⑦巻末の（Ⅰ）Z分布表の両側確率の危険率 0.1 ％を求めるには、まず数値の 0.001 を見つけます。次に 0.001 での横軸の Z 値 3.2 と縦軸の Z 値 0.09 を読み取り 3.29 を求めます。

手順⑧ Z値|−4.165|＞境界$Z_{0.001}$値3.29なので有意差ありで、危険率0.1％で最高血圧と最低血圧の中央値に差があります。**実例68**と**実例88**の危険率0.1％と同じです。

SPSSではスチール・ドワス法でなくマン・ホイットニ検定を採用していますが、結果は同じです。EZRにはスチール・ドワス法があります。

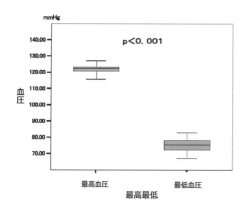
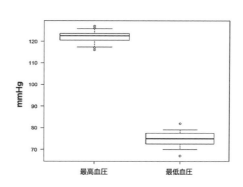

2群なので**実例41**のマン・ホイットニ検定のグラフと同じです。右図はEZRで作成

【**実例96**】多重比較法の実例88との比較のために、実例1にノンパラメトリック・ボンフェローニ・ダン法とノンパラメトリック・チューキー・クレーマ法とノンパラメトリック・シェフェ法の3法をしてみます。

手順④' 第i群の順位和の順位平均値を計算します。$(i = 1, \cdots, a)$

$\bar{R}_i = (r_{i1} + r_{i2} + \cdots + r_{in_i})/n_i$

実例41の手順③'で計算した $R_{1.}=T_1=$最高血圧順位和$=222$, $R_{2.}=T_2=$最低血圧順位和$=78$

最高血圧の順位和の順位平均値$\bar{R}_1 = 222/12 = 18.5$

最低血圧の順位和の順位平均値$\bar{R}_2 = 78/12 = 6.5$

手順⑤' 総データ数 $N_{ij} = n_i + n_j = 12 + 12 = 24$

第1群と第2群の順位分散 $V_{RE} = \sum_{j=1}^{2}\sum_{i=1}^{12} [r_{ij} - (N_{ij}+1)/2]^2/(N_{ij}-1)$

$= \{[22 - (24+1)/2]^2 + (17 - 12.5)^2 + (17 - 12.5)^2 + (14-12.5)^2 + (13 - 12.5)^2 + (15 - 12.5)^2$

$+ (20 - 12.5)^2 + (17 - 12.5)^2 + (20 - 12.5)^2 + (23 - 12.5)^2 + (24 - 12.5)^2 + (20-12.5)^2$

$+ (3 - 12.5)^2 + (7 - 12.5)^2 + (11 - 12.5)^2 + (2 - 12.5)^2 + (1 - 12.5)^2 + (9 - 12.5)^2 + (8-12.5)^2$

$+ (4.5 - 12.5)^2 + (10-12.5)^2 + (6 - 12.5)^2 + (12 - 12.5)^2 + (4.5 - 12.5)^2\}/(24-1)$

$$= [9.5^2 + 4.5^2 + 4.5^2 + 1.5^2 + 0.5^2 + 2.5^2 + 7.5^2 + 4.5^2 + 7.5^2 + 10.5^2 + 11.5^2 + 7.5^2 + (-9.5)^2 + (-5.5)^2$$
$$+ (-1.5)^2 + (-10.5)^2 + (-11.5)^2 + (-3.5)^2 + (-4.5)^2 + (-8)^2 + (-2.5)^2 + (-6.5)^2 + (-0.5)^2 + (-8)^2]/(24-1)$$
$$= (90.25 + 20.25 + 20.25 + 2.25 + 0.25 + 6.25 + 56.25 + 20.25 + 56.25 + 110.25 + 132.25 + 56.25 + 90.25$$
$$+ 30.25 + 2.25 + 110.25 + 132.25 + 12.25 + 20.25 + 64 + 6.25 + 42.25 + 0.25 + 64)/23 = 1145.5/23 = 49.80$$

スチール・ドワス法では総データ数と順位期待値と順位分散

総データ数　　　$N_{12} = \sum_{i=1}^{a} n_i = 12+12 = 24$

第1群の順位期待値　$ER_{12} = n_1 \times (N_{12} + 1)/2 = 12 \times (24+1)/2 = 150$

第2群の順位期待値　$ER_{12} = n_2 \times (N_{12} + 1)/2 = 12 \times (24+1)/2 = 150$

順位分散　$VR_{ij} = \left[\frac{n_1 \times n_2}{N_{12} \times (N_{12}-1)}\right] \times \left[\sum_{k=1}^{n_1} r_{1k}^2 + \sum_{k=1}^{n_2} r_{2k}^2 - \frac{N_{12} \times (N_{12}+1)^2}{4}\right]$

$= 0.26087 \times (484 + 289 + 289 + 196 + 169 + 225 + 400 + 289 + 400 + 529 + 576 + 400$
$+ 9 + 49 + 121 + 4 + 1 + 81 + 64 + 20.25 + 100 + 36 + 144 + 20.25 - 3750)$
$= 0.26087 \times (4895.5 - 3750) = 298.826$

手順⑥' 以下の統計検定量で計算してみます。

(a) ノンパラメトリック・ボンフェローニ・ダン法

$$n = \frac{2}{(1/12 + 1/12)} = 12$$

$$t_{12} = \frac{|\bar{R}_1 - \bar{R}_2|}{\sqrt{2 \times \frac{V_{RE}}{n}}} = \frac{18.5 - 6.5}{\sqrt{2 \times \frac{49.80}{12}}} = \frac{12}{\sqrt{8.3}} = \frac{12}{2.88097} = 4.165$$

巻末の(Ⅲ) t分布表の両側パーセント点表(2群)から $t_{0.001}(\infty) = 3.291$ を読み取り、次に $t_{0.001/[2 \times (2-1)/2]}(\infty)$ を計算します。$t_{0.001/[2 \times (2-1)/2]}(\infty) = t_{0.001}(\infty) = 3.291$

t値 4.165 > 境界 $t_{0.001}(\infty)$ 値 3.291 なので、危険率0.1%で中央値に差があります。

スチール・ドワス法では

$$t_{12} = \frac{|R_{12} - ER_{12}|}{\sqrt{VR_{12}}} = \frac{|222 - 150|}{\sqrt{298.826}} = \frac{|78 - 150|}{\sqrt{298.826}} = 72/17.2865 = 4.165$$

(b) ノンパラメトリック・チューキー・クレーマ法

$$q_{12} = \frac{|\bar{R}_1 - \bar{R}_2|}{\sqrt{\frac{V_{RE}}{n}}} = \frac{18.5 - 6.5}{\sqrt{\frac{49.80}{12}}} = \frac{12}{\sqrt{4.15}} = \frac{12}{2.03715} = 5.891$$

巻末の(Ⅵ)スチューデント化した範囲のパーセント点表から $q_{0.01(2,\infty)} = 3.643$ を読み取ります。$q_{0.001(2,\infty)}$ の数値がない。

q値 5.891 > 境界 $q_{0.01(2,\infty)}$ 値 3.643 ですが、多分危険率0.1%で中央値に差があります。

(c) ノンパラメトリック・シェフェ法

$$F_{12} = \frac{|\bar{R}_1 - \bar{R}_2|^2}{(a-1) \times 2 \times \frac{V_{RE}}{n}} = \frac{(18.5 - 6.5)^2}{(2-1) \times 2 \times \frac{49.98}{12}} = \frac{12^2}{8.33} = 17.28$$

巻末の(Ⅱ) χ^2分布表の上側パーセント点表から、$\chi^2_{0.001(1)}$ 値 = 10.828 を読み取ります。

F値 17.28 > 境界 $\chi^2_{0.001(1)}$ 値 10.828 なので同じく危険率0.1%で中央値に差があります。

3法とも**実例88**の危険率0.1%と同じでした。

SPSSにはノンパラメトリック・ボンフェローニ・ダン法とノンパラメトリック・チューキー・クレーマ法とノンパラメトリック・シェフェ法がないため、決定版統計解析1で出力しました。

```
＜ クラスカル・ワリス順位検定とノンパラの多重比較の検定 ＞
 多群の・非正規の，生の計量値データ，数量化データ，順位データを用いて下さい
  （比較検定の場合は1群を基準群に，同じ繰返しが順序カテゴリーの場合は計数値可）

ノンパラの多重比較Z検定(フィッシャーＬＳＤ法)を表示しますか (Y)ES OR (N)O？y

 ノンパラの多重比較Z検定(フィッシャーＬＳＤ法)
                （左下三角行列=順位平均値差 ，右上三角行列=両側Z値）

        1       2
  1            4.165
  2  -12.000

ノンパラの多重比較t検定(ボンフェローニ法)を表示しますか (Y)ES OR (N)O？y

 ノンパラの多重比較t検定(ボンフェローニ法)          自由度 ＝ ∞
  有意率5%→各検定5.000%  有意率1%→各検定1.000%  有意率0.1%→各検定0.100%
                （左下三角行列=順位平均値差 ，右上三角行列=両側t値）

        1       2
  1            4.165
  2  -12.000
```

右上三角行列の両側Z値や両側t値4.165は、実例95のスチール・ドワス法のt値4.1651を四捨五入したものと同じ値です。t値4.165＞境界$t_{0.001(∞)}$値3.291、危険率0.1%で。

```
＜ クラスカル・ワリス順位検定とノンパラの多重比較の検定 ＞
 多群の・非正規の，生の計量値データ，数量化データ，順位データを用いて下さい
  （比較検定の場合は1群を基準群に，同じ繰返しが順序カテゴリーの場合は計数値可）

ノンパラの多重比較χ2検定(シェフェ法)を表示しますか (Y)ES OR (N)O？y

 ノンパラの多重比較χ2検定(シェフェ法)             自由度 ＝ 1
                （左下三角行列=順位平均値差 ，右上三角行列=χ2値）

        1       2
  1           17.348
  2  -12.000

ノンパラの多重比較q検定(テューキー・クレーマ法)を表示しますか (Y)ES OR (N)O？y

 ノンパラの多重比較q検定(テューキー・クレーマ法)  群数 ＝ 2   自由度 ＝ ∞
                （左下三角行列=順位平均値差 ，右上三角行列=q値）

        1       2
  1            5.890
  2  -12.000
```

右上三角行列の$χ^2$値17.348とq値5.890は、両側t値4.165と違うことが分かります。シェフェ法は$χ^2$値17.348＞境界$χ^2_{0.001(1)}$値10.828、チューキー・クレーマ法はq値5.890＞境界$q_{0.01(2,∞)}$値3.643、危険率0.1%で有意差があります。3法とも実例88の危険率0.1%と同じ。

　手計算した結果と同じです。SPSSとEZRには一元配置法のノンパラ多重比較法がありません。

　実例62, 実例68, 実例70, 実例75, 実例88, 実例95と同じ危険率0.1%の有意差がありました。

【実例97】実例69で危険率5％と有意差が出たのと、多重比較法の実例89との比較のため、実例2にスチール・ドワス法をしてみます。

A学科　60 60 82 52 56 54 70 66 80 46 56 40 80 74 58 46 28 36 60 54 76 56 82 52 36 72 78 76 38 92 50 60 72 38 36 36 54 94 42

B学科　66 22 58 66 38 38 26 36 46 44 98 60 24 12 38 46 68 84 86 52 58 46 34 38 60 34 52 28 58 82 44 28 92 78 50 36 78 22 38 48 44 4

手順②③A学科とB学科の得点を順位データにすると、

A学科　54.5 54.5 74 39.5 46 43 62 59 71.5 32 46 25 71.5 65 49.5 32 8 14.5 54.5 43 66.5 46 74 39.5 14.5 63.5 69 66.5 21 78.5 36.5 54.5 63.5 21 14.5 14.5 43 80 26

B学科　59 3.5 49.5 59 21 21 6 14.5 32 28 81 54.5 5 2 21 32 61 76 77 39.5 49.5 32 10.5 21 54.5 10.5 39.5 8 49.5 74 28 8 78.5 69 36.5 14.5 69 3.5 21 35 28 1

となります。

手順④A学科の順位和 = 1837.5、B学科の順位和 = 1483.5

手順⑤順位期待値と順位分散を計算します。

$N_{12} = 39+42 = 81$

第1群の順位期待値　$ER_{12} = 39 \times (81+1)/2 = 39 \times 41 = 1599$

第2群の順位期待値　$ER_{12} = 42 \times (81+1)/2 = 42 \times 41 = 1722$

順位分散　$VR_{12} = \left[\frac{39 \times 42}{81 \times (81-1)}\right] \times \left[\sum_{k=1}^{39} r_{1k}^2 + \sum_{k=1}^{42} r_{2k}^2 - \frac{81 \times (81+1)^2}{4}\right] = 11167.595$

手順⑥統計検定量を計算。A学科の順位和orB学科の順位和のどちらを用いても同じでした。

$$t_{12} = \frac{|R_{12}-ER_{12}|}{\sqrt{VR_{12}}} = \frac{|1837.5-1599|}{\sqrt{11167.595}} = \frac{|1483.5-1722|}{\sqrt{11167.595}} = \frac{238.5}{105.677} = 2.257$$

手順⑤' 22. マン・ホイットニ検定とウィルコクソン順位和検定のウィルコクソン順位のT値を正規分布に近似する方法での結果を示します。

$$Z = \frac{T-\mu T}{\sqrt{\sigma T}} = \frac{1837.5-1599}{\sqrt{11167.595}} = \frac{238.5}{105.677} = 2.257$$

なので、スチール・ドワス法と同様です。

t値2.257＞境界$t_{0.05(\infty)}$値1.96なので、危険率5％で学科によって英語学力の中央値に差があります。実例89の危険率5％と同じです。

SPSSではスチール・ドワス法でなくマン・ホイットニ検定を採用しています。

順位

	学科	N	平均ランク	順位和
英語点数	1.00	39	47.12	1837.50
	2.00	42	35.32	1483.50
	合計	81		

検定統計量[a]

	英語点数
Mann–Whitney の U	580.500
Wilcoxon の W	1483.500
Z	-2.257
漸近有意確率(両側)	.024

a. グループ化変数: 学科

実例63, 実例69, 実例76, 実例89と同じ危険率5％の有意差がありました。

2群なので実例42のマン・ホイットニ検定のグラフと同じようになります。右図はEZRで作成。

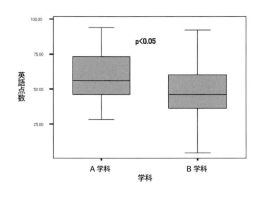
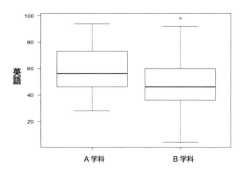

45. 対応のある1要因多群のノンパラメトリック多重比較法

対応のある1要因多群のノンパラメトリック検定は、**34. フリードマン検定**と **35. クェード検定**があります。「対応のある1要因多群のノンパラメトリック多重比較法」は、**23. ウィルコクソン符号付順位和検定**になります。（SPSS結果とEZR結果に違いがあります。）

ただし対応のある1要因多群のパラメトリックデータに、ノンパラメトリック多重比較法の**23. ウィルコクソン符号付順位和検定**を行うと不利になる場合と有利になる場合を実例98、実例99、実例100で示します。

【実例98】実例71で危険率1％の有意差が出たのと、実例90の多重比較法の危険率1％との比較のため、実例33の治療前と治療後の脈拍数データに、ノンパラメトリック多重比較法のウィルコクソン符号付き順位和検定をしてみます。

```
治療前脈拍数データ    78  70  66  76  78  76  88  76
治療後    〃          76  72  60  72  70  72  84  70
```

順位

		N	平均ランク	順位和
治療後脈 − 治療	負の順位	7[a]	4.93	34.50
	正の順位	1[b]	1.50	1.50
	同順位	0[c]		
	合計	8		

a. 治療後脈 < 治療前脈
b. 治療後脈 > 治療前脈
c. 治療前脈 = 治療後脈

検定統計量 [b]

	治療後脈 − 治療前脈
Z	−2.328[a]
漸近有意確率（両側）	.020

a. 正の順位に基づく
b. Wilcoxonの符号付き順位検定

実例90の経時型一元配置の多重比較法の3法では、「どの検定式からも危険率1％で治療前後の脈拍は下がり、交感神経の緊張が緩みました」が、ノンパラメトリック多重比較法のウィルコクソン符号付き順位和検定では、「危険率5％で治療前後の脈拍は下がり、交感神経の緊張が緩みました」になります。

間違えて**マン・ホイットニ検定**を行うと有意差が出なくなります。

検定統計量 [b]

	脈拍
Mann-WhitneyのU	19.500
WilcoxonのW	55.500
Z	-1.331
漸近有意確率(両側)	.183
正確有意確率[2×(片側有意確率)]	.195[a]

a. 同順位に修正されていません。
b. グループ化変数: 治療前後

順位

	治療前後	N	平均ランク	順位和
脈拍	1.00	8	10.06	80.50
	2.00	8	6.94	55.50
	合計	16		

2群なので**実例44**の符号付ウィルコクソン順位和検定のグラフと同じようになります。

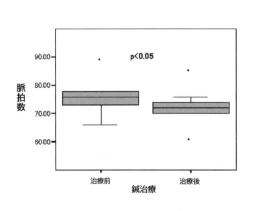
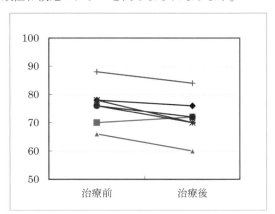

実例72のノンパラメトリック多重比較法は省略します。

【**実例99**】実例73で危険率0.1%の有意差が出たのと、実例91の多重比較法の危険率0.1%との比較のため、イランイラン芳香刺激をして測定したあるデータに、ノンパラメトリック多重比較法のウィルコクソン符号付き順位和検定とノンパラメトリックの3法をしてみます。
実例66のデータを見て下さい。

Wilcoxon の符号付き順位検定

順位

		N	平均ランク	順位和
イラン直後 - イラン前	負の順位	8[a]	6.50	52.00
	正の順位	2[b]	1.50	3.00
	同順位	0[c]		
	合計	10		
イラン10分 - イラン前	負の順位	10[d]	5.50	55.00
	正の順位	0[e]	.00	.00
	同順位	0[f]		
	合計	10		
イラン30分 - イラン前	負の順位	10[g]	5.50	55.00
	正の順位	0[h]	.00	.00
	同順位	0[i]		
	合計	10		

a. イラン直後 < イラン前
b. イラン直後 > イラン前
c. イラン前 = イラン直後
d. イラン10分 < イラン前
e. イラン10分 > イラン前
f. イラン前 = イラン10分
g. イラン30分 < イラン前
h. イラン30分 > イラン前
i. イラン前 = イラン30分

検定統計量

	イラン直後 - イラン前	イラン10分 - イラン前	イラン30分 - イラン前
Z	-2.497[a]	-2.803[a]	-2.803[a]
漸近有意確率(両側)	.013	.005	.005

a. 正の順位に基づく
b. Wilcoxon の符号付き順位検定

第9章 1要因多群のノンパラメトリック多重比較法

実例91のSPSSでは経時型一元配置法の多重比較法ができなく、一元配置法の多重比較法でしたが、危険率0.1%や5%が2つありました。ノンパラメトリック多重比較法のウィルコクソン符号付き順位和検定なると、危険率1%や5%が3つに増えました。

「決定版統計解析ソフト1」の経時型一元配置法の多重比較法では、危険率0.1%や1%や5%が3つありました。ノンパラメトリック多重比較法の3法になると2つに減りました。

```
< クラスカル・ワリス順位検定とノンパラの多重比較の検定 >
多群の・非正規の，生の計量値データ，数量化データ，順位データを用いて下さい
 (比較検定の場合は1群を基準群に，同じ繰返しが順序カテゴリーの場合は計数値可)
                    (左下三角行列=順位平均値差 , 右上三角行列=両側Z値)

         1        2        3        4
  1              1.243    2.563    3.386
  2    -6.500             1.320    2.142
  3   -13.400   -6.900             0.822
  4   -17.700  -11.200   -4.300

ノンパラの多重比較t検定(ボンフェローニ法)を表示しますか (Y)ES OR (N)O？y

ノンパラの多重比較t検定(ボンフェローニ法)              自由度 = ∞
 有意率5%→各検定0.833% 有意率1%→各検定0.167% 有意率0.1%→各検定0.017%
                    (左下三角行列=順位平均値差 , 右上三角行列=両側t値)

         1        2        3        4
  1              1.243    2.563    3.386
  2    -6.500             1.320    2.142
  3   -13.400   -6.900             0.822
  4   -17.700  -11.200   -4.300
```

```
< クラスカル・ワリス順位検定とノンパラの多重比較の検定 >
多群の・非正規の，生の計量値データ，数量化データ，順位データを用いて下さい
 (比較検定の場合は1群を基準群に，同じ繰返しが順序カテゴリーの場合は計数値可)

         1        2        3        4
  1              1.546    6.569   11.462
  2    -6.500             1.742    4.589
  3   -13.400   -6.900             0.676
  4   -17.700  -11.200   -4.300

ノンパラの多重比較q検定(テューキー・クレーマ法)を表示しますか (Y)ES OR (N)O？y

ノンパラの多重比較q検定(テューキー・クレーマ法)   群数 = 4    自由度 = ∞
                    (左下三角行列=順位平均値差 , 右上三角行列=q値)

         1        2        3        4
  1              1.758    3.625    4.788
  2    -6.500             1.866    3.030
  3   -13.400   -6.900             1.163
  4   -17.700  -11.200   -4.300
```

	Bonferroni/Dunn法	Scheffe法	Tukey-Kramer法
イラン前, イラン直後	1.243	1.546	1.758
イラン前, イラン10分後	2.563*	6.569***	3.625
イラン前, イラン30分後	3.386***	11.462***	4.788**
危険率5%(自由度∞)	1.960	2.605	3.633
危険率1%	2.576	3.782	4.403
危険率0.1%	3.291	5.422	なし

グラフは、実例73タイプのグラフと同じようになります。(＊印はSPSSの検定に従って)

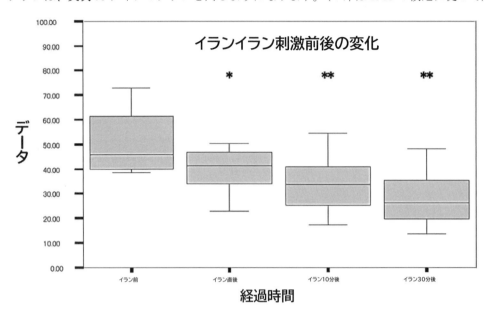

「決定版統計解析ソフト1」では、ノンパラメトリック・ボンフェローニ・ダン法、ノンパラメトリック・チューキー・クレーマ法、ノンパラメトリック・シェフェ法の3法ができます。

ノンパラ多重比較法は、「決定版統計解析ソフト1」では下記のメニューからできます。

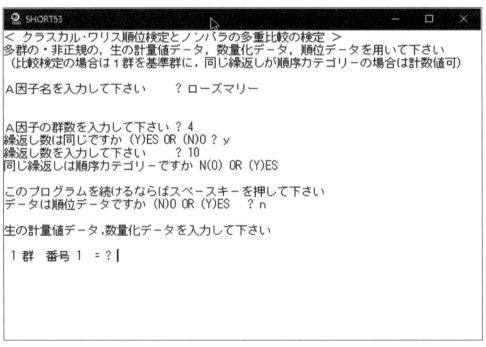

【実例100】実例74で危険率0.1％の有意差が出たのと、実例92の多重比較法との比較のため、ローズマリー芳香刺激をして測定したあるデータに、ノンパラメトリック多重比較法のウィルコクソン符号付き順位和検定とノンパラメトリックの3法をしてみます。
実例67のデータを見て下さい。

Wilcoxon の符号付き順位検定

順位

		N	平均ランク	順位和
ロズマリ直 − ロズマリ前	負の順位	8[a]	4.75	38.00
	正の順位	1[b]	7.00	7.00
	同順位	1[c]		
	合計	10		
ロズマリ10 − ロズマリ前	負の順位	10[d]	5.50	55.00
	正の順位	0[e]	.00	.00
	同順位	0[f]		
	合計	10		
ロズマリ30 − ロズマリ前	負の順位	9[g]	5.22	47.00
	正の順位	1[h]	8.00	8.00
	同順位	0[i]		
	合計	10		

a. ロズマリ直 ＜ ロズマリ前
b. ロズマリ直 ＞ ロズマリ前
c. ロズマリ前 ＝ ロズマリ直
d. ロズマリ10 ＜ ロズマリ前
e. ロズマリ10 ＞ ロズマリ前
f. ロズマリ前 ＝ ロズマリ10
g. ロズマリ30 ＜ ロズマリ前
h. ロズマリ30 ＞ ロズマリ前
i. ロズマリ前 ＝ ロズマリ30

検定統計量

	ロズマリ直 − ロズマリ前	ロズマリ10 − ロズマリ前	ロズマリ30 − ロズマリ前
Z	−1.838[a]	−2.803[a]	−1.988[a]
漸近有意確率（両側）	.066	.005	.047

a. 正の順位に基づく
b. Wilcoxon の符号付き順位検定

実例92のSPSSでは経時型一元配置法の多重比較法ができなく、一元配置法の多重比較法でしたので、有意差は何処にもありません。ノンパラメトリック多重比較法のウィルコクソン符号付き順位和検定では危険率1%や5%が2つに増えました。

「決定版統計解析ソフト1」の経時型一元配置法の多重比較法では、危険率1%や5%が2つありました。ノンパラメトリック多重比較法の3法になると1つに減りました。

```
＜ クラスカル・ワリス順位検定とノンパラの多重比較の検定 ＞
多群の・非正規の，生の計量値データ，数量化データ，順位データを用いて下さい
 （比較検定の場合は1群を基準群に，同じ繰返しが順序カテゴリーの場合は計数値可）
              （左下三角行列＝順位平均値差 ，右上三角行列＝両側Z値）

      1      2      3      4
 1           0.497  1.415  1.683
 2   -2.600         0.918  1.186
 3   -7.400  -4.800        0.268
 4   -8.800  -6.200  -1.400

ノンパラの多重比較t検定(ボンフェローニ法)を表示しますか(Y)ES OR (N)O？y

ノンパラの多重比較t検定(ボンフェローニ法)              自由度 ＝ ∞
 有意率5%→各検定0.833% 有意率1%→各検定0.167% 有意率0.1%→各検定0.017%
              （左下三角行列＝順位平均値差 ，右上三角行列＝両側t値）

      1      2      3      4
 1           0.497  1.415  1.683
 2   -2.600         0.918  1.186
 3   -7.400  -4.800        0.268
 4   -8.800  -6.200  -1.400
```

```
＜ クラスカル・ワリス順位検定とノンパラの多重比較の検定 ＞
多群の・非正規の，生の計量値データ，数量化データ，順位データを用いて下さい
 (比較検定の場合は１群を基準群に，同じ繰返しが順序カテゴリーの場合は計数値可)
           1       2       3       4
   1             0.247   2.003   2.833
   2    -2.600           0.843   1.406
   3    -7.400  -4.800           0.072
   4    -8.800  -6.200  -1.400

ノンパラの多重比較ｑ検定(テューキー・クレーマ法)を表示しますか (Y)ES OR (N)O ? y

ノンパラの多重比較ｑ検定(テューキー・クレーマ法)   群数 = 4    自由度 = ∞
                  (左下三角行列=順位平均値差，右上三角行列=ｑ値)

           1       2       3       4
   1             0.703   2.002   2.380
   2    -2.600           1.298   1.677
   3    -7.400  -4.800           0.379
   4    -8.800  -6.200  -1.400
```

	Bonferroni/Dunn 法	Scheffe 法	Tukey-Kramer 法
ローズ前, ローズ直後	0.497	0.247	0.703
ローズ前, ローズ 10 分後	1.415	2.003	2.002
ローズ前, ローズ 30 分後	1.683	2.833*	2.380
危険率 5 %(∞)	1.960	2.605	3.6332
危険率 1 %	2.576	3.782	4.4028
危険率 0.1%	3.291	5.422	

グラフは、実例 74 のグラフと同じようになります。(＊印は SPSS の検定に従って)

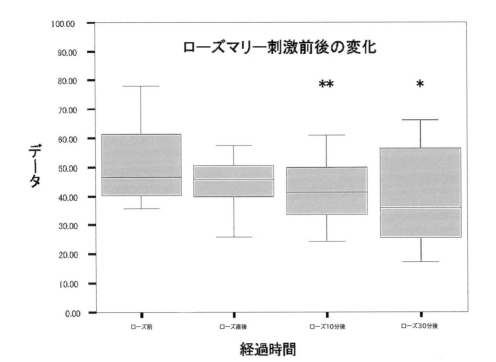

46. 1要因多群のノンパラメトリック多重傾向法
46-1. シャーリー・ウイリアムズ法(Shirley-Williams multiple test) [5)6)]

1986年にシャーリー・ウイリアムズ(Shirley-Williams)が導きだした、ノンパラメトリックの多重傾向法です。ウイリアム法をノンパラメトリック手法に修正したものです。分散分析は必要なく、群の効果が直線的に増加(減少)する場合に利用できます。

手順は **44. 1要因多群のノンパラメトリック多重比較法**の前の手順①〜手順⑤まで同じです。

手順⑥ 統計検定量を計算します。添え字の12は第1群を基準にして2群との比較を意味します。

$$t_{12} = \frac{|R_{ij} - ER_{ij}|}{\sqrt{VR_{ij}}} \quad \cdots (3)$$

手順⑦ 第2群を第3群、…第a群と置き換えて、前の手順②から手順⑥を繰り返して、統計検定量 $t_{13} \cdots t_{1a}$ を計算します。

シャーリー・ウイリアムズ法の式(3)は、スチール法の式(2)と同じで、各群のデータ数も同じことが要求されます。ウイリアムズの数値表が必要なので省略します。

分散分析に有意差がなくても、対照群と比較して増加や減少がありそうな場合や、投薬量の変化に応じて反応が増加するか、あるいは反応が減少するような場合に応用できます。ノンパラメトリック多重対比較法のスチール法よりも傾向を求めやすい検定です。

47. 多群比率のZ検定と多重比較法(multiple comparison test of multiple proportions)

6-1. 4種の測定尺度といろいろな統計手法の**Ⅰ. 名義尺度**で述べたように、全体の分類に対するある分類の相対的度数を知るために比率を計算することがあります。注意しなくてはいけないことは比率になった数量は間隔尺度になります。度数が多い時は比率として扱えます。

手順① データを次頁のような2×N分割表にまとめます。

	B1	B2	…	Bn	計
A1	f_{11}	f_{12}	…	f_{1n}	$f_{1.}$
A2	f_{21}	f_{22}	…	f_{2n}	$f_{2.}$
計	$f_{.1}$	$f_{.2}$	…	$f_{.n}$	N

手順② 総数Nを計算します。

$$N = \sum_{i=1}^{2} f_{i.} = \sum_{i=1}^{n} f_{.i}$$

手順③ 2群の比率と全比率を計算します。度数が多いほど比率は正確になります。

$$p_1 = \frac{f_{11}}{f_{11}+f_{21}}、\quad p_2 = \frac{f_{12}}{f_{12}+f_{22}}、\quad \cdots、\quad p_n = \frac{f_{1n}}{f_{1n}+f_{2n}}、\quad p = \frac{f_{11}+\cdots+f_{1n}}{N}$$

手順④ 下記の定義式で多重比較法を計算します。

$$Z_{ij} = \frac{(p_i - p_j)}{\sqrt{p \times (1-p) \times (\frac{1}{n_i} + \frac{1}{n_j})}}$$

手順⑤ Z分布表から、両側検定の、危険率5％や危険率1％の境界値$Z_{0.05}$, $Z_{0.01}$を読み取ります。
　　　判定する時の数値は巻末の（Ⅰ）正規（Z）分布表の両側確率表から読み取って下さい。
手順⑥ $|Z| \geq Z_{0.05}$, $Z_{0.01}$ならば有意差ありで、比率に差があります。
　　　$|Z| < Z_{0.05}$ 　　　　ならば有意差なしで、比率に差がないです。

【実例101】実例1の最高血圧と最低血圧を比率にして、比率の多重比較法を行ってみます。
手順①②度数は少ないですが、ここでは無理やり比率になる2×N分割表にまとめます。

	最高血圧	最低血圧	計
99mmHg 以上	12	0	12
99mmHg 未満	0	12	12
計	12	12	24

手順②総数 N = 12+12 = 12+12 = 24
手順③最高血圧で99mmHg以上の比率p1は12/12 = 1、最低血圧で99mmHg以上の比率p2は0/12= 0
　　　です。全比率は12/24 = 0.5 です。
手順④ $Z_{12} = \dfrac{(1-0)}{\sqrt{0.5 \times (1-0.5) \times (\frac{1}{12}+\frac{1}{12})}} = \dfrac{1}{\sqrt{0.25 \times 0.1667}} = \dfrac{1}{0.204145} = 4.898$

手順⑤巻末の（Ⅰ）正規（Z）分布表の両側確率表から、$Z_{0.001} = 3.29$ を読み取ります。
手順⑥Z値4.898＞境界$Z_{0.001}$値3.29なので有意差ありで、危険率0.1％で最高血圧と最低血圧
　　　に差があります。

　総合計が24個の度数を比率にするのは無茶かもしれませんが、比率にすると計量値のZ検定
が使えることが面白いところです。すなわち計数値が計量値に変わるからです。

【実例102】実例2のある大学の2つの学科の英語の能力に比率の多重比較法を行ってみます。
手順①平均値を中心に2×N分割表を作成します。

	A学科	B学科	計
54点以上	25	15	40
54点未満	14	27	41
計	39	42	81

手順②総数 N = 40+41 = 39+42 = 81
手順③全体の平均値54点以上のA学科の比率p1は25/39 = 0.641026, 全体の平均値54点以
　　　上のB学科の比率p2は15/42 = 0.357143です。全比率は40/81 = 0.493827です。
手順④ $Z_{12} = \dfrac{(0.641026-0.357143)}{\sqrt{0.493827 \times (1-0.493827) \times (\frac{1}{39}+\frac{1}{42})}} = \dfrac{0.283883}{\sqrt{0.249962 \times 0.049451}} = \dfrac{0.283883}{0.111181} = 2.55$

手順⑤巻末の（Ⅰ）正規（Z）分布表の両側確率表から、$Z_{0.05} = 1.96$ を読み取ります。
手順⑥Z値2.55＞境界$Z_{0.05}$値1.96なので有意差ありで、危険率5％で学科によって英語学力
　　　の比率に差があります。

【実例103】ある罹患率の地域の比較データです。比率の多重比較法を行ってみます。

	宮城	東京	名古屋	大阪	福岡	総数
陽性者数	13	18	12	35	14	92
検査総数	1805	3188	2104	2975	1387	11459
陽性率(%)	0.72	0.56	0.57	1.18	1.01	0.80

$$Z_{宮城・東京} = \frac{(0.0072-0.0056)}{\sqrt{0.0080\times(1-0.0080)\times(\frac{1}{1805}+\frac{1}{3188})}} = \frac{0.0016}{\sqrt{0.0079360\times0.0008677}} = \frac{0.0016}{0.002624} = 0.61$$

$$Z_{宮城・名古屋} = \frac{(0.0072-0.0057)}{\sqrt{0.0080\times(1-0.0080)\times(\frac{1}{1805}+\frac{1}{2104})}} = \frac{0.0015}{\sqrt{0.0079360\times0.0010293}} = \frac{0.0015}{0.002858} = 0.52$$

$$Z_{宮城・大阪} = \frac{(0.0072-0.0118)}{\sqrt{0.0080\times(1-0.0080)\times(\frac{1}{1805}+\frac{1}{2975})}} = \frac{-0.0046}{\sqrt{0.0079360\times0.0008902}} = \frac{-0.0046}{0.002658} = -1.73$$

$$Z_{宮城・福岡} = \frac{(0.0072-0.0101)}{\sqrt{0.0080\times(1-0.0080)\times(\frac{1}{1805}+\frac{1}{1387})}} = \frac{-0.0029}{\sqrt{0.0079360\times0.0012750}} = \frac{-0.0029}{0.003181} = -0.91$$

$$Z_{東京・名古屋} = \frac{(0.0056-0.0057)}{\sqrt{0.0080\times(1-0.0080)\times(\frac{1}{3188}+\frac{1}{2104})}} = \frac{-0.0001}{\sqrt{0.0079360\times0.0007890}} = \frac{-0.0001}{0.002502} = -0.04$$

$$Z_{東京・大阪} = \frac{(0.0056-0.0118)}{\sqrt{0.0080\times(1-0.0080)\times(\frac{1}{3188}+\frac{1}{2975})}} = \frac{-0.0062}{\sqrt{0.0079360\times0.0006498}} = \frac{-0.0062}{0.002271} = -2.73**$$

$$Z_{東京・福岡} = \frac{(0.0056-0.0101)}{\sqrt{0.0080\times(1-0.0080)\times(\frac{1}{3188}+\frac{1}{1387})}} = \frac{-0.0045}{\sqrt{0.0079360\times0.0010347}} = \frac{-0.0045}{0.002865} = -1.57$$

$$Z_{名古屋・大阪} = \frac{(0.0057-0.0118)}{\sqrt{0.0080\times(1-0.0080)\times(\frac{1}{2104}+\frac{1}{2975})}} = \frac{-0.0061}{\sqrt{0.0079360\times0.0008114}} = \frac{-0.0061}{0.002538} = -2.40*$$

$$Z_{名古屋・福岡} = \frac{(0.0057-0.0101)}{\sqrt{0.0080\times(1-0.0080)\times(\frac{1}{2104}+\frac{1}{1387})}} = \frac{-0.0044}{\sqrt{0.0079360\times0.0011963}} = \frac{-0.0044}{0.003081} = -1.43$$

$$Z_{大阪・福岡} = \frac{(0.0118-0.0101)}{\sqrt{0.0080\times(1-0.0080)\times(\frac{1}{2975}+\frac{1}{1387})}} = \frac{0.0017}{\sqrt{0.0079360\times0.0010571}} = \frac{0.0017}{0.002896} = 0.59$$

48. M×N分割表のリジッド分析 [7] (ridit, relative to an identified distribution)

1958年ブロス(Bross)がリジッド分析を考えたと言われています。SPSSにあります。

38-3-2. Aiの分類数が3以上の場合のM×N分割表または**38-3-3. 行・列の2方向に順序関係がある場合のM×N分割表**において、有意差があった場合、A群は順序関係と置き直して、比較したい群をB群として、何処と何処に有意差があるかを検定できます。

	B1	B2	...	Bn
A1	f_{11}	f_{12}	...	f_{1n}
A2	f_{21}	f_{22}	...	f_{2n}
:	:	:	...	:
Am	f_{m1}	f_{m2}	...	f_{mn}
計	$f_{.1}$	$f_{.2}$	...	$f_{.n}$

手順① 計算する次頁の表の列(1)に、基準群の度数を置く。
手順② 列(2)で、列(1)を半分にする。
手順③ 列(3)で、列(1)を1行だけ下にずらして、その度数を累積して累積度数とする。

手順④ 列(4)で、列(2)と列(3)を足し合わせる。
手順⑤ 列(5)で、列(4)を列(1)の合計(f.1)で割る。この数値をリジッドと言う。
手順⑥ 列(6)で、列(1)に列(5)を掛けて合計(T_1)する。
手順⑦ ⑨で、T_1をf.1で割って、基準群B1の平均リジッドが0.5になることを確認する。
手順⑧ 列(7)で、比較群B1の度数を置く。
手順⑨ 列(8)で、列(7)に列(5)を掛けて合計(T_2)する。
手順⑩ ⑩で、T_2をf.2で割って、比較群B2の平均リジッドを計算する。
手順⑪ 比較群数Bnに応じて手順⑧〜手順⑩を繰り返して計算する。

	(1)	(2)	(3)	(4)	(5)	(6)	(7)	(8)
	基準群B1	(1)÷2	累積度数	(2)+(3)	(4)÷f.1	(1)×(5)	比較群B2	(7)×(5)
A1	f_{11}	$f_{11}÷2$	0	$f_{11}÷2$	‥	‥	f_{12}	‥
A2	f_{21}	$f_{21}÷2$	f_{11}	$f_{21}÷2+f_{11}$	‥	‥	f_{22}	‥
A3	f_{31}	$f_{31}÷2$	$f_{11}+f_{21}$	‥	‥	‥	f_{32}	‥
A4	f_{41}	$f_{41}÷2$	$f_{11}+f_{21}+f_{31}$	‥	‥	‥	f_{42}	‥
⋮	⋮	⋮	⋮	⋮	⋮	⋮	⋮	⋮
Am	f_{m1}	$f_{m1}÷2$	$f_{11}‥f_{m1}÷2$	‥	‥	‥	‥	‥
合計	f.1					T_1	f.2	T_2
						⑨		⑩
						$T_1÷f.1$		$T_2÷f.2$

$$Z_{(j+1),j} = \frac{|T_{(j+1)}-T_j|}{1/\sqrt{12×f._{(j+1)}}} = \sqrt{12×f._{(j+1)}} × |T_{(j+1)}-T_j|, \quad j=(1,\cdots,n)$$

の値を棄却境界値Zと比較して検定します。

【実例104】実例79で有意差は出ました。何歳代と何歳代かをリジッド分析で出します。

	40歳代	50歳代	60歳代
Ⅰ	144	122	90
Ⅱ	42	66	20
Ⅲ	20	24	36
Ⅳ	16	12	14

40歳代と50歳代の比較、40歳代と60歳代の比較

	(1)	(2)	(3)	(4)	(5)	(6)	(7)	(8)	(7)	(8)
	基準群B1	(1)÷2	累積度数	(2)+(3)	(4)÷f.1	(1)×(5)	比較群B2	(5)×(7)	比較群B3	(5)×(7)
Ⅰ	144	72	0	72	0.3243	46.70	122	39.56	90	29.19
Ⅱ	42	21	144	165	0.7432	31.21	66	49.05	20	14.86
Ⅲ	20	10	186	196	0.8829	17.66	24	21.19	36	31.78
Ⅳ	16	8	206	214	0.9640	15.42	12	11.57	14	13.50
計	f.1=222					T_1=110.99	f.2=224	T_2=121.37	f.3=160	T_3=89.33
						⑨$T_1÷f.1$		⑩$T_2÷f.2$		⑩$T_3÷f.2$
						0.4999		0.5418		0.5583

$$Z_{2,1} = \frac{|T_2 - T_1|}{1/\sqrt{12 \times f_{.2}}} = \sqrt{12 \times f_{.2}} \times |T_2 - T_1| = \sqrt{12 \times 224} \times |0.5418 - 0.5000| = 51.8459 \times 0.0418 = 2.167$$

Z値2.167＞境界Z$_{0.05}$値1.96なので、40歳代と50歳代に、危険率5％で有意差があります。

$$Z_{3,1} = \frac{|T_3 - T_1|}{1/\sqrt{12 \times f_{.3}}} = \sqrt{12 \times f_{.3}} \times |T_3 - T_1| = \sqrt{12 \times 160} \times |0.5583 - 0.5000| = 43.8178 \times 0.0583 = 2.555$$

Z値2.555＞境界Z$_{0.05}$値1.96なので、40歳代と60歳代に、危険率5％で有意差があります。

50歳代と60歳代の比較

	(1) 基準群B2	(2) (1)÷2	(3) 累積度数	(4) (2)+(3)	(5) (4)÷f.2	(6) (1)×(5)	(7) 比較群B3	(8) (5)×(7)
I	122	61	0	61	0.2723	33.22	90	24.51
II	66	33	122	155	0.6920	45.67	20	13.84
III	24	12	188	200	0.8929	21.43	36	32.14
IV	12	6	212	218	0.9732	11.68	14	13.62
合計	f.2 = 224					T$_2$ = 112	f.3 = 160	T$_3$ = 84.11
						⑨ T$_2$÷f.2		⑩ T$_3$÷f.3
						0.5000		0.5257

$$Z_{3,2} = \frac{|T_3 - T_2|}{1/\sqrt{12 \times f_{.3}}} = \sqrt{12 \times f_{.3}} \times |T_3 - T_2| = \sqrt{12 \times 160} \times |0.5257 - 0.5000| = 43.8178 \times 0.0257 = 1.126$$

Z値1.126＜境界Z$_{0.05}$値1.96なので、50歳代と60歳代には、有意差がないです。

文献

1) Dwass, M.：Some k-sample rank-order test, Contributions to Probability and Statistics(Eds. I. Olkin et. al.), Stanford University Press, pp198-202, 1960
2) ユックムス編著：統計ハンドブックI　統計解析編，サイエンティスト社，p175, 1988
3) 佐久間昭：薬効評価I, p176, 薬効評価II, pp24-27, 東京大学出版, 1977
4) Steel,R.G.D.：A multiple comparison rank sum test; Treatments versus control, Biometrics, 15：pp560－572, 1959
5) Shirley, E.：A nonparametric equivalent of Williams' Test for contrasting increasing dose levels of a treatment, Biometrics, 33：pp386-389, 1977
6) Williams, D. A.：A note on Shirley's nonparametric test for comparing several dose levels with a zero-dose level, Biometrics, 42：pp183-186, 1986
7) 富永祐民：治療効果判定のための実用統計学，pp118-123, 蟹書房, 1980

参考書

吉村功・大橋靖雄：毒性試験データの解析，地人書館，1992
永田靖＆吉田道弘：統計的多重比較法の基礎，サイエンティスト社，1997

第10章 二元配置のパラメトリック統計学

49. 二元配置の分散分析(analysis of variance of two-way layout)の概要

49-1. 二元配置の分散分析の特徴

　一元配置の分散分析と多重比較法は、現在よく使われる統計手法ですが、二元配置の分散分析と多重比較法は、二つの要因によって起こる現実の世界を解析する有用な統計手法です。三元配置の分散分析と多重比較法も理論上考えられますが、後述するように現実的ではないです。

　一元配置の分散分析で述べた**要因(factor)**と**水準(level)**、**バラツキの加法性(additivity)**、**偏差平方和(deviation of squares)**、**分散分析の頑健(強)性 (robustness)**は変わりません。

　交互作用(interaction)の有無によって、**繰返しのある二元配置の有意差**と**経時型(反復測定)二元配置**の有意差のとらえ方が違ってくるので、**交互作用**はとても重要です。

　さらに**経時型(反復測定)二元配置**では**ベースライン(baseline)**としての**対照群(control group)**が必要です。

　また実際の研究を行うのに現実的な**クロスオーバ型**が**対照群**の問題も解決します。**クロスオーバ型(crossover design)**は、それなりの統計ソフトが必要ですが、なかなかないです。

49-2. ベースライン(baseline)

　ベースラインは繰返しのある二元配置の分散分析よりも、むしろ経時型(反復測定)二元配置の分散分析で重要になります。

　ベースラインという言葉が、日本の統計学書で述べられたのは多分1993年の「新版医学への統計学」[1)]ではないかと思われます。そこには「処理する前値(baseline)」と書かれています。処理する前とはコントロール群または対照群のことです。対照群とは通常何もしない群のことになります。

　そしていきなり、「よく利用されるのは、baseline 値からの差、baseline 値からの比、の2つであります。これらの指標の比較は、時点×群の交互作用と考えられる。」とまことしやかに書かれています。

　2013年の「第3版医学の統計学」[2)]でもCFB(change from baseline)があたりまえのように書かれています。2群それぞれの初期の0時で、平均値が0で、標準誤差や標準偏差が0ということを、どう説明できるのか不思議です。

　これは前述した「**変化量の捏造データ(faked date of difference from an initial)**」と「**変化率の捏造データ(faked date of percentage of change)**」を、統計処理する上で推奨していることになります。したがって間違った考えによって過去に多くの医学論文が作られ、現在も続いています。変化量や変化率の捏造データを用いるのではなく、生データで統計処理することが正しいのです。したがってベースラインは、**0でも100%でないこと**を肝に銘じる必要があります。

49-3. 交互作用(interaction)

　繰返しのある二元配置の分散分析では、2つの要因が互いに影響を与えているかどうかが問題になります。お互いに協力しあっている場合は**相乗作用(synergy effect)**で、足を引っぱりあっている場合は**相殺作用(cancel effect)**で、2つとも交互作用ありと言います。これは2つの変数の間の相関関係を意味するものとは違います。また2つの変数の見かけ上の関連を生じさせる交絡作用とも違います。

＜交互作用の基本形＞を次に図示します。

＜交互作用がない場合＞
交互作用はなくても、A要因、B要因双方の主効果が有意であることもあります。

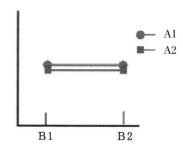

①Aの主効果,Bの主効果はないです。
　交互作用はない。

②Bの主効果はあるが,Aの主効果はないです。
　交互作用はない。

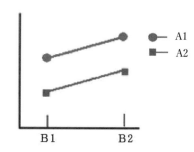

③AとBの主効果はありますが、
　交互作用はないです。
　経時ではB1に問題があります。

＜交互作用がある場合＞

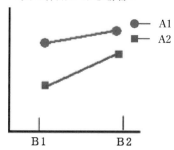

④AとBの主効果はありますが、
　平行でないので交互作用は有り無し。
　経時ではB1に問題があります。

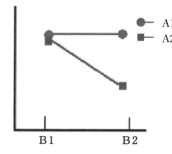

⑤AとBの主効果はありますが、
　A1ではBの効果はなく、A2ではBの
　効果はありで、若干交互作用は有り無し。
　経時では理想的なパターン。A2の右上がりも

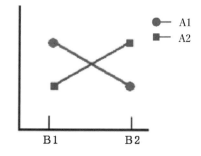

⑥交差しているので、
　交互作用はあります。

49-4. 二元配置の分散分析の種類

二元配置の分散分析には、

① 母数型(parametric model)
② 混合型(mixed model)
③ 分割型(重複測定, division model)
④ 経時型(反復測定, repeated measure model)
⑤ クロスオーバ(交差)型(crossover model)
⑥ 分割交差型(division crossover model)
⑦ 2段階枝分かれ型(nested model)
⑧ 累積傾向型(accumulate trend model)などがあります。

ここでは母数型と経時型の二元配置の分散分析を説明します。

50. 二元配置の等分散性検定(test of homogeneity of two lay-out)

前述した正規確率紙で確かめる正規性検定、または二元配置での等分散性検定は、**50-1. 二元配置のバートレット検定**と **50-2. 二元配置のレーベン検定**で行います。どちらかで非正規や不等分散がある場合には、ノンパラメトリック統計になります。

正規で等分散なら、　　　　**51. 二元配置の分散分析**

　　　　　　　　　　　　　52. 経時型(反復測定)二元配置の分散分析

　　　　　　　　　　　　　54. クロスオーバ経時型二元配置の分散分析

　　　　　　　　　　　　　　　51. 52. 54. を行ったあと **55. 二元配置の多重比較法**
　　　　　　　　　　　　　　　が行えます。

非正規または不等分散なら、　**56. 2要因多群フリードマン検定**が適応になります。

50-1. 二元配置のバートレット検定(Bartlett's test)

二元配置のそれぞれの配置の独立した3群以上の分散が等しいかを検定します。バートレット検定は正規分布からの逸脱に対しても敏感で、非正規性を検出します。

手順① この手法で扱うデータは次のようになります。

要因	B_1群	B_2群	...	...	B_b群
A_1群	$X_{111}, X_{112}, \cdots, X_{11n_{11}}$	$X_{121}, X_{122}, \cdots, X_{12n_{12}}$	...	...	$X_{1b1}, X_{1b2}, \cdots, X_{1bn_{1b}}$
A_2群	$X_{211}, X_{212}, \cdots, X_{21n_{21}}$	$X_{221}, X_{222}, \cdots, X_{22n_{22}}$	...	...	$X_{2b1}, X_{2b2}, \cdots, X_{1bn_{2b}}$
...	......	......	...	...	......
Aa群	$X_{a11}, X_{a12}, \cdots, X_{a1n_{a1}}$	$X_{a21}, X_{a22}, \cdots, X_{a2n_{a2}}$	...	...	$X_{ab1}, X_{ab2}, \cdots, X_{abn_{ab}}$

手順② 各 a 群のデータ数 $n_{i.}$ と各 b 群のデータ数 $n_{.j}$ を計算します。n_{ij} は(A_i, B_j)の各データ数

$$n_{i.} = \sum_{j=1}^{b} n_{ij} \quad 、\quad n_{.j} = \sum_{i=1}^{a} n_{ij}$$

手順③ 各 a 群の部分和 $\sum_{j=1}^{b}\sum_{k=1}^{n_{i.}} X_{ijk}$ をデータ数 $n_{i.}$ で割った平均値 $\overline{X}_{i.}(i=1\cdots a)$ と、

各 b 群の部分和 $\sum_{i=1}^{a}\sum_{j=1}^{n_{.j}} X_{ijk}$ をデータ数 $n_{.j}$ で割った平均値 $\overline{X}_{.j}(j=1\cdots b)$ を計算します。

$$\overline{X}_{i.} = \Big(\sum_{j=1}^{b}\sum_{k=1}^{n_{i.}} X_{ijk}\Big)\Big/ n_{i.} \quad 、\quad \overline{X}_{.j} = \Big(\sum_{i=1}^{a}\sum_{j=1}^{n_{.j}} X_{ijk}\Big)\Big/ n_{.j}$$

手順④ 総データ数Nを計算します。

$$N = \sum_{i=1}^{a}\sum_{j=1}^{b} n_{ij}$$

手順⑤ 各 a 群の偏差平方和 S_i $(i=1\cdots a)$ と、各 b 群の偏差平方和 S_j $(j=1\cdots b)$ を計算します。

$$S_i = \sum_{i=1}^{b}\sum_{k=1}^{n_{i.}}(X_{ijk}-\overline{X}_{i.})^2 = (X_{i11}-\overline{X}_{i.})^2 + \cdots + (X_{i1n_{i1}}-\overline{X}_{i.})^2 + (X_{i21}-\overline{X}_{i.})^2 + \cdots$$
$$+ (X_{i2n_{i2}}-\overline{X}_{i.})^2 + \cdots\cdots + (X_{ib1}-\overline{X}_{i.})^2 + \cdots + (X_{ibn_{ib}}-\overline{X}_{i.})^2$$

$$S_j = \sum_{i=1}^{a}\sum_{k=1}^{n_{.j}}(X_{ijk}-\overline{X}_{.j})^2 = (X_{1j1}-\overline{X}_{.j})^2 + \cdots + (X_{1jn_{j1}}-\overline{X}_{.j})^2 + (X_{2j1}-\overline{X}_{.j})^2 + \cdots$$
$$+ (X_{2jn_{2j}}-\overline{X}_{.j})^2 + \cdots\cdots + (X_{aj1}-\overline{X}_{.j})^2 + \cdots + (X_{ajn_{aj}}-\overline{X}_{.j})^2$$

手順⑥ a 群の分散 V_i と、b 群の分散 V_j を計算します。
$$V_i = S_i/(n_{i.} - 1) \quad 、\quad V_j = S_j/(n_{.j} - 1)$$

手順⑦ a 群の平均分散（併合分散）V_Ei と、b 群の平均分散（併合分散）V_Ej を計算します。
$$V_Ei = \sum_{i=1}^{a} S_i/(N-a) \quad 、\quad V_Ej = \sum_{j=1}^{b} S_j/(N-b)$$

手順⑧ a 群の分散の偏り度 Mi と、b 群の分散の偏り度 Mj を計算します。
$$Mi = (N-a) \times \ln V_E i - \sum_{i=1}^{a}[(n_{i.}-1) \times \ln V_i]$$
$$Mj = (N-b) \times \ln V_E j - \sum_{j=1}^{b}[(n_{.j}-1) \times \ln V_j]$$

手順⑨ データ数の a 群の補正係数 Ci と、b 群の補正係数 Cj を計算します。
$$Ci = 1 + \frac{1}{3 \times (a-1)} \times \left(\sum_{i=1}^{a}\frac{1}{n_{i.}-1} - \frac{1}{N-a}\right) \quad 、\quad Cj = 1 + \frac{1}{3 \times (b-1)} \times \left(\sum_{j=1}^{b}\frac{1}{n_{.j}-1} - \frac{1}{N-b}\right)$$

手順⑩ M を C で割った a 群の分散の偏り度 $\chi^2 i$ と、b 群の分散偏り度 $\chi^2 j$ を計算します。
$\chi^2 i = Mi/Ci$　自由度 $\nu_A = a-1$　、$\chi^2 j = Mj/Cj$　自由度 $\nu_B = b-1$

手順⑪ χ^2 分布表から、片側検定の上側確率で、危険率5％の境界値 $\chi^2{}_{0.05}(\nu_A)$, $\chi^2{}_{0.05}(\nu_B)$ を読み取ります。

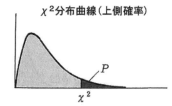
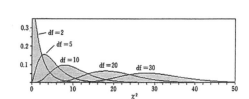

　χ^2 分布表は左図の χ^2 分布曲線（**10. 確率分布…正規分布と t 分布と χ^2 分布と F 分布**の③）から P 値に対しての χ^2 値を読み取った数値です。χ^2 分布曲線は右図のように自由度によって変わり、バートレット検定の自由度は $\nu_A = a-1$ と $\nu_B = b-1$ です。
　判定する時は巻末の**（Ⅱ）χ^2 分布表の上（片）側パーセント点表**から読み取って下さい。

手順⑫ $\chi^2 i \leq \chi^2{}_{0.05}(\nu_A)$ かつ $\chi^2 j \leq \chi^2{}_{0.05}(\nu_B)$ ならば採択されて有意差なしで、等分散です。
　　　⇒パラメトリックの二元配置の分散分析などが適応になります。
　　　$\chi^2 i > \chi^2{}_{0.05}(\nu_A)$ あるいは $\chi^2 j > \chi^2{}_{0.05}(\nu_B)$ ならば棄却されて有意差ありで、不等分散です。
　　　⇒ノンパラメトリックのフリードマン検定などが適応になります。

50-2. 二元配置のレーベン（ルビーン）検定（Leven's test）

　二元配置のそれぞれの配置の独立した3群以上の群間の分散が等しいかを検定します。レーベン検定は正規分布に従わないと想定される場合にも使えます。レーベン検定はバートレット検定のように複雑ではなくシンプルです。

手順① この手法で扱うデータは次のようになります。

要因	B_1群	B_2群	⋯	⋯	B_b群
A_1群	$X_{111}, X_{112}, \cdots, X_{11n_{11}}$	$X_{121}, X_{122}, \cdots, X_{12n_{12}}$	⋯	⋯	$X_{1b1}, X_{1b2}, \cdots, X_{1bn_{1b}}$
A_2群	$X_{211}, X_{212}, \cdots, X_{21n_{21}}$	$X_{221}, X_{222}, \cdots, X_{22n_{22}}$	⋯	⋯	$X_{2b1}, X_{2b2}, \cdots, X_{1bn_{2b}}$
⋯	⋯⋯⋯	⋯⋯⋯	⋯	⋯	⋯⋯⋯
Aa群	$X_{a11}, X_{a12}, \cdots, X_{a1n_{a1}}$	$X_{a21}, X_{a22}, \cdots, X_{a2n_{a2}}$	⋯	⋯	$X_{ab1}, X_{ab2}, \cdots, X_{abn_{ab}}$

手順②〜手順⑤までは、バートレット検定の手順②〜手順⑤と同じです。

手順⑥ a群の群内変動の偏差平方和 $S_E i$ と、b群の群内変動の偏差平方和 $S_E j$ を計算します。

$$S_E i = \sum_{i=1}^{a} S_i \quad , \quad S_E j = \sum_{j=1}^{b} S_j$$

手順⑦ a群のレーベン総和 $\mathrm{LTD}\, i$ と、b群のレーベン総和 $\mathrm{LTD}\, j$ を計算します。

$$\mathrm{LTD}\, i = \sum_{i=1}^{a}\sum_{j=1}^{b}\sum_{k=1}^{n_{i.}} |X_{ijk} - \overline{X}_{i.}| = |X_{111} - \overline{X}_{1.}| + |X_{112} - \overline{X}_{1.}| + \cdot + |X_{a11} - \overline{X}_{a.}| + \cdot + |X_{abn_{ab}} - \overline{X}_{a.}|$$

$$\mathrm{LTD}\, j = \sum_{i=1}^{b}\sum_{j=1}^{a}\sum_{k=1}^{n_{.j}} |X_{ijk} - \overline{X}_{.j}| = |X_{111} - \overline{X}_{.1}| + |X_{112} - \overline{X}_{.1}| + \cdot + |X_{ab1} - \overline{X}_{.b}| + \cdot + |X_{abn_{ab}} - \overline{X}_{.b}|$$

手順⑧ a群の平均偏差 D_i (mean deviation) $(i = 1, \cdots, a)$ と、

b群の平均偏差 D_j $(j = 1, \cdots, b)$ を計算します。

$$D_i = \mathrm{LTD}\, i / n_i \quad , \quad D_j = \mathrm{LTD}\, j / n_j$$

手順⑨ a群のレーベン平均平方和 $\mathrm{LMT}\, i$ と、b群のレーベン平均平方和 $\mathrm{LMT}\, j$ を計算します。

$$\mathrm{LMT}\, i = \sum_{i=1}^{a} n_{i.} \times D_i^2 = n_{1.} \times D_1^2 + n_{2.} \times D_2^2 + \cdots + n_{a.} \times D_a^2$$

$$\mathrm{LMT}\, j = \sum_{j=1}^{b} n_{.j} \times D_j^2 = n_{.1} \times D_1^2 + n_{.2} \times D_2^2 + \cdots + n_{.b} \times D_b^2$$

手順⑩ a群のレーベン修正項 $\mathrm{LCF}\, i$ と、b群のレーベン修正項 $\mathrm{LCF}\, j$ を計算します。

$\mathrm{LCF}\, i = $ レーベン総和2乗 $\mathrm{LTD}\, i^2$ / 総データ数 $N = \mathrm{LTD}\, i^2 / N$

$\mathrm{LCF}\, j = $ レーベン総和2乗 $\mathrm{LTD}\, j^2$ / 総データ数 $N = \mathrm{LTD}\, j^2 / N$

手順⑪ a群のレーベン総変動 $\mathrm{LST}\, i$ と、b群のレーベン総変動 $\mathrm{LST}\, j$ を計算します。

$\mathrm{LST}\, i = $ 群内変動の偏差平方和 $S_E i - $ レーベン修正項 $\mathrm{LCF}\, i = S_E i - \mathrm{LCF}\, i$

$\mathrm{LST}\, j = $ 群内変動の偏差平方和 $S_E j - $ レーベン修正項 $\mathrm{LCF}\, j = S_E j - \mathrm{LCF}\, j$

手順⑫ a群のレーベン群間変動 $\mathrm{LD}_A i$ と、b群のレーベン群間変動 $\mathrm{LD}_B j$ を計算します。

$\mathrm{LD}_A i = $ レーベン各群の平均平方和 $\mathrm{LMT}\, i - $ レーベン修正項 $\mathrm{LCF}\, i = \mathrm{LMT}\, i - \mathrm{LCF}\, i$

$\mathrm{LD}_B j = $ レーベン各群の平均平方和 $\mathrm{LMT}\, j - $ レーベン修正項 $\mathrm{LCF}\, j = \mathrm{LMT}\, j - \mathrm{LCF}\, j$

手順⑬ a群のレーベン群内変動 $\mathrm{LD}_E i$ と、b群のレーベン群内変動 $\mathrm{LD}_E j$ を計算します。

$\mathrm{LD}_E i = $ レーベン総変動 $\mathrm{LST}\, i - $ レーベン群間変動 $\mathrm{LD}_A i = \mathrm{LST}\, i - \mathrm{LD}_A i$

$\mathrm{LD}_E j = $ レーベン総変動 $\mathrm{LST}\, j - $ レーベン群間変動 $\mathrm{LD}_B j = \mathrm{LST}\, j - \mathrm{LD}_B j$

手順⑭ a群のレーベン群間分散 $\mathrm{LV}_A i$ と、b群のレーベン群間分散 $\mathrm{LV}_A j$ を計算します。

$\mathrm{LV}_A i = \mathrm{LD}_A i / (a - 1) \quad , \quad \mathrm{LV}_B j = \mathrm{LD}_A j / (b - 1)$

手順⑮ a群のレーベン群内分散 $LV_E i$ と、b群のレーベン群内分散 $LV_E j$ を計算します。
$$LV_E i = LD_E i/(N-a) 、 LV_E j = LD_E j/(N-b)$$
手順⑯ a群の分散比Fi値と、b群の分散比Fj値を計算します。
$$Fi = LV_A i/LV_E i、自由度 \nu_A i = a-1、\nu_E i = N-a$$
$$Fj = LV_B j/LV_E j、自由度 \nu_B j = b-1、\nu_E j = N-b$$
手順⑰ F分布表から、片側検定の上側確率で、危険率5％の境界値$F_{0.05}(\nu_A i, \nu_E i)$, $F_{0.05}(\nu_B j, \nu_E j)$を読み取ります。

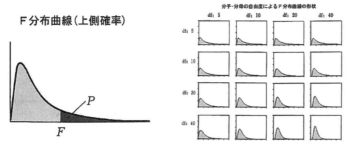

F分布表は左図のF分布曲線(**10. 確率分布…正規分布と t 分布とχ^2分布とF分布の**④)でP値に対してのF値を読み取った数値です。F分布曲線は右図の分子または分母の自由度によって変わり、レーベン検定のA要因の自由度は$(\nu_A i, \nu_E i)$によって、B要因の自由度は$(\nu_B j, \nu_E j)$によって変わります。

判定する時は巻末の(**Ⅳ) F分布表の上(片)側パーセント点表**から読み取って下さい。

手順⑱ $Fi \leqq F_{0.05}(\nu_A i, \nu_E i)$ かつ$Fj \leqq F_{0.05}(\nu_B j, \nu_E j)$ならば有意差なしで、等分散です。
　　　　⇒パラメトリックの二元配置の分散分析などが適応になります。

$Fi > F_{0.05}(\nu_A i, \nu_E i)$ あるいは $Fj > F_{0.05}(\nu_B j, \nu_E j)$ならば有意差ありで、不等分散です。
　　　　⇒ノンパラメトリックのフリードマン検定などが適応になります。

バートレット検定では正規性も兼ねているので、特に正規性のχ^2検定は特に必要ありませんが、厳密に行う時は正規性のχ^2検定も行って下さい。また次に行う二元配置の分散分析は頑健性があるので、バートレット検定などに囚われる必要はないとも言われています。

【実例 105】ある疾患の3種の治療薬のA, B, Cの効果を調べるため、男女の患者に投与し数値を集計しました。治療薬別あるいは男女別のバートレット検定とレーベン検定を行います。

	男	女
A	133, 140, 129, 132	127, 126, 125
B	137, 136, 134, 135, 134	127, 129, 133, 128, 126, 127
C	121, 125	126, 119, 125, 128

バートレット検定を計算します。
手順② 各a群のデータ数 $n_{i.} = \sum_{j=1}^{b} n_{ij}$　　A = 4+3 = 7、 B = 5+6 = 11、 C = 2+4 = 6
　　　各b群のデータ数 $n_{.j} = \sum_{i=1}^{a} n_{ij}$　　男 = 4+5+2 = 11、 女 = 3+6+4 = 13
手順③ 各a群部分和$\sum_{j=1}^{b}\sum_{k=1}^{n_{i.}} X_{ijk}$の平均値 $\overline{X}_{i.}$
　　　A治療薬 = (133+140+129+132+127+126+125)/7 = 912/7 = 130.3
　　　B治療薬 = (137+136+134+135+134+127+129+133+128+126+127)/11 = 1446/11 = 131.5

　　　　C 治療薬 = (121+125+126+119+125+128)/6 = 744/6 = 124
　　　各b群部分和 $\sum_{i=1}^{a}\sum_{j=1}^{n_j} X_{ijk}$ の平均値 $\overline{X}_{.j}$
　　　男 = (133+140+129+132+137+136+134+135+134+121+125)/11 = 1456/11 = 132.4
　　　女 = (127+126+125+127+129+133+128+126+127+126+119+125+128)/13 = 1646/13 = 126.6

手順④総データ数 N = $\sum_{i=1}^{a}\sum_{j=1}^{b} n_{ij}$ = 4+3+5+6+2+4 = 24

手順⑤各a群の偏差平方和 $S_i = \sum_{i=1}^{a}\sum_{k=1}^{n_{i.}}\left(X_{ijk} - \overline{X}_{i.}\right)^2$
　　　A = $(133-130.3)^2+(140-130.3)^2+(129-130.3)^2+(132-130.3)^2+(127-130.3)^2+(126-130.3)^2$
　　　　　 $+(125-130.3)^2$ = $2.7^2+9.7^2+(-1.3)^2+1.7^2+(-3.3)^2+(-4.3)^2+(-5.3)^2$
　　　　 = 7.29+94.09+1.69+2.89+10.89+18.49+28.09 = 163.43
　　　B = $(137-131.5)^2+(136-131.5)^2+(134-131.5)^2+(135-131.5)^2+(134-131.5)^2+(127-131.5)^2$
　　　　　 $+(129-131.5)^2+(133-131.5)^2+(128-131.5)^2+(126-131.5)^2+(127-131.5)^2$
　　　　 = $5.5^2+4.5^2+2.5^2+3.5^2+2.5^2+(-4.5)^2+(-2.5)^2+1.5^2+(-3.5)^2+(-5.5)^2+(-4.5)^2$
　　　　 = 30.25+20.25+6.25+12.25+6.25+20.25+6.25+2.25+12.25+30.25+20.25 = 166.75
　　　C = $(121-124)^2+(125-124)^2+(126-124)^2+(119-124)^2+(125-124)^2+(128-124)^2$
　　　　 = $(-3)^2+1^2+2^2+(-5)^2+1^2+4^2$ = 9+1+4+25+1+16 = 56

　　　各b群の偏差平方和 $S_j = \sum_{j=1}^{b}\sum_{k=1}^{n_{j.}}\left(X_{ijk} - \overline{X}_{.j}\right)^2$
　　　男 = $(133-132.4)^2+(140-132.4)^2+(129-132.4)^2+(132-132.4)^2+(137-132.4)^2+(136-132.4)^2$
　　　　　 $+(134-132.4)^2+(135-132.4)^2+(134-132.4)^2+(121-132.4)^2+(125-132.4)^2$
　　　　 = $0.6^2+7.6^2+(-3.4)^2+(-0.4)^2+4.6^2+3.6^2+1.6^2+2.6^2+1.6^2+(-11.4)^2+(-7.4)^2$
　　　　 = 0.36+57.76+11.56+0.16+21.16+12.96+2.56+6.76+2.56+129.96+54.76 = 300.56
　　　女 = $(127-126.6)^2+(126-126.6)^2+(125-126.6)^2+(127-126.6)^2+(129-126.6)^2+(133-126.6)^2$
　　　　　 $+(128-126.6)^2+(126-126.6)^2+(127-126.6)^2+(126-126.6)^2+(119-126.6)^2+(125-126.6)^2$
　　　　　 $+(128-126.6)^2$ = $0.4^2+(-0.6)^2+(-1.6)^2+0.4^2+2.4^2+6.4^2+1.4^2+(-0.6)^2+0.4^2+(-0.6)^2$
　　　　　 $+(-7.6)^2+(-1.6)^2+1.4^2$ = 0.16+0.36+2.56+0.16+5.76+40.96+1.96+0.36+0.16+0.36
　　　　　 +57.76+2.56+1.96 = 115.08

手順⑥a群の分散 $V_i = S_i/n_{i.}$　A = 163.43/6 = 27.24、B = 166.75/10 = 16.68、C = 56/5 = 11.2
　　　b群の分散 $V_j = S_j/n_{.j}$　男 = 300.56/10 = 30.056、女 = 115.08/12 = 9.59

手順⑦a群の平均分散(併合分散)$V_{Ei} = \sum_{i=1}^{a} S_i/(N-a)$
　　　 = (163.43+166.75+56)/(24-3) = (163.44+166.75+56)/21 = 18.39
　　　b群の平均分散(併合分散)$V_{Ej} = \sum_{j=1}^{a} S_j/(N-b)$
　　　 = (300.56+115.08)/(24-2) = (300.56+115.08)/22 = 18.89

手順⑧a群の分散の偏り度 $M_i = (N-a) \times \ln V_{Ei} - \sum_{i=1}^{a}[(n_{i.}-1) \times \ln V_i]$
　　　 = $(24-3) \times \ln(18.39) - [(7-1) \times \ln(27.24) + (11-1) \times \ln(16.68) + (6-1) \times \ln(11.2)]$
　　　 = 21×2.912−(6×3.305+10×2.814+5×2.416) = 61.152−(19.83+28.14+12.08) = 1.102
　　　b群の分散の偏り度 $M_j = (N-b) \times \ln V_{Ej} - \sum_{j=1}^{b}[(n_{.j}-1) \times \ln V_j]$
　　　 = $(24-2) \times \ln(18.89) - [(11-1) \times \ln(30.06) + (13-1) \times \ln(9.59)]$
　　　 = 22×2.939−(10×3.403+12×2.26072) = 64.658−(34.03+27.132) = 3.496

手順⑨a群補正係数 $C_i = 1 + \frac{1}{3 \times (a-1)} \times \left(\sum_{i=1}^{a} \frac{1}{n_{i.}-1} - \frac{1}{N-a}\right) = 1 + \frac{1}{3 \times (3-1)} \times \left[\frac{1}{(7-1)} + \frac{1}{(11-1)} + \frac{1}{(6-1)} - \frac{1}{(24-3)}\right]$
　　　 = $1 + \frac{1}{6} \times (\frac{1}{6} + \frac{1}{10} + \frac{1}{5} - \frac{1}{21})$ = $1 + \frac{1}{6} \times (0.166667+0.1+0.2-0.047619)$ = 1+0.166667×0.419048 = 1.06984

b群補正係数 $C_j = 1 + \frac{1}{3\times(b-1)} \times \left(\sum_{j=1}^{b} \frac{1}{n_{.j}-1} - \frac{1}{N-b}\right) = 1 + \frac{1}{3\times(2-1)} \times \left[\frac{1}{(11-1)} + \frac{1}{(13-1)} - \frac{1}{(24-2)}\right]$

$= 1 + \frac{1}{3} \times (\frac{1}{10} + \frac{1}{12} - \frac{1}{22}) = 1 + \frac{1}{3} \times (0.1 + 0.0833333 - 0.0454545) = 1 + 0.333333 \times 0.1378788 = 1.04596$

手順⑩ a群の偏り度 $\chi^2 i = M_i / C_i = 1.102/1.06984 = 1.0300$、自由度 $\nu_A = a - 1 = 3 - 1 = 2$

b群の偏り度 $\chi^2 j = M_j / C_j = 3.496/1.04596 = 3.3424$、自由度 $\nu_B = b - 1 = 2 - 1 = 1$

手順⑪巻末の(Ⅱ) χ^2分布表の上(片)側パーセント点表から、$\chi^2_{0.05(2)} = 5.991$, $\chi^2_{0.05(1)} = 3.841$ を読み取ります。

手順⑫ $\chi^2 i$値 $1.0300 <$ 境界 $\chi^2_{0.05(2)}$値 5.991, $\chi^2 j$値 $3.3452 <$ 境界 $\chi^2_{0.05(1)}$値 3.841 なので、両方とも有意差はなしで、等分散です。

$\chi^2 i$値 1.0300 や $\chi^2 j$値 3.3452 は、EZRの結果と同じで、次頁の著者作成のソフト「決定版統計解析ソフト1」のバートレット検定のχ^2値とほぼ同じです。

レーベン検定を計算します。

手順②〜手順⑤までは、バートレット検定の手順②〜手順⑤と同じです。

手順⑥ a群の群内変動の偏差平方和 $S_{E}i = \sum_{i=1}^{a} S_i = 163.43 + 166.75 + 56 = 386.18$

b群の群内変動の偏差平方和 $S_{E}j = \sum_{j=1}^{b} S_j = 300.6 + 115.08 = 415.68$

手順⑦ a群のレーベン総和 $LTDi = \sum_{i=1}^{a}\sum_{j=1}^{b}\sum_{k=1}^{n_i} |X_{ijk} - \overline{X}_{i.}|$

A治療薬 $= |133-130.3| + |140-130.3| + |129-130.3| + |132-130.3| + |127-130.3|$
$+ |126-130.3| + |125-130.3|$
$= |2.7| + |9.7| + |-1.3| + |1.7| + |-3.3| + |-4.3| + |-5.3| = 28.3$

B治療薬 $= |137-131.5| + |136-131.5| + |134-131.5| + |135-131.5| + |134-131.5| + |127-131.5|$
$+ |129-131.5| + |133-131.5| + |128-131.5| + |126-131.5| + |127-131.5|$
$= |5.5| + |4.5| + |2.5| + |3.5| + |2.5| + |-4.5| + |-2.5| + |1.5| + |-3.5| + |-5.5| + |-4.5| = 40.5$

C治療薬 $= |121-124| + |125-124| + |126-124| + |119-124| + |125-124| + |128-124|$
$= |-3| + |1| + |2| + |-5| + |1| + |4| = 16$

a群のレーベン総和 $LTDi =$ A治療薬 $+$ B治療薬 $+$ C治療薬 $= 28.3 + 40.5 + 16 = 84.8$

b群のレーベン総和 $LTDj = \sum_{i=1}^{b}\sum_{j=1}^{a}\sum_{k=1}^{n_i} |X_{ijk} - \overline{X}_{.i}|$

男 $= |133-132.4| + |140-132.4| + |129-132.4| + |132-132.4| + |137-132.4| + |136-132.4|$
$+ |134-132.4| + |135-132.4| + |134-132.4| + |121-132.4| + |125-132.4|$
$= |0.6| + |7.6| + |-3.4| + |-0.4| + |4.6| + |3.6| + |1.6| + |2.6| + |1.6| + |-11.4| + |-7.4| = 44.8$

女 $= |127-126.6| + |126-126.6| + |125-126.6| + |127-126.6| + |129-126.6| + |133-126.6|$
$+ |128-126.6| + |126-126.6| + |127-126.6| + |126-126.6| + |119-126.6| + |125-126.6|$
$+ |128-126.6| = |0.4| + |-0.6| + |-1.6| + |0.4| + |2.4| + |6.4| + |1.4| + |-0.6| + |0.4| + |-0.6|$
$+ |-7.6| + |-1.6| + |1.4| = 25.4$

b群のレーベン総和 $LTDj =$ 男 $+$ 女 $= 44.8 + 25.4 = 70.2$

手順⑧ a群の平均偏差 $D_i = LTDi / n_i$

A治療薬の平均偏差 $= 28.3 / 7 = 4.04286$

B治療薬の平均偏差 $= 40.5 / 11 = 3.68182$

C治療薬の平均偏差 $= 16 / 6 = 2.66667$

b群の平均偏差 $D_j = LTDj / n_j$

男の平均偏差 = 44.8/11 = 4.07273
女の平均偏差 = 25.4/13 = 1.95385

手順⑨ a 群のレーベン平均平方和 $LMTi = \sum_{i=1}^{a} n_{i.} \times D_i^2$

= 7×4.04286² + 11×3.68182² + 6×2.66667² = 114.413+149.114+42.6668 = 306.194

b 群のレーベン平均平方和 $LMTj = \sum_{j=1}^{b} n_{.j} \times D_j^2$

= 11×4.07273² + 13×1.95385² = 182.458+49.6279 = 232.086

手順⑩ a 群のレーベン修正項 $LCFi$ と、b 群のレーベン修正項 $LCFj$ を計算します。

$LCFi = LTDi^2/N = 84.8^2/24 = 299.627$

$LCFj = LTDj^2/N = 70.2^2/24 = 205.335$

手順⑪ a 群のレーベン総変動 $LSTi$ と、b 群のレーベン総変動 $LSTj$ を計算します。

$LSTi = S_Ei - LCFi = 386.18-299.627 = 86.553$

$LSTj = S_Ej - LCFj = 415.68-205.335 = 210.345$

手順⑫ a 群のレーベン群間変動 LD_Ai と、b 群のレーベン群間変動 LD_Bj を計算します。

$LD_Ai = LMTi - LCFi = 306.194-299.627 = 6.567$

$LD_Bj = LMTj - LCFj = 232.086-205.335 = 26.751$

手順⑬ a 群のレーベン群内変動 LD_Ei と、b 群のレーベン群内変動 LD_Ej を計算します。

$LD_Ei = LSTi - LD_Ai = 86.553-6.567 = 79.986$

$LD_Ej = LSTj - LD_Bj = 210.345-26.751 = 183.594$

手順⑭ a 群のレーベン群間分散 LV_Ai と、b 群のレーベン群間分散 LV_Bj を計算します。

$LV_Ai = LD_Ai/(a-1) = 6.567/(3-1) = 3.284$

$LV_Bj = LD_Bj/(b-1) = 26.751/(2-1) = 26.75$

手順⑮ a 群のレーベン群内分散 LV_Ei と、b 群のレーベン群内分散 LV_Ej を計算します。

$LV_Ei = LD_Ei/(N-a) = 79.986/(24-3) = 3.809$

$LV_Ej = LD_Ej/(N-b) = 183.594/(24-2) = 8.345$

手順⑯ a 群の分散比 Fi 値と、b 群の分散比 Fj 値を計算します。

$Fi = LV_Ai/LV_Ei = 3.284/3.809 = 0.8622$、自由度 $\nu_Ai = a-1 = 3-1 = 2$、$\nu_Ei = N-a = 24-3 = 21$

$Fj = LV_Bj/LV_Ej = 26.75/8.345 = 3.206$、自由度 $\nu_Bj = b-1 = 2-1 = 1$、$\nu_Ej = N-b = 24-2 = 22$

手順⑰ 巻末の(Ⅳ)F分布表の上(片)側パーセント点表から、$F_{0.05(2,21)} = 3.467$、

$F_{0.05(1,22)} = 4.301$ を読み取ります。

手順⑱ Fi 値 0.8622 < 境界 $F_{0.05(2,21)}$ 値 3.467 かつ Fj 値 3.206 < 境界 $F_{0.05(1,22)}$ 値 4.301 なので、両方とも有意差なしで、等分散です。

Fi 値 0.8622 や Fj 値 3.206 は、下のレーベン検定のF値とほぼ同じです。

著者作成のソフト「決定版統計解析ソフト1」のレーベン検定の結果を示します。

```
レーベン検定 F 値      = .86451078025003       自由度 = 2 , 21
バートレット検定 χ2 値 = 1.02919878945999      自由度 = 2
```
治療薬群

```
レーベン検定 F 値      = 3.254949781835        自由度 = 1 , 22
バートレット検定 χ2 値 = 3.34018000344552      自由度 = 1
```
男女群

SPSS のレーベン検定では、治療薬男女まとめての交互作用項のセルデータで出していますが、

二元配置の分散分析では交互作用項で有意差が出たらそこで中止なので、セルでの**等分散性検定**は必要ありません。二元配置の分散分析では、行また列のレーベン検定の方が正しいと思われます。

Levene の誤差分散の等質性検定 a

従属変数: 投与量

F 値	自由度1	自由度2	有意確率
1.286	5	18	.313

従属変数の誤差分散がグループ間で等しいという帰無仮説を検定します。

a. 計画: Intercept+治療薬+男女+治療薬＊男女

【実例 106】イランイランとローズマリー芳香の経時データを、二元配置の分散分析をする前に、イランイランとローズマリーをまとめたセルでの SPSS のレーベン検定で行ってみます。

等分散性の検定

データ

Levene 統計量	自由度1	自由度2	有意確率
.667	7	72	.699

有意確率 0.699 なので、等分散です。

51. 二元配置の分散分析

一元配置の分散分析で扱うデータのまとめは、次のようでしたが、

1 群	X_{11}	$,X_{12}$	⋯	⋯	$,X_{1n_2}$
2 群	X_{21}	$,X_{22}$	⋯	⋯	$,X_{2n_2}$
⋯	⋯	⋯	⋯	⋯	⋯
a群	X_{a1}	$,X_{a2}$	⋯	⋯	$,X_{an_a}$

繰返しのない二元配置の分散分析で扱うデータのまとめは、以下のような配列になります。

	B_1群	B_2群	⋯	⋯	B_b群
A_1群	X_{11}	X_{12}	⋯	⋯	X_{1n}
A_2群	X_{21}	X_{22}	⋯	⋯	X_{2n}
⋯	⋯	⋯	⋯	⋯	⋯
Aa群	X_{a1}	X_{a2}	⋯	⋯	X_{an}

ここでは**繰り返しのない二元配置の分散分析**のデータについて考えてみます。2群と2群の組合せでは方向性が分からないので、通常最低 3 群と 3 群になります。したがって実験の例数は 3×3 の最低 9 例になります。しかしながらこの 9 例で二元配置の分散分析での結論を出すのは無謀すぎます。**繰返しのない二元配置の分散分析**は精度が落ちるので、ここでは説明しません。

この 9 項目のなかで実験を繰り返すと信頼性が高くなります。最低 3 例ずつ繰り返すと、3×3×3 の最低合計 27 回になり、精度も増します。

三元配置の分散分析になると、実験の例数は最低 27 例ですが、信頼性を上げるためには 3×3×3×3 の最低合計 81 例になります。81 例になると現実問題として実験は不可能になってきます。

繰返しのない二元配置の分散分析で扱うデータは、通常、**経時型（反復測定）一元配置の分散分析**で扱うデータと同じになります。

手順① **繰返しのある二元配置の分散分析**(factorial analysis of variance of two layout)で扱う
データは次のようになります。

要因	B_1群	B_2群	$\cdots$	B_b群
A_1群	$X_{111}, X_{112}, \cdots, X_{11n_{11}}$	$X_{121}, X_{122}, \cdots, X_{12n_{12}}$	$\cdots$	$X_{1b1}, X_{1b2}, \cdots, X_{1bn_{1b}}$
A_2群	$X_{211}, X_{212}, \cdots, X_{21n_{21}}$	$X_{221}, X_{222}, \cdots, X_{22n_{22}}$	$\cdots$	$X_{2b1}, X_{2b2}, \cdots, X_{1bn_{2b}}$
$\cdots$	$\cdots\cdots\cdots$	$\cdots\cdots\cdots$	$\cdots$	$\cdots\cdots\cdots$
Aa群	$X_{a11}, X_{a12}, \cdots, X_{a1n_{a1}}$	$X_{a21}, X_{a22}, \cdots, X_{a2n_{a2}}$	$\cdots$	$X_{ab1}, X_{ab2}, \cdots, X_{abn_{ab}}$

手順② 各 a 群のデータ数 $n_{i.}$ と、各 b 群のデータ数 $n_{.j}$ を計算します。n_{ij} は(A_i, B_j)のデータ数

$$n_{i.} = \sum_{j=1}^{b} n_{ij} \qquad 、 \qquad n_{.j} = \sum_{i=1}^{a} n_{ij}$$

手順③ 各 a 群の部分和 $\sum_{j=1}^{b}\sum_{k=1}^{n_{i.}} X_{ijk}$ をデータ数 $n_{i.}$ で割った平均値 $\overline{X}_{i.}(i = 1\cdots a)$ と、
各 b 群の部分和 $\sum_{i=1}^{a}\sum_{k=1}^{n_{.j}} X_{ijk}$ をデータ数 $n_{.j}$ で割った平均値 $\overline{X}_{.j}(j = 1\cdots b)$ を計算します。

$$\overline{X}_{i.} = \sum_{j=1}^{b}\sum_{k=1}^{n_{i.}} X_{ijk} \Big/ n_{i.} \qquad 、 \qquad \overline{X}_{.j} = \sum_{i=1}^{a}\sum_{k=1}^{n_{.j}} X_{ijk} \Big/ n_{.j}$$

手順④ 総データ数 N を計算します。ここまではバートレット検定やレーベン検定と同じです。

$$N = \sum_{i=1}^{a}\sum_{j=1}^{b} n_{ij}$$

手順⑤ 総平均値 $\overline{X}_{..}$ を計算します。ここからバートレット検定などと違ってきます。

$$\overline{X}_{..} = \sum_{i=1}^{a}\sum_{j=1}^{b}\sum_{k=1}^{n_{ij}} X_{ijk} \Big/ N$$

手順⑥ a 群と b 群の組合せ部分和 $\sum_{k=1}^{n_{ij}} X_{ijk}$ をデータ数 n_{ij} で割ったセル平均値 $\overline{X}_{ij}$ を計算します。

$$\overline{X}_{ij} = \sum_{k=1}^{n_{ij}} X_{ijk} \Big/ n_{ij}$$

手順⑦ 行間（A要因による）変動の偏差平方和 S_A (squares of between row variation)を計算します。行間変動の偏差平方和は「各a群の平均値－全平均値」の2乗にデータ数を掛けた合計です。一元配置手順⑤と同じです。

$$S_A = \sum_{i=1}^{a} n_{i.} \times (\overline{X}_{i.} - \overline{X}_{..})^2 = n_{1.} \times (\overline{X}_{1.} - \overline{X}_{..})^2 + n_{2.} \times (\overline{X}_{2.} - \overline{X}_{..})^2 + \cdots + n_{a.} \times (\overline{X}_{a.} - \overline{X}_{..})^2$$

手順⑧ 行間（A要因による）変動の自由度 ν_A (d. f. of between row variation)を計算します。

$\nu_A = a - 1$　　一元配置手順⑥と同じです。

手順⑨ 行間（A要因による）変動の分散 V_A (variance of between row variation)を計算します。

$V_A = S_A / \nu_A$　　一元配置手順⑦と同じです。

一元配置では行の群で偏差平方和と分散を計算しましたが、
二元配置では更に列の群で偏差平方和と分散を計算します。

手順⑩ 列間（B要因による）変動の偏差平方和 S_B (squares of between column variation)を計算します。列間変動の偏差平方和は「各b群の平均値－全平均値」の2乗にデータ数を掛けた合計です。**→この検定法の特徴です。**

$$S_B = \sum_{j=1}^{b} n_{.j} \times (\overline{X}_{.j} - \overline{X}_{..})^2 = n_{.1} \times (\overline{X}_{.1} - \overline{X}_{..})^2 + n_{.2} \times (\overline{X}_{.2} - \overline{X}_{..})^2 + \cdots + n_{.b} \times (\overline{X}_{.b} - \overline{X}_{..})^2$$

手順⑪ 列間(B要因による)変動の自由度ν_B (degree of freedom)を計算します。

$\nu_B = b - 1$

手順⑫ 列間(B要因による)変動の分散V_B (variance)を計算します。

$V_B = S_B / \nu_B$

さらに**二元配置では新しい特徴として交互作用を知ることができます**。式を見ると「**各a群とb群の組合せの平均値－各a群の平均値－各b群の平均値－全データの平均値**」**の合計**で求めています。この項の大小によって**交互作用**の有意差が判定できます。

手順⑬ 交互作用(interaction) の偏差平方和$S_{A \times B}$を計算。交互作用の偏差平方和は「A群B群セル平均値－A群毎平均値－B群毎平均値＋全平均値」の2乗の合計です。→**この検定法の特徴です。**

$$S_{A \times B} = \sum_{i=1}^{a} \sum_{j=1}^{b} n_{ij} \times (\overline{X}_{ij} - \overline{X}_{i.} - \overline{X}_{.j} + \overline{X}_{..})^2 = n_{11} \times (\overline{X}_{11} - \overline{X}_{1.} - \overline{X}_{.1} + \overline{X}_{..})^2 + \cdots$$
$$+ n_{1b} \times (\overline{X}_{1b} - \overline{X}_{1.} - \overline{X}_{.b} + \overline{X}_{..})^2 + n_{21} \times (\overline{X}_{21} - \overline{X}_{2.} - \overline{X}_{.1} + \overline{X}_{..})^2 + \cdots + n_{2b} \times (\overline{X}_{2b} - \overline{X}_{2.} - \overline{X}_{.b} + \overline{X}_{..})^2$$
$$+ \cdots + n_{ab} \times (\overline{X}_{a1} - \overline{X}_{i.} - \overline{X}_{.j} + \overline{X}_{..})^2 + \cdots + n_{ab} \times (\overline{X}_{ab} - \overline{X}_{a.} - \overline{X}_{.b} + \overline{X}_{..})^2$$

手順⑭ 交互作用の自由度$\nu_{A \times B}$を計算します。

$\nu_{A \times B} = a \times b - 1$

手順⑮ 交互作用の分散$V_{A \times B}$を計算します。

$V_{A \times B} = S_{A \times B} / \nu_{A \times B}$

手順⑯ 全変動の偏差平方和S_Tを計算します。全変動の偏差平方和は「全データ－全平均値」の2乗の合計です。一元配置手順⑧と同じです。

$$S_T = \sum_{i=1}^{a} \sum_{j=1}^{b} \sum_{k=1}^{n_{ij}} (X_{ijk} - \overline{X}_{..})^2 = (X_{111} - \overline{X}_{..})^2 + \cdots + (X_{1bn_{1b}} - \overline{X}_{..})^2 + (X_{211} - \overline{X}_{..})^2 + \cdots$$
$$+ (X_{2bn_{2b}} - \overline{X}_{..})^2 + \cdots + (X_{a11} - \overline{X}_{..})^2 + \cdots + (X_{abn_{ab}} - \overline{X}_{..})^2$$

$S_T = S_E + S_A + S_B + S_{A \times B}$ の関係があり、正しいかの検算としても使えます。

手順⑰ 全変動の自由度ν_Tを計算します。**一元配置手順⑨と同じです。**

$\nu_T = N - 1$

$\nu_T = \nu_E + \nu_A + \nu_B + \nu_{A \times B}$ の関係があり、正しいかの検算としても使えます。

手順⑱ 群内(誤差)変動の偏差平方和S_Eを計算します。**一元配置手順⑩と同じです。**

$$S_E = \sum_{i=1}^{a} \sum_{j=1}^{b} \sum_{k=1}^{n_{ij}} (X_{ijk} - \overline{X}_{ij})^2 = (X_{111} - \overline{X}_{11})^2 + \cdots + (X_{1bn_{1b}} - \overline{X}_{1b})^2 + (X_{211} - \overline{X}_{21})^2 + \cdots$$
$$+ (X_{2bn_{2b}} - \overline{X}_{2.})^2 + \cdots + (X_{a11} - \overline{X}_{a.})^2 + \cdots + (X_{abn_{ab}} - \overline{X}_{a.})^2$$

手順⑲ 群内(誤差)変動の自由度ν_Eを計算します。**一元配置手順⑪と同じです。**

$\nu_E = N - a \times b$

手順⑳ 群内(誤差)変動の分散 V_Eを計算します。**一元配置手順⑫と同じです。**

$V_E = S_E / \nu_E$

手順㉑ 分散比 F値を計算します。F値から有意差を求めます。

$F_A = V_A / V_E$、自由度$\nu_A = a - 1$、$\nu_E = N - a \times b$

$F_B = V_B/V_E$ 、自由度 $\nu_B = b-1$ 、$\nu_E = N - a \times b$

$F_{A \times B} = V_{A \times B}/V_E$ 、自由度 $\nu_{A \times B} = (a-1) \times (b-1)$ 、$\nu_E = N - a \times b$

→有意差を求めるのに**行間変動の分散，列間変動の分散，交互作用の分散**を**群内(誤差)変動の分散**で割って出します。**平均値の差を1.414×標準誤差**で割る方法は用いません。二元配置で何を行っているかが理解できれば、一見複雑と思っていたことが意外と簡単だと分かります。

手順㉒ 計算した結果データを分散分析表としてまとめます。

分散分析表

変動要因	偏差平方和	自由度	分散	F値
A 行間変動	S_A	ν_A	V_A	V_A/V_E
B 列間変動	S_B	ν_B	V_B	V_B/V_E
A×B 交互作用	$S_{A \times B}$	$\nu_{A \times B}$	$V_{A \times B}$	$V_{A \times B}/V_E$
群内(誤差)変動	S_E	ν_E	V_E	
全変動	S_T	ν_T		

手順㉓ F分布表から、片側検定の上側確率で、危険率5%や1%の境界値 $F_{0.05}(\nu_{A \times B}, \nu_E)$ 、$F_{0.05}(\nu_A, \nu_E)$ 、$F_{0.01}(\nu_A, \nu_E)$ 、$F_{0.05}(\nu_B, \nu_E)$ 、$F_{0.01}(\nu_B, \nu_E)$ を読み取ります。

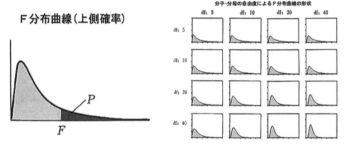

F分布表は左図のF分布曲線(10. **確率分布…正規分布とt分布とχ^2分布とF分布**の④)でP値に対してのF値を読み取った数値です。F分布曲線は右図の分子または分母の自由度によって変わります。**繰返しのある二元配置の分散分析**の自由度 ν_A は $a-1$ によって、自由度 ν_B は $b-1$ によって、自由度 $\nu_{A \times B}$ は $(a-1) \times (b-1)$ によって、自由度 ν_E は $N - a \times b$ によって変わります。

判定する時は巻末の**(Ⅳ)F分布表の上(片)側パーセント点表**から読み取って下さい。

手順㉔ $F_{A \times B} \geq F_{0.05}(\nu_{A \times B}, \nu_E)$ ならば交互作用はあり、

A要因の F_A あるいは B要因の F_B に有意差があったとしても参考程度です。

$F_{A \times B} < F_{0.05}(\nu_{A \times B}, \nu_E)$ ならば交互作用はなく、

A要因の F_A あるいは B要因の F_B に意味があり、下の場合有意差があります。

すなわち $F_A \geq F_{0.05}(\nu_A, \nu_E), F_{0.01}(\nu_A, \nu_E)$ あるいは $F_B \geq F_{0.05}(\nu_B, \nu_E), F_{0.01}(\nu_B, \nu_E)$

ここで新しく**繰返しのある二元配置の分散分析**の**交互作用**が出てきました。交互作用と似た言葉として**交絡作用(confounding)**があります。見かけ上の行間と列間に交互作用が見られたり隠されたりする現象で、3つ目の交絡要因が関係する作用です。よくあるのは被験者の年齢です。交絡作用によって交互作用が歪められることがあります。したがって交絡作用をなくするために年齢を揃えることが大切になります。

第10章 二元配置のパラメトリック統計学

先に交絡作用を述べましたが、相関関係と交互作用の違いは次の式から分かります。

相関関係は $r = \sum_{i=1}^{n}(X_i - \overline{X}_.)\times(Y_i - \overline{Y}_.)/\sqrt{\sum_{i=1}^{n}(X_i - \overline{X}_.)^2 \times \sum_{i=1}^{n}(Y_i - \overline{Y}_.)^2}$

交互作用は $S_{A\times B} = \sum_{i=1}^{a}\sum_{j=1}^{b} n_{ij} \times (\overline{X}_{ij} - \overline{X}_{i.} - \overline{X}_{.j} + \overline{X}_{..})^2$

相関関係は2変数間の関係で、一方が増えれば他方も増えるか、一方が増えれば他方は減るという関係です。交互作用は2要因が及ぼしあう関係で、2要因が組合わさった時に現れる現象です。

【実例 107】 ある疾患に3種の治療薬A, B, Cの効果を調べるため、男女の患者に投与し数値 mg/dL を集計し、SPSS の繰返しのある二元配置の分散分析で検定します。

	男	女
A	133, 140, 129, 132	127, 126, 125
B	137, 136, 134, 135, 134	127, 129, 133, 128, 126, 127
C	121, 125	126, 119, 125, 128

被験者間効果の検定

従属変数: 投与量

ソース	タイプIII 平方和	自由度	平均平方	F 値	有意確率
修正モデル	454.367a	5	90.873	10.344	.000
Intercept	349248.010	1	349248.010	39754.200	.000
治療薬	232.038	2	116.019	13.206	.000
男女	97.383	1	97.383	11.085	.004
治療薬 * 男女	76.463	2	38.232	4.352	.029
誤差	158.133	18	8.785		
総和	401546.000	24			
修正総和	612.500	23			

a. R2乗 = .742 (調整済みR2乗 = .670)

治療薬間と男女間の交互作用F値 4.352＞境界$F_{0.05(2,18)}$値 3.555 で有意確率 0.029 なので、危険率5％で交互作用があります。治療薬ＡＢＣ間の有意確率が 0.000 や男女間の有意確率が 0.004 なので、参考として主効果の治療薬ＡＢＣ間や男女間の多重比較ができます。セル間の総当たりの多重比較はできません（Inercept は切片の意味）。EZR も同じでした。

二元配置の分散分析では2種類の折れ線グラフが必要です。グラフから交互作用の有無が分かるからです。治療薬軸では交差があるので交互作用があり、男女軸にも若干交互作用があります。

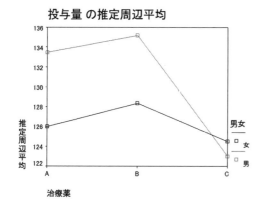

【実例 108】あるトクホCとDの収縮期血圧に及ぼす効果を調べるため、CとDをそれぞれ3人に飲んでもらい経時データの 18 個データが得られました。経時型二元配置の分散分析をする前に実例110との比較で、二元配置の分散分析をして、違いを確認します。

要因	使用前	1ヶ月後	3ヶ月後
C	145, 140, 132	140, 136, 131	138, 133, 125
D	144, 140, 131	136, 129, 124	132, 126, 122

手順②各 a 群のデータ数 $n_{i.}$ と各 b 群のデータ数 $n_{.j}$ を計算 $n_{1.} = n_{2.} = 3$, $n_{.1} = n_{.2} = n_{.3} = 2$

手順③各 a 群の部分和 $\sum_{j=1}^{b}\sum_{k=1}^{n_{i.}} X_{ijk}$ をデータ数 $n_{i.}$ で割った平均値 $\overline{X}_{i.} = \left(\sum_{j=1}^{b}\sum_{k=1}^{n_{i.}} X_{ijk}\right)/ n_{i.}$

$\overline{X}_{1.} = $ (145+140+132+140+136+131+138+133+125)/9 = 1220/9 = 135.556

$\overline{X}_{2.} = $ (144+140+131+136+129+124+132+126+122)/9 = 1184/9 = 131.556

各 b 群の部分和 $\sum_{i=1}^{a}\sum_{j=1}^{n_{.j}} X_{ijk}$ をデータ数 $n_{.j}$ で割った平均値 $\overline{X}_{.j} = \left(\sum_{i=1}^{a}\sum_{j=1}^{n_{.j}} X_{ijk}\right)/ n_{.j}$

$\overline{X}_{.1} = $ (145+140+132+144+140+131) = 832/6 = 138.667

$\overline{X}_{.2} = $ (140+136+131+136+129+124) = 796/6 = 132.667

$\overline{X}_{.3} = $ (138+133+125+132+126+122) = 776/6 = 129.333

手順④総データ数 $N = \sum_{i=1}^{a}\sum_{j=1}^{b} n_{ij} = \sum_{i=1}^{2}\sum_{j=1}^{3} n_{ij}$

N = 2×(3+3+3) = 18

手順⑤総平均値 $\overline{X}_{..} = \sum_{i=1}^{a}\sum_{j=1}^{b}\sum_{k=1}^{n_{ij}} X_{ijk}/N = \sum_{i=1}^{2}\sum_{j=1}^{3}\sum_{k=1}^{n_{ij}} X_{ijk}/18$

$\overline{X}_{..} = $ (145+140+132+140+136+131+138+133+125+144+140+131+136+129+124+132+126+122)/18
= 133.556

手順⑥ a 群と b 群の組合せ部分和 $\sum_{k=1}^{n_{ij}} X_{ijk}$ をデータ数 n_{ij} で割ったセル平均値 $\overline{X}_{ij} = \left(\sum_{k=1}^{n_{ij}} X_{ijk}\right)/n_{ij}$

$\overline{X}_{11} = (\sum_{k=1}^{3} X_{11k})/n_{11} = $ (145+140+132)/3 = 139, $\overline{X}_{12} = (\sum_{k=1}^{3} X_{12k})/n_{12} = $ (140+136+131)/3 = 135.667

$\overline{X}_{13} = (\sum_{k=1}^{3} X_{13k})/n_{11} = $ (138+133+125)/3 = 132, $\overline{X}_{21} = (\sum_{k=1}^{3} X_{21k})/n_{21} = $ (144+140+131)/3 = 138.333

$\overline{X}_{22} = (\sum_{k=1}^{3} X_{22k})/n_{22} = $ (136+129+124)/3 = 129.667, $\overline{X}_{23} = (\sum_{k=1}^{3} X_{23k})/n_{23} = $ (132+126+122)/3 = 126.667

手順⑦行間変動の偏差平方和 $S_A = \sum_{i=1}^{a} n_{i.} \times (\overline{X}_{i.} - \overline{X}_{..})^2 = n_{1.} \times (\overline{X}_{1.} - \overline{X}_{..})^2 + \cdots + n_{a.} \times (\overline{X}_{a.} - \overline{X}_{..})^2$

$S_A = 9 \times (135.556-133.556)^2 + 9 \times (131.556-133.556)^2 = 9 \times 2^2 + 9 \times (-2)^2 = 9 \times (4+4) = 9 \times 8 = 72$

手順⑧行間(A要因による)変動の自由度 $\nu_A = a-1 = 2-1 = 1$

手順⑨行間(A要因による)変動の分散 $V_A = S_A/\nu_A = 72/1 = 72$

手順⑩列間変動の偏差平方和 $S_B = \sum_{j=1}^{b} n_{.j} \times (\overline{X}_{.j} - \overline{X}_{..})^2 = n_{.1} \times (\overline{X}_{.1} - \overline{X}_{..})^2 + \cdots + n_{.b} \times (\overline{X}_{.b} - \overline{X}_{..})^2$

$S_B = 6 \times (138.667-133.556)^2 + 6 \times (132.667-133.556)^2 + 6 \times (129.333-133.556)^2$

$= 6 \times [5.111^2 + (-0.889)^2 + (-4.223)^2] = 6 \times (26.1223+0.790321+17.8337) = 6 \times 44.7463 = 268.478$

手順⑪列間(B要因による)変動の自由度 $\nu_B = b-1 = 3-1 = 2$

手順⑫列間(B要因による)変動の分散 $V_B = S_B/\nu_B = 268.478/2 = 134.239$

手順⑬交互作用の偏差平方和 $S_{A \times B} = \sum_{i=1}^{a}\sum_{j=1}^{b} n_{ij} \times (\overline{X}_{ij} - \overline{X}_{i.} - \overline{X}_{.j} + \overline{X}_{..})^2$

$S_{A \times B} = n_{11} \times (\overline{X}_{11} - \overline{X}_{1.} - \overline{X}_{.1} + \overline{X}_{..})^2 + n_{12} \times (\overline{X}_{12} - \overline{X}_{1.} - \overline{X}_{.2} + \overline{X}_{..})^2 + n_{13} \times (\overline{X}_{13} - \overline{X}_{1.} - \overline{X}_{.3} + \overline{X}_{..})^2$
$+ n_{21} \times (\overline{X}_{21} - \overline{X}_{2.} - \overline{X}_{.1} + \overline{X}_{..})^2 + n_{23} \times (\overline{X}_{22} - \overline{X}_{2.} - \overline{X}_{.2} + \overline{X}_{..})^2 + n_{13} \times (\overline{X}_{23} - \overline{X}_{2.} - \overline{X}_{.3} + \overline{X}_{..})^2$

$= 3 \times (139-135.556-138.667+133.556)^2 + 3 \times (135.667-135.556-132.667+133.556)^2$
$+ 3 \times (132-135.556-129.334+133.556)^2 + 3 \times (138.333-131.556-138.667+133.556)^2$
$+ 3 \times (129.667-131.556-132.667+133.556)^2 + 3 \times (126.667-131.556-129.334+133.556)^2$

$= 3 \times [(-1.667)^2 + 1^2 + 0.666^2 + 1.666^2 + (-1)^2 + (-0.667)^2]$

$= 3 \times (2.77889+1+0.443556+2.77556+1+0.444889) = 3 \times 8.44290 = 25.3287$

第10章 二元配置のパラメトリック統計学 199

手順⑭交互作用の自由度 $\nu_{A \times B} = (a-1) \times (b-1) = 1 \times 2 = 2$
手順⑮交互作用の分散 $V_{A \times B} = S_{A \times B} / \nu_{A \times B} = 25.3287/2 = 12.6644$
手順⑯全変動の偏差平方和 $S_T = \sum_{i=1}^{a} \sum_{j=1}^{b} \sum_{k=1}^{n_{ij}} (X_{ijk} - \overline{X}_{...})^2$

$S_T = (145-133.556)^2+(140-133.556)^2+(132-133.556)^2+(140-133.556)^2+(136-133.556)^2+(131-133.556)^2$
  $+(138-133.556)^2+(133-133.556)^2+(125-133.556)^2+(144-133.556)^2+(140-133.556)^2+(131-133.556)^2$
  $+(136-133.556)^2+(129-133.556)^2+(124-133.556)^2+(132-133.556)^2+(126-133.556)^2+(122-133.556)^2$
  $= 11.444^2+6.444^2+(-1.556)^2+6.444^2+2.444^2+(-2.556)^2+4.444^2+(-0.556)^2+(-8.556)^2$
  $+10.444^2+6.444^2+(-2.556)^2+2.444^2+(-4.556)^2+(-9.556)^2+(-1.556)^2+(-7.556)^2+(-11.556)^2$
  $= 130.96514+41.525136+2.421136+41.525136+5.973136+6.533136+19.749136+0.309136+73.205136$
  $+109.07714+41.525136+6.533136+5.973136+20.757136+91.317136+2.421136+57.093136+133.54114$
  $= 790.4444$

手順⑰全変動の自由度 $\nu_T = N - 1 = 18 - 1 = 17$
手順⑱群内(誤差)変動の偏差平方和 $S_E = \sum_{i=1}^{a} \sum_{j=1}^{b} \sum_{k=1}^{n_{ij}} (X_{ijk} - \overline{X}_{ij})^2$

$S_E = (145-139)^2+(140-139)^2+(132-139)^2+(140-135.667)^2+(136-135.667)^2+(131-135.667)^2+(138-132)^2$
  $+(133-132)^2+(125-132)^2+(144-138.333)^2+(140-138.333)^2+(131-138.333)^2+(136-129.667)^2$
  $+(129-129.667)^2+(124-129.667)^2+(132-126.667)^2+(126-126.667)^2+(122-126.667)^2$
  $= 6^2+1^2+(-7)^2+4.333^2+0.333^2+(-4.667)^2+6^2+1^2+(-7)^2+5.667^2+1.667^2+(-7.333)^2$
  $+6.333^2+(-0.667)^2+(-5.667)^2+5.333^2+(-0.667)^2+(-4.667)^2$
  $= 36+1+49+18.774889+0.110889+21.780889+36+1+49+32.114889+2.778889+53.772889$
  $+40.106889+0.444889+32.114889+28.440889+0.444889+21.780889 = 424.6667$

手順⑲群内(誤差)変動の自由度 $\nu_E = N - a \times b = 18 - (2 \times 3) = 12$
手順⑳群内(誤差)変動の分散 $V_E = S_E / \nu_E = 424.6668/12 = 35.3889$
手順㉑分散比 $F_A = V_A/V_E = 72/35.39 = 2.0345$、$\nu_A = a-1 = 2-1 = 1$、$\nu_E = N - a \times b = 18 - 6 = 12$
  $F_B = V_B/V_E = 134.1378/35.3889 = 3.7904$、$\nu_B = 3-1 = 2$、$\nu_E = 18-6 = 12$
  $F_{A \times B} = V_{A \times B}/V_E = 12.6435/35.3889 = 0.3573$、$\nu_{A \times B} = (a-1) \times (b-1) = 2$、$\nu_E = N - a \times b = 12$

手順㉒手計算した結果データを分散分析表としてまとめます。

分散分析表				
変動要因	偏差平方和	自由度	分散	F値
A行間変動	72	1	1	2.0345
B列間変動	268.478	2	134.239	3.7904
A×B交互作用	25.3287	2	12.6644	0.3573
群内(誤差)変動	424.6667	12	35.3889	
全変動	790.4444	17		

手順㉓巻末の(Ⅳ)F分布表の上(片)側パーセント点表から、$F_{0.05(2, 12)} = 3.885$、
  F値 $_{0.05(1, 12)} = 4.747$ を読み取ります。
手順㉔CD間と経時間の交互作用の$F_{A \times B}$値 $0.3573 <$ 境界$F_{0.05(2, 12)}$値 3.885 なので、交互作用はないです。よって行間や列間に意味があります。
  行(トクホCD)間 F_A値 $2.0345 <$ 境界$F_{0.05(1, 12)}$値 4.747 なので、行間の平均値には差はないです。列(経時)間 F_B値 $3.7904 <$ 境界$F_{0.05(2, 12)}$値 3.885 となり、列間の平均値にも差はないです。

手計算で出した数値(有効数字6桁(effective 6 digit))と、SPSSの数値(倍精度8桁)(double precision 8 digit)はほぼ同じです。またEZRも同じでした。

被験者間効果の検定

従属変数: 収縮期血

ソース	タイプIII 平方和	自由度	平均平方	F値	有意確率
修正モデル	365.778a	5	73.156	2.067	.141
切片	321067.556	1	321067.556	9072.553	.000
トクホ	72.000	1	72.000	2.035	.179
ケ月後	268.444	2	134.222	3.793	.053
トクホ＊ケ月後	25.333	2	12.667	.358	.706
誤差	424.667	12	35.389		
総和	321858.000	18			
修正総和	790.444	17			

a. R^2乗 = .463 (調整済みR^2乗 = .239)

後の**経時型(反復測定)二元配置の分散分析**の実例110から分かる通りCとDにパターン差があり有意差があります。

経時データを**二元配置法の分散分析**で行うと有意差は出にくくなりますが、**二元配置法の分散分析**で有意差が出た場合は、**経時型(反復測定)二元配置の分散分析**は必要なくなります。

ただし下の左図のように初期値が同じようになっているのが条件です。＜交互作用の基本形＞の③④の場合だとB1時点の初期値に問題あります。⑤のA2の右下がりか右上がり(対照群を置いた場合)か、A1も右下がりか右上がりであってもB2時点で開いている(2群の場合)かです。

実例107で説明しましたが二元配置の分散分析の場合、2種類の折れ線グラフを出すと検定結果の内容が分かりやすくなります。この例では＋から－になる線と－から＋になる線の交差はないので、交互作用はないです。左下の折れ線グラフがCとDの違いをよく表しています。

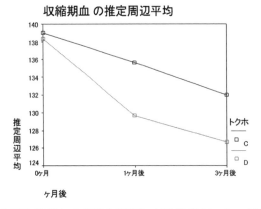
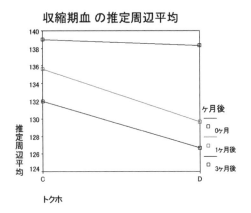

交互作用がなく行間や列間に有意差がないと、棒グラフ付きの二元配置の多重比較は不必要です。

【実例109】 実例66 実例67のイランイランとローズマリー芳香刺激をして測定したあるデータに、経時型二元配置の分散分析をする前に二元配置の分散分析をして、違いを確認します。

イラン前	イラン直後	イラン10分後	イラン30分後	ローズ前	ローズ直後	ローズ10分	ローズ30分
61.33	46.71	40.88	19.67	70.25	50.58	61.17	57.71
51.96	41.21	35.38	33.88	48.50	47.54	42.83	33.83

72.96	68.79	54.42	48.13	78.13	75.79	49.88	47.88
38.46	33.33	24.21	22.00	43.71	48.79	38.79	26.58
43.50	22.71	17.17	13.50	40.13	25.92	33.54	24.21
46.88	36.79	29.00	35.46	48.08	43.96	39.33	38.50
39.71	33.79	36.08	29.38	35.75	32.08	25.88	25.75
44.83	45.83	31.71	23.50	61.29	57.63	50.42	56.63
61.96	50.25	45.88	44.42	45.33	43.88	44.42	66.38
39.04	41.46	25.21	16.83	39.96	39.96	24.33	17.29

被験者間効果の検定

従属変数: データ

ソース	タイプIII 平方和	自由度	平均平方	F 値	有意確率
修正モデル	4172.158[a]	7	596.023	3.548	.002
Intercept	138674.111	1	138674.111	825.446	.000
アロマ	686.919	1	686.919	4.089	.047
分後	3231.373	3	1077.124	6.411	.001
アロマ * 分後	253.866	3	84.622	.504	.681
誤差	12095.932	72	167.999		
総和	154942.200	80			
修正総和	16268.089	79			

a. R2乗 = .256 (調整済みR2乗 = .184)

実例66ではイランイランの経時間変動に危険率0.1％で経時の有意差があり、実例67でもローズマリーの経時間変動に危険率5％で経時の有意差がありました。EZRも同じでした。イランイランとローズマリーの交互作用に有意差があるかどうかを検定したところ、交互作用項のF値$0.504 <$境界$F_{0.05(3,72)}$値2.732で有意確率0.681ですから、交互作用はないので、行間や列間に意味があります。下のグラフを見ても交差がないことで分かります。
アロマ(イランイランとローズマリー)行間に危険率5％の有意差があります。0.047は微妙な数値ですが、分後列間に危険率0.1％の有意差があり、当然のことながら実例66や実例67の**30. 経時型一元配置の分散分析**の結果と同じようになりました。経時データなので**51. 二元配置法の分散分析**よりも、**52. 経時型(反復測定)二元配置の分散分析**で行う方がよいと思います。

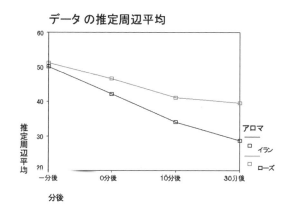

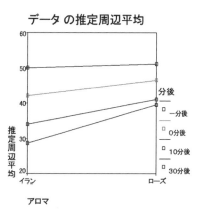

アロマ間に危険率5％の有意差があって、交互作用がないので、次に総当たりの多重比較で何分後に有意差があるかを検討します。（交互作用があると主効果としてイラン4群の平均値とローズ4群の平均値の有意差しか言えません）。二元配置の多重比較なので棒グラフで表現します。

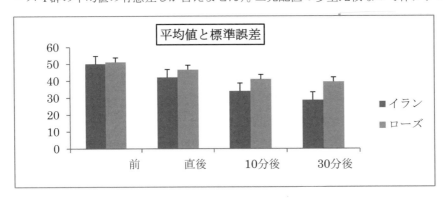

52. 経時型（反復測定）二元配置の分散分析 (time parametric(repeated measures) analysis of variance of two-way layout)

52-1. A． 2つ以上の違う治療法で、経過時間で測定したデータ（経時データ）を扱う統計手法です。この**経時型（反復測定）二元配置の分散分析**がさらに重要で、今後よく使われると思います。

手順① **経時型二元配置の分散分析**で扱うデータは次のようになります。

要因	B_1群	B_2群	···	B_b群
A_1群	$X_{111}, X_{112}, ··, X_{11n_1}$	$X_{121}, X_{122}, ··, X_{12n_1}$	···	$X_{1b1}, X_{1b2}, ··, X_{1bn_1}$
A_2群	$X_{211}, X_{212}, ··, X_{21n_2}$	$X_{221}, X_{222}, ··, X_{22n_2}$	···	$X_{2b1}, X_{2b2}, ··, X_{2bn_2}$
···	······	······	···	······
A_a群	$X_{a11}, X_{a12}, ··, X_{a1n_a}$	$X_{a22}, X_{a22}, ··, X_{a2n_a}$	···	$X_{ab1}, X_{ab2}, ··, X_{abn_a}$

これではデータ構造が分からなくなるので、次の表示にすると分かりやすいでしょう。A要因とB要因の組合せのデータ数が違う場合と、同じ場合があります。A要因が対応でなく、B要因が対応で、経時で、反復測定になっています。

＜違う場合＞

要因	A_1群			A_2群			···	A_a群		
要因	B_1群	B_2群··	B_b群	B_1群	B_2群··	B_b群	···	B_1群	B_2群··	B_b群
1	$X_{111},$	$X_{121}, ··,$	X_{1b1}				···			
2	$X_{112},$	$X_{122}, ··,$	X_{1b2}				···			
···	······						···			
n_1	$X_{11n_1},$	$X_{12n_1}, ··,$	X_{1bn_1}				···			
1				$X_{211},$	$X_{221}, ··,$	X_{2b1}	···			
2				$X_{212},$	$X_{222}, ··,$	X_{2b2}	···			
···				······			···			
n_2				$X_{21n_2},$	$X_{22n_2}, ··,$	X_{2bn_2}	···			

			…	$X_{a11}, X_{a21}, \cdots, X_{ab1}$
1			…	$X_{a11}, X_{a21}, \cdots, X_{ab1}$
2			…	$X_{a12}, X_{a22}, \cdots, X_{ab2}$
…			…	・・・・・・
n_a			…	$X_{a1n_a}, X_{a2n_a}, \cdots, X_{abn_a}$

<同じ場合>にも適用できます。データ数はみな同じnになります。

クロスオーバー経時型(反復測定)のデータにも適用できます。

要因	A_1群	A_2群	…	A_a群
要因	B_1群 B_2群・・ B_b群	B_1群 B_2群・・ B_b群	…	B_1群 B_2群・・ B_b群
1	$X_{111}, X_{121}, \cdots, X_{1b1}$	$X_{211}, X_{221}, \cdots, X_{2b1}$	…	$X_{a11}, X_{a21}, \cdots, X_{ab1}$
2	$X_{112}, X_{122}, \cdots, X_{1b2}$	$X_{212}, X_{222}, \cdots, X_{2b2}$	…	$X_{a12}, X_{a22}, \cdots, X_{ab2}$
…	・・・・・・	・・・・・・	…	・・・・・・
n	$X_{11n}, X_{12n}, \cdots, X_{1bn}$	$X_{21n}, X_{22n}, \cdots, X_{2bn}$	…	$X_{a1n}, X_{a2n}, \cdots, X_{abn}$

手順② 各a群のデータ数$n_{i.}$と、各b群のデータ数$n_{.j}$を計算します。n_{ij}は(A_i, B_j)のデータ数

$$n_{i.} = \sum_{j=1}^{b} n_{ij} \quad 、 \quad n_{.j} = \sum_{i=1}^{a} n_{ij}$$

手順③ 例数の合計nを計算します。n_iはA群のそれぞれの例数、反復測定の例数の違いを考慮。

$$n = \sum_{i=1}^{a} n_i$$

手順④ 総データ数Nを計算します。

$N = b \times n$

手順⑤ 総データ数Nを$a \times b$で割ったセル平均データ数$n_{..}$を計算します。反復測定での特徴。

$n_{..} = N/(a \times b)$

手順⑥ 各a群の部分和$\sum_{j=1}^{b}\sum_{k=1}^{n_{i.}} X_{ijk}$をデータ数$b \times n_{..}$で割った平均値$\overline{X}_{i.}$と、

各b群の部分和$\sum_{i=1}^{a}\sum_{k=1}^{n_{.j}} X_{ijk}$をデータ数$a \times n_{..}$で割った平均値$\overline{X}_{.j}$を計算します。

$$\overline{X}_{i.} = \sum_{j=1}^{b}\sum_{k=1}^{n_{i.}} X_{ijk} \Big/ (b \times n_{..}) \quad 、 \quad \overline{X}_{.j} = \sum_{i=1}^{a}\sum_{j=1}^{n_{.j}} X_{ijk} \Big/ (a \times n_{..})$$

手順⑦ 総平均値$\overline{X}_{..}$を計算します。

$$\overline{X}_{..} = \sum_{i=1}^{a}\sum_{j=1}^{b}\sum_{k=1}^{n_{ij}} X_{ijk} \Big/ N$$

手順⑧ a群とb群の組合せ部分和$\sum_{k=1}^{n_{ij}} X_{ijk}$をデータ数$n_{ij}$で割ったセル平均値$\overline{X}_{ij}$を計算します。

$$X_{ij} = \sum_{k=1}^{n_{ij}} X_{ijk} \Big/ n_{ij}$$

手順⑨ 行間(処理間, 個体間)変動の偏差平方和S_Aを計算します。

$$S_A = b \times n_{..} \times \sum_{i=1}^{a} (\overline{X}_{i.} - \overline{X}_{..})^2 = b \times n_{..} \times [(\overline{X}_{1.} - \overline{X}_{..})^2 + (\overline{X}_{2.} - \overline{X}_{..})^2 + \cdots + (\overline{X}_{a.} - \overline{X}_{..})^2]$$

手順⑩ 行間(処理間, 個体間)変動の自由度ν_Aを計算します。

$\nu_A = a - 1$

手順⑪ 行間(処理間, 個体間)変動の分散V_Aを計算します。

$V_A = S_A / \nu_A$

手順⑫ 列間(経時間, 時点, 個体内)変動の偏差平方和S_Bを計算します。

$$S_B = a \times n_{..} \times \sum_{i=1}^{b} (\overline{X}_{.i} - \overline{X}_{..})^2 = a \times n_{..} \times [(\overline{X}_{.1} - \overline{X}_{..})^2 + (\overline{X}_{.2} - \overline{X}_{..})^2 + \cdots + (\overline{X}_{.b} - \overline{X}_{..})^2]$$

手順⑬ 列間(経時間, 時点, 個体内)変動の自由度ν_Bを計算します。

$\nu_B = b - 1$

手順⑭ 列間(経時間, 時点, 個体内)変動の分散V_Bを計算します。

$V_B = S_B / \nu_B$

手順⑮ 交互作用(パターン, プロフィル)の偏差平方和$S_{A \times B}$を計算します。交互作用の偏差平方和は「A群B群セル平均値－A群毎平均値－B群毎平均値＋全平均値」の2乗の合計です。

$$S_{A \times B} = n_{..} \times \sum_{i=1}^{a} \sum_{j=1}^{b} (\overline{X}_{ij} - \overline{X}_{i.} - \overline{X}_{.j} + \overline{X}_{..})^2 = n_{..} \times [(\overline{X}_{11} - \overline{X}_{1.} - \overline{X}_{.1} + \overline{X}_{..})^2 + \cdots$$
$$+ (\overline{X}_{1b} - \overline{X}_{1.} - \overline{X}_{.b} + \overline{X}_{..})^2 + (\overline{X}_{21} - \overline{X}_{2.} - \overline{X}_{.1} + \overline{X}_{..})^2 + \cdots + (\overline{X}_{2b} - \overline{X}_{2.} - \overline{X}_{.b} + \overline{X}_{..})^2$$
$$+ \cdots + (\overline{X}_{a1} - \overline{X}_{i.} - \overline{X}_{.j} + \overline{X}_{..})^2 + \cdots + (\overline{X}_{ab} - \overline{X}_{a.} - \overline{X}_{.b} + \overline{X}_{..})^2]$$

手順⑯ 交互作用(パターン, プロフィル)の自由度$\nu_{A \times B}$を計算します。

$\nu_{A \times B} = a \times b - 1$

手順⑰ 交互作用(パターン, プロフィル)の分散$V_{A \times B}$を計算します。

$V_{A \times B} = S_{A \times B} / \nu_{A \times B}$

手順⑱ 全変動の偏差平方和S_Tを計算します。全変動の偏差平方和は「全データ－全平均値」の2乗の合計です。

$$S_T = \sum_{i=1}^{a} \sum_{j=1}^{b} \sum_{k=1}^{n_{ij}} (X_{ijk} - \overline{X}_{..})^2 = (X_{111} - \overline{X}_{..})^2 + \cdots + (X_{1bn_{1b}} - \overline{X}_{..})^2 + (X_{211} - \overline{X}_{..})^2 + \cdots$$
$$+ (X_{2bn_{2b}} - \overline{X}_{..})^2 + \cdots + (X_{a11} - \overline{X}_{..})^2 + \cdots + (X_{abn_{ab}} - \overline{X}_{..})^2$$

手順⑲ 全変動の自由度ν_Tを計算します。

$\nu_T = N - 1$

通常の**繰返しのある二元配置の分散分析**では、51. 二元配置の分散分析の手順⑱から**群内(誤差)変動の偏差平方和**を計算しましたが、

　　経時型(反復測定)二元配置の分散分析では、

　　　　全変動の偏差平方和

　　　　　　　　－行間(処理間, 個体間)変動の偏差平方和

　　　　　　　　－列間(経時間, 時点, 個体内)変動の偏差平方和

　　　　　　　　－交互作用(パターン, プロフィル)変動の偏差平方和

　　　　　　　　－ブロック(対象, 実験個体)誤差変動の偏差平方和

　　　　　　　　＝群内(誤差)変動

　　から求めます。

ここまでは繰返し二元配置の分散分析の手順とほぼ同じです。⇒ここから違います。

経時型(反復測定)二元配置の分散分析では次の手順⑳〜手順㉗が加わります。

手順⑳ 各ブロックの平均値 $\overline{X}_{i.k}$ ($i = 1, \cdots, a, \ k = 1, \cdots, n$) を計算します。

$$\overline{X}_{i.k} = \sum_{j=1}^{b} X_{ijk} \Big/ b$$

手順㉑ ブロック(対象, 実験個体)誤差変動の偏差平方和 S_b (variance of block variation) を計算します。ブロックの偏差平方和は「ブロック平均値－全平均値」の2乗の合計です。
bはブロックのbのことです。

$$S_b = b \times \sum_{i=1}^{a} \sum_{k=1}^{n_{ij}} (\overline{X}_{i.k} - \overline{X}_{i.})^2 = b \times [(\overline{X}_{1.1} - \overline{X}_{1.})^2 + \cdots + (\overline{X}_{1.n} - \overline{X}_{1.})^2 + \cdots + (\overline{X}_{a.n} - \overline{X}_{a.})^2]$$

手順㉒ ブロック(対象, 実験個体)誤差変動の自由度 ν_b を計算します。

$$\nu_b = \sum_{i=1}^{a} (n_i - 1)$$

手順㉓ ブロック(対象, 実験個体)誤差変動の分散 V_b を計算します。

$$V_b = S_b / \nu_b$$

手順㉔ 群内(誤差)変動の偏差平方和 S_E を計算します。

$$S_E = S_T - S_A - S_B - S_{A \times B} - S_b$$

手順㉕ 群内(誤差)変動の自由度 ν_E を計算します。

$$\nu_E = \nu_T - \nu_A - \nu_B - \nu_{A \times B} - \nu_b$$

手順㉖ 群内(誤差)変動の分散 V_E を計算します。

$$V_E = S_E / \nu_E$$

手順㉗ 分散比F値を計算します。

$F_A = V_A / V_b$、自由度 $\nu_A = a - 1$、$\nu_E = \nu_T - \nu_A - \nu_B - \nu_{A \times B} - \nu_b$
$F_B = V_B / V_E$、自由度 $\nu_B = b - 1$、$\nu_E = \nu_T - \nu_A - \nu_B - \nu_{A \times B} - \nu_b$
$F_{A \times B} = V_{A \times B} / V_E$、自由度 $\nu_{A \times B} = (a - 1) \times (b - 1)$、$\nu_E = \nu_T - \nu_A - \nu_B - \nu_{A \times B} - \nu_b$

手順㉘ 計算した結果を分散分析表としてまとめます。

分散分析表				
変動要因	偏差平方和	自由度	分散	F値
行間(処理間、個体間)変動	S_A	ν_A	V_A	V_A / V_b
ブロック(対象、実験個体)誤差変動	S_b	ν_b	V_b	
列間(経時間, 時点、個体内)変動	S_B	ν_B	V_B	V_B / V_E
交互作用(パターン、プロフィル)変動	$S_{A \times B}$	$\nu_{A \times B}$	$V_{A \times B}$	$V_{A \times B} / V_E$
群内(誤差)変動	S_E	ν_E	V_E	
全変動	S_T	ν_T		

繰返しのある二元配置の分散分析と違うのは、ブロック(対象)変動が加わり行間(処理間)変動をこれで割るため行間(処理間)変動のF値が変わり、誤差変動の数値が変わることで列間(経時間)変動と交互作用(パターン)のF値が変わります。

例数が同じ場合と違うのは、例数の繰返し数nが $n_{..}$ に変わったことにより、ブロック(対象)変動が若干変わります。誤差変動の数値が変わることで列間(経時間)変動と交互作用(パターン, プロフィル)のF値も若干変わります。

一般的に経時データを、**繰返しのある二元配置の分散分析**で行うより、ブロック変動が除かれた分の**経時型(反復測定)二元配置の分散分析**の方が有意差は出やすくなります。

手順㉙ F分布表から、片側検定の上側確率で、危険率5%や1%の境界値 $F_{0.05}(\nu_{A\times B}, \nu_E)$, $F_{0.01}(\nu_{A\times B}, \nu_E)$ を読み取ります。経時型(反復測定)二元配置の分散分析の自由度は、$\nu_{A\times B} = (a-1)\times(b-1)$ によって、$\nu_E = N - a\times b$ によって変わります。
判定する時の数値は巻末の**(Ⅳ) F分布表の上(片)側パーセント点表**から読み取って下さい。

手順㉚ $F_{A\times B} \geqq F_{0.05}(\nu_{A\times B}, \nu_E)$, $F_{0.01}(\nu_{A\times B}, \nu_E)$ ならば交互作用ありで、パターン差があります。
$F_{A\times B} < F_{0.05}(\nu_{A\times B}, \nu_E)$ ならば交互作用なしで、パターン差がないです。
A要因の F_A あるいはB要因の F_B での有意差は参考程度にすぎません。

経時型(反復測定)二元配置の分散分析では、$F_{A\times B}$ の交互作用の有意差があるかどうかが大切です。**経時型(反復測定)二元配置の分散分析**での交互作用は、経時間毎の処理間の反応が異なることを意味します。反応の仕方の違いはメカニズムに違う作用をしていることを推測させます。

52-2. B. 経時型(反復測定)二元配置の分散分析の調整自由度(correct degree of freedom)
のG-G調整(correct degree of freedom of Greenhouse-Geisser, 以下 G-G調整)
とH-F調整(correct degree of freedom of Huynh-Feldt, 以下 H-F調整)について

医学では厳密さが要求されるので、経時型(反復測定)二元配置の分散分析でも、経時間に系列相関があるため、F値の自由度の調整すなわち**経時間の系列相関**(serial correlation of time parametric)を考慮した調整自由度のG-G調整とH-F調整が必要です。

以下の**経時型(反復測定)二元配置の調整自由度**のG-G調整とH-F調整の計算式は、日本の専門の統計書には記載がありません。ここで説明いたします。

52-2-1. G-G調整
手順㉛ 手順①のデータを見やすくするため縦のデータに変換します。
手順㉜ 共分散行列(covariance matrix)を計算するため、手順①の $a1$ 群の経時データをコピーして2倍にします。(経時データをコピーの具体例は**実例110**の手順㉜にあります。
計算を分かり易くするために $a1$ 群と am 群のデータ数は同一の n にします。)
手順㉝ $a1$ 群の経時毎の平均値を計算 手順⑥ $a1$ 群セル平均値 $\bar{X}_{ij} = (\sum_{k=1}^{n} X_{ijk})/n$ から
手順㉞ $a1$ 群の共分散行列 $CM_{i(i+k)}$ を計算します。$a1$ 群の共分散行列表を作ると分かりやすくなります。

$$CM_{1i(i+k)} = \sum_{j=1}^{n} (\bar{X}_{ij} - \bar{X}_{i.}) \times (\bar{X}_{(i+k)j} - \bar{X}_{(i+k).})$$

i:ラグ$(j=1,\cdots,b)$　　k:ステップ$(k=0,\cdots,b-1)$

手順㉟ 共分散行列を計算するため、手順①の am 群の経時データをコピーして2倍にしたものを用います。
手順㊱ am 群の経時毎の平均値を計算 手順⑥ am 群平均値 $\bar{X}_{ij} = (\sum_{k=1}^{n} X_{ijk})/n$ から

手順㊲ am群の共分散行列$CM_{i(i+k)}$を計算します。am群の共分散行列表を作ると分かりやすくなります。(共分散行列の具体例は 実例110 の手順㊲にあります。)

$$CM_{mi(i+k)} = \sum_{j=1}^{n} (\bar{X}_{ij} - \bar{X}_{i.}) \times (\bar{X}_{(i+k)j} - \bar{X}_{(i+k).})$$

i：ラグ$(j=1,\cdots,b)$　　　k：ステップ$(k=0,\cdots,b\text{-}1)$

手順㊳ 合併分散共分散行列CM_{ij} (covariance matrix of combined variance)を計算します。

経時型一元配置とは異なります

$$CM_{ij} = (CM_{1ij} + CM_{mij})/(2 \times n - 2) \quad (\text{m は}a\text{群の群数} \quad i,j = 1,\cdots,b)$$

手順㊴ 合併分散共分散行列の列方向と行方向の平均値を計算します。

$$\overline{CM}_{b.} = \sum_{j=1}^{b} CM_{bj}/b \quad 、\quad \overline{CM}_{.b} = \sum_{i=1}^{b} CM_{ib}/b \quad (i,j=1,\cdots,b)$$

手順㊵ 合併分散共分散行列の総平均値$\overline{CM}_{..}$を計算します。

$$\overline{CM}_{..} = \sum_{i=1}^{b}\sum_{j=1}^{b} CM_{ij}/(b \times b) \quad\quad\quad (i,j=1,\cdots,b)$$

手順㊶ 合併交互分散(固有値)共分散行列$\overline{DCM}_{ij}$ [covariance matrix of combined interaction variance(eigenvalue)]を計算し、共分散行列表を作ると分かりやすくなります。

$$\overline{DCM}_{ij} = CM_{ij} - \overline{CM}_{i.} - \overline{CM}_{.j} + \overline{CM}_{..}$$

手順㊷ 調整自由度の**G-G調整**のε_{GG} (イプシロン G-G)を計算します。$n > b$ が必要です。

$$\varepsilon_{GG} = (\sum_{i=1}^{b} \overline{DCM}_{ii})^2/[(a-1) \times \sum_{i=1}^{b}\sum_{j=1}^{b} \overline{DCM}_{ij}^2]$$

手順㊸ 調整自由度の$\nu_{A \times BGG}$を計算します。

$\nu_{A \times BGG} = \nu_{A \times B} \times \varepsilon_{GG}$

手順㊹ 調整自由度のν_{EGG}を計算します。

$\nu_{EGG} = \nu_E \times \varepsilon_{GG}$

52-2-2. H-F調整

G-G調整では厳しすぎるので、その後検討した結果**G-G調整**を調整したもので、**H-F調整**があります。

手順㊺ 調整自由度の**H-F調整**のε_{HF}(イプシロン H-F)を計算します。ε_{HF}が1以上の時は1です。

行間(処理間,個体間)が2群の時は、

$\varepsilon_{HF} = [n \times (b-1) \times \varepsilon_{GG} - 2]/\{(b-1) \times [n-1-(b-1) \times \varepsilon_{GG}]\}$

行間(処理間,個体間)が3群以上の時は、

$\varepsilon_{HF} = [a \times n \times (b-1) \times \varepsilon_{GG} - 2]/\{(b-1) \times [a \times n - a - (b-1) \times \varepsilon_{GG}]\}$

手順㊻ 調整自由度の$\nu_{A \times BHF}$を計算します。

$\nu_{A \times BHF} = \nu_{A \times B} \times \varepsilon_{HF}$

手順㊼ 調整自由度のν_{EHF}を計算します。

$\nu_{EHF} = \nu_E \times \varepsilon_{HF}$

先の手順㉗からは次のように変わります。

手順㉗ 分散比F値を計算します。

$$F = V_{A \times B}/V_E$$

先の手順㉘㉙は変わりません。

先の手順㉚は次のように変わります。

手順㉚ $F \geqq F_{0.05}(\nu_{A \times B}GG, \nu_E GG)$ あるいは $F_{0.01}(\nu_{A \times B}GG, \nu_E GG)$ ならば、交互作用はあります。

　　　　$F_{A \times B}$ にパターン差があり、効果に違いがあります。

　　　$F < F_{0.05}(\nu_{A \times B}GG, \nu_E GG)$ ならば、交互作用はないです。

　　　　パターン差はないです。

あるいは、

　　　$F \geqq F_{0.05}(\nu_{A \times B}HF, \nu_E HF)$ あるいは $F_{0.01}(\nu_{A \times B}HF, \nu_E HF)$ ならば、交互作用はあります。

　　　　$F_{A \times B}$ にパターン差があり、効果に違いがあります。

　　　$F < F_{0.05}(\nu_{A \times B}HF, \nu_E HF)$ ならば、交互作用はないです。

　　　　パターン差はないです。

52-3. 経時型(反復測定)と分割型(重複測定)と枝分かれ型の違い

A. 経時型(反復測定)のデータ構造は前にも触れましたが下記のようになります。

要因	A_1群			A_2群			・・・	A_a群		
要因	B_1群	B_2群・・	B_b群	B_1群	B_2群・・	B_b群	・・・	B_1群	B_2群・・	B_b群
1	X_{111},	X_{121},	・・, X_{1b1}				・・・			
2	X_{112},	X_{122},	・・, X_{1b2}				・・・			
・・・	・・・・・・						・・・			
n_1	X_{11n_1},	X_{12n_1},	・・, X_{1bn_1}				・・・			
1				X_{211},	X_{221},	・・, X_{2b1}	・・・			
2				X_{212},	X_{222},	・・, X_{2b2}	・・・			
・・・				・・・・・・			・・・			
n_2				X_{21n_2},	X_{22n_2},	・・, X_{2bn_2}	・・・			
1							・・・	X_{a11},	X_{a21},	・・, X_{ab1}
2							・・・	X_{a12},	X_{a22},	・・, X_{ab2}
・・・							・・・	・・・・・・		
n_a							・・・	X_{a1n_a},	X_{a2n_a},	・・, X_{abn_a}

経時型(反復測定)の分散分析表は、下記のようになります。

分散分析表				
変動要因	偏差平方和	自由度	分散	F値
行間(処理間、個体間)変動	S_A	ν_A	V_A	V_A/V_b
ブロック(対象、実験個体)誤差変動	S_b	ν_b	V_b	
列間(経時間, 時点、個体内)変動	S_B	ν_B	V_B	V_B/V_E
交互作用（パターン、プロフィル）変動	$S_{A \times B}$	$\nu_{A \times B}$	$V_{A \times B}$	$V_{A \times B}/V_E$
群内(誤差)変動	S_E	ν_E	V_E	
全変動	S_T	ν_T		

第10章 二元配置のパラメトリック統計学 209

B. 分割型には、①一次単位が一元配置の単一分割法と②一次単位が繰返しのない二元配置の単一分割法と③二方分割法の3つがあります。経時型(反復測定)と対比さるのは①になります[3)4)]。①ですと化学や薬学などで精度を上げるために重複測定が実施されます。

分割型のデータ構造は下記のようになります。重複があるので、ゴシックの太字のように**R₁**とか**R₂**とか**R₃**の項が増えます。B群は経時ではないが、交互作用の問題が出てきます。

重複	R_1	R_2		R_3
要因	B_1群 B_2群‥ B_b群	B_1群 B_2群‥ B_b群	‥‥	B_1群 B_2群‥ B_b群
1	$X_{111}, X_{121}, \cdots, X_{1b1}$	$X_{211}, X_{221}, \cdots, X_{2b1}$	‥‥	$X_{211}, X_{221}, \cdots, X_{2b1}$
2	$X_{112}, X_{122}, \cdots, X_{1b2}$	$X_{212}, X_{222}, \cdots, X_{2b2}$	‥‥	$X_{212}, X_{222}, \cdots, X_{2b2}$
‥‥	‥‥‥‥‥	‥‥‥‥‥	‥‥	‥‥‥‥‥
n	$X_{11n}, X_{12n}, \cdots, X_{1bn}$	$X_{21n}, X_{22n}, \cdots, X_{2bn}$	‥‥	$X_{21n}, X_{22n}, \cdots, X_{2bn}$

分割型の分散分析表は、次頁のようになり**重複のR**が入ってきます。

分散分析表				
変動要因	偏差平方和	自由度	分散	F値
重複(R)	S_R	ν_R	V_R	V_R/V_b
行間(A処理間)変動	S_A	ν_A	V_A	V_A/V_b
ブロック(対象,実験個体)誤差変動	S_b	ν_b	V_b	
列間(B処理間)変動	S_B	ν_B	V_B	V_B/V_E
交互作用変動	$S_{A \times B}$	$\nu_{A \times B}$	$V_{A \times B}$	$V_{A \times B}/V_E$
群内(誤差)変動	S_E	ν_E	V_E	
全変動	S_T	ν_T		

C. 枝分かれ型のデータ構造は下記のようになります[5)]。

要因	A_1群‥‥	A_2群‥‥	‥‥	A_a群‥‥
要因	B_1群 B_2群‥ B_b群	B_1群 B_2群‥ B_b群	‥‥	B_1群 B_2群‥ B_b群
データ1	$X_{111}, X_{121}, \cdots, X_{1b1}$	$X_{211}, X_{221}, \cdots, X_{2b1}$	‥‥	$X_{a11}, X_{a21}, \cdots, X_{ab1}$
データ2	$X_{112}, X_{122}, \cdots, X_{1b2}$	$X_{212}, X_{222}, \cdots, X_{2b2}$	‥‥	$X_{a12}, X_{a22}, \cdots, X_{ab2}$
‥‥	‥‥‥‥‥	‥‥‥‥‥	‥‥	‥‥‥‥‥
データn	$X_{11n}, X_{12n}, \cdots, X_{1bn}$	$X_{21n}, X_{22n}, \cdots, X_{2bn}$	‥‥	$X_{a1n}, X_{a2n}, \cdots, X_{abn}$

枝分かれ型の分散分析表は、下記のようになります[4)]。

分散分析表				
変動要因	偏差平方和	自由度	分散	F値
行間(A処理間)変動	S_A	$a-1$	V_A	V_A/V_b
列間(A処理の下位B処理間)変動	$S_{AB} - S_A$	$a \times (b-1)$	V_B	V_B/V_E
群内(誤差)変動	$S_T - S_{AB}$	$a \times b \times (n-1)$	V_E	
全変動	S_T	$a \times b \times n - 1$		

【実例110】あるトクホCとDの収縮期血圧に及ぼす効果を調べるため、CとDをそれぞれ3人に飲んでもらい経時データの18個のデータが得られました。二元配置の分散分析で検定しましたが、本来の経時型二元配置の分散分析で検定します。

要因	使用前	1ヶ月後	3ヶ月後
C	145, 140, 132	140, 136, 131	138, 133, 125
D	144, 140, 131	136, 129, 124	132, 126, 122

手順②各 a 群のデータ数 $n_{i.}$ と各 b 群のデータ数 $n_{.j}$ を計算 $n_{1.} = n_{2.} = 3$、$n_{.1} = n_{.2} = n_{.3} = 2$

手順③例数の合計 $n = \sum_{i=1}^{a} n_i = 3+3 = 6$

手順④総データ数 $N = b \times n = 3 \times 6 = 18$

手順⑤セル平均データ数 $n_{..} = N/(a \times b) = 18/(2 \times 3) = 3$

手順⑥各 a 群の部分和 $\sum_{j=1}^{b} \sum_{k=1}^{n_{i.}} X_{ijk}$ をデータ数 $n_{i.}$ で割った平均値 $\bar{X}_{i.} = \left(\sum_{j=1}^{b} \sum_{k=1}^{n_{i.}} X_{ijk}\right) / n_{i.}$

$\bar{X}_{1.} = (145+140+132+140+136+131+138+133+125)/9 = 1220/9 = 135.556$

$\bar{X}_{2.} = (144+140+131+136+129+124+132+126+122)/9 = 1184/9 = 131.556$

各 b 群の部分和 $\sum_{i=1}^{a} \sum_{k=1}^{n_{.j}} X_{ijk}$ をデータ数 $n_{.j}$ で割った平均値 $\bar{X}_{.j} = \left(\sum_{i=1}^{a} \sum_{j=1}^{n_{.j}} X_{ijk}\right) / n_{.j}$

$\bar{X}_{.1} = (145+140+132+144+140+131) = 832/6 = 138.667$

$\bar{X}_{.2} = (140+136+131+136+129+124) = 796/6 = 132.667$

$\bar{X}_{.3} = (138+133+125+132+126+122) = 776/6 = 129.333$

手順⑦総平均値 $\bar{X}_{..} = \sum_{i=1}^{a} \sum_{j=1}^{b} \sum_{k=1}^{n_{ij}} X_{ijk}/N = \sum_{i=1}^{2} \sum_{j=1}^{3} \sum_{k=1}^{n_{ij}} X_{ijk}/18$

$\bar{X}_{..} = (145+140+132+140+136+131+138+133+125+144+140+131+136+129+124+132+126+122)/18$

$= 133.556$

手順⑧ a 群と b 群の組合せ部分和 $\sum_{k=1}^{n_{ij}} X_{ijk}$ をデータ数 n_{ij} で割ったセル平均値 $\bar{X}_{ij} = \left(\sum_{k=1}^{n_{ij}} X_{ijk}\right) / n_{ij}$

$\bar{X}_{11} = (\sum_{k=1}^{3} X_{11k})/n_{11} = (145+140+132)/3 = 139$, $\bar{X}_{12} = (\sum_{k=1}^{3} X_{12k})/n_{12} = (140+136+131)/3 = 135.667$

$\bar{X}_{13} = (\sum_{k=1}^{3} X_{13k})/n_{13} = (138+133+125)/3 = 132$, $\bar{X}_{21} = (\sum_{k=1}^{3} X_{21k})/n_{21} = (144+140+131)/3 = 138.333$

$\bar{X}_{22} = (\sum_{k=1}^{3} X_{22k})/n_{22} = (136+129+124)/3 = 129.667$, $\bar{X}_{23} = (\sum_{k=1}^{3} X_{23k})/n_{23} = (132+126+122)/3 = 126.667$

手順⑨行間(処理間)変動の偏差平方和 $S_A = b \times n_{..} \times \sum_{i=1}^{a} (\bar{X}_{i.} - \bar{X}_{..})^2 = b \times n_{..} \times [(\bar{X}_{1.} - \bar{X}_{..})^2 + \cdots + (\bar{X}_{a.} - \bar{X}_{..})^2]$

$S_A = 3 \times 3 \times [(135.556-133.556)^2 + (131.556-133.556)^2] = 9 \times [2^2 + (-2)^2] = 9 \times (4+4) = 9 \times 8 = 72$

手順⑩行間(処理間)変動の自由度 $\nu_A = a - 1 = 2-1 = 1$

手順⑪行間(処理間)変動の分散 $V_A = S_A/\nu_A = 72/1 = 72$

手順⑫列間(経時間)変動の偏差平方和 $S_B = a \times n_{..} \times \sum_{j=1}^{b} (\bar{X}_{.j} - \bar{X}_{..})^2 = a \times n_{..} \times [(\bar{X}_{.1} - \bar{X}_{..})^2 + \cdots + (\bar{X}_{.b} - \bar{X}_{..})^2]$

$S_B = 2 \times 3 \times [(138.667-133.556)^2 + (132.667-133.556)^2 + (129.333-133.556)^2]$

$= 6 \times [5.111^2 + (-0.889)^2 + (-4.223)^2] = 6 \times (26.1223+0.7903+17.8337) = 6 \times 44.7463 = 268.478$

手順⑬列間(経時間)変動の自由度 $\nu_B = b - 1 = 3-1 = 2$

手順⑭列間(経時間)変動の分散 $V_B = S_B/\nu_B = 268.478/2 = 134.239$

手順⑮交互作用(パターン、プロフィル)の偏差平方和 $S_{A \times B} = n_{..} \times \sum_{i=1}^{a} \sum_{j=1}^{b} (\bar{X}_{ij} - \bar{X}_{i.} - \bar{X}_{.j} + \bar{X}_{..})^2$

$S_{A \times B} = n_{..} \times [(\bar{X}_{11} - \bar{X}_{1.} - \bar{X}_{.1} + \bar{X}_{..})^2 + (\bar{X}_{12} - \bar{X}_{1.} - \bar{X}_{.2} + \bar{X}_{..})^2 + (\bar{X}_{13} - \bar{X}_{1.} - \bar{X}_{.3} + \bar{X}_{..})^2$

$+ (\bar{X}_{21} - \bar{X}_{2.} - \bar{X}_{.1} + \bar{X}_{..})^2 + (\bar{X}_{22} - \bar{X}_{2.} - \bar{X}_{.2} + \bar{X}_{..})^2 + (\bar{X}_{23} - \bar{X}_{2.} - \bar{X}_{.3} + \bar{X}_{..})^2]$

$= 3 \times (139-135.556-138.667+133.556)^2 + 3 \times (135.667-135.556-132.667+133.556)^2$

$+ 3 \times (132-135.556-129.334+133.556)^2 + 3 \times (138.333-131.556-138.667+133.556)^2$

$+ 3 \times (129.667-131.556-132.667+133.556)^2 + 3 \times (126.667-131.556-129.334+133.556)^2$

$= 3 \times [(-1.667)^2 + 1^2 + 0.666^2 + 1.666^2 + (-1)^2 + (-0.667)^2]$

$= 3 \times (2.77889+1+0.443556+2.77556+1+0.444889) = 3 \times 8.44290 = 25.3287$

手順⑯交互作用(パターン、プロフィル)の自由度 $\nu_{A \times B} = (a-1) \times (b-1) = 1 \times 2 = 2$

手順⑰交互作用(パターン、プロフィル)の分散 $V_{A \times B} = S_{A \times B}/\nu_{A \times B} = 25.3287/2 = 12.6644$

手順⑱全変動の偏差平方和 $S_T = \sum_{i=1}^{a} \sum_{j=1}^{b} \sum_{k=1}^{n} (X_{ijk} - \bar{X}_{..})^2$

第10章 二元配置のパラメトリック統計学 211

$S_T = (145-133.556)^2 + (140-133.556)^2 + (132-133.556)^2 + (140-133.556)^2 + (136-133.556)^2$
$+ (131-133.556)^2 + (138-133.556)^2 + (133-133.556)^2 + (125-133.556)^2 + (144-133.556)^2$
$+ (140-133.556)^2 + (131-133.556)^2 + (136-133.556)^2 + (129-133.556)^2 + (124-133.556)^2$
$+ (132-133.556)^2 + (126-133.556)^2 + (122-133.556)^2$

$= 11.444^2 + 6.444^2 + (-1.556)^2 + 6.444^2 + 2.444^2 + (-2.556)^2 + 4.444^2 + (-0.556)^2 + (-8.556)^2$
$+ 10.444^2 + 6.444^2 + (-2.556)^2 + 2.444^2 + (-4.556)^2 + (-9.556)^2 + (-1.556)^2 + (-7.556)^2 + (-11.556)^2$

$= 130.96514 + 41.525136 + 2.421136 + 41.525136 + 5.973136 + 6.533136 + 19.749136 + 0.309136$
$+ 73.205136 + 109.07714 + 41.525136 + 6.533136 + 5.973136 + 20.757136 + 91.317136 + 2.421136$
$+ 57.093136 + 133.54114 = 790.4444$

手順⑲全変動の自由度 $\nu_T = N - 1 = 18-1 = 17$

ここまでは繰返し二元配置の分散分析の手順⑰とほぼ同じです。⇒ここから違います。
経時型(反復測定)二元配置の分散分析では次の手順⑳～手順㉗が加わります。

手順⑳各ブロック(対象)の平均値 $\bar{X}_{..k}$ $(k=1,\cdots,n)$ を計算します。 $\bar{X}_{i.k} = \sum_{i=1}^{a}\sum_{j=1}^{b} X_{ijk}/b$

$\bar{X}_{1.1} = (145+140+138)/3 = 141$、 $\bar{X}_{1.2} = (140+136+133)/3 = 136.333$
$\bar{X}_{1.3} = (132+131+125)/3 = 129.333$、 $\bar{X}_{2.1} = (144+136+132)/3 = 137.333$
$\bar{X}_{2.2} = (140+129+126)/3 = 131.667$、 $\bar{X}_{2.3} = (131+124+122)/3 = 125.667$

手順㉑ブロック変動 $S_b = b \times \sum_{i=1}^{a}\sum_{k=1}^{n_{ij}} (\bar{X}_{i.k} - \bar{X}_{i.})^2 = b \times [(\bar{X}_{1.1} - \bar{X}_{1.})^2 + \cdot + (\bar{X}_{1.n} - \bar{X}_{1.})^2 + \cdot + (\bar{X}_{a.n} - \bar{X}_{a.})^2]$

$S_b = 3 \times [(141-135.556)^2 + (136.333-135.556)^2 + (129.333-135.556)^2 + (137.333-131.556)^2$
$+ (131.667-131.556)^2 + (125.667-131.556)^2] = 3 \times [5.444^2 + 0.777^2 + (-6.223)^2 + 5.777^2 + 0.111^2$
$+ (-5.889)^2] = 3 \times (29.6371+0.603729+38.7257+33.3737+0.012321+34.6803) = 3 \times 137.033 = 411.099$

手順㉒ブロック誤差変動の自由度 $\nu_b = \sum_{i=1}^{a}(n_i - 1) = (3-1)+(3-1) = 2+2 = 4$
手順㉓ブロック誤差変動の分散 $V_b = S_b/\nu_b = 411.099/4 = 102.775$
手順㉔群内変動の偏差平方和 $S_E = S_T - S_A - S_B - S_{A \times B} - S_b = 790.4444-72-268.478-25.3287-411.099 = 13.5383$
手順㉕群内変動の自由度 $\nu_E = \nu_T - \nu_A - \nu_B - \nu_{A \times B} - \nu_b = 17-1-2-2-4 = 8$
手順㉖群内変動の分散 $V_E = S_E/\nu_E = 13.5383/8 = 1.6923$
手順㉗分散比 F_A値 $= V_A/V_b = 72/102.775 = 0.7006$、 $\nu_A = 2-1 = 1$

F_B値 $= V_B/V_E = 134.239/1.6923 = 79.3234$、 $\nu_B = 3-1 = 2$、 $\nu_E = 17-1-2-2-4 = 8$
$F_{A \times B}$値 $= V_{A \times B}/V_E = 12.6644/1.6923 = 7.4835$、 $\nu_{A \times B} = (2-1) \times (3-1) = 2$、 $\nu_E = 8$

手順㉘手計算したデータを分散分析表としてまとめます。

分散分析表					
変動要因	偏差平方和	自由度	分散	F値	
行間(処理間)変動	72	1	72	0.7006	
ブロック(対象)誤差変動	411.099	4	**102.775**		
列間(経時間)変動	268.478	2	134.239	79.3234	
交互作用	25.3287	2	**12.6644**	7.4835	*
群内(誤差)変動	13.5383	8	1.6923		
全変動	790.4444	17			

手順㉙巻末の(Ⅳ) F分布表の上側パーセント点表から、$F_{0.05(2,8)} = 4.459$ を読み取ります。
手順㉚ $F_{A \times B}$ **7.4835** ＞境界 $F_{0.05(2,8)}$ 値 **4.459** なので、交互作用(トクホＣＤと経時)があり、
　　　収縮期血圧において、トクホＣとトクホＤに危険率５％でパターン差がありますので、
　　　効果に有意差があります。行(トクホＣＤ)間や列(経時)間の議論は必要がなくなります。

手計算で出した数値(有効数字6桁)と、SPSSの検定の数値(倍精度8桁)とほぼ同じです。
SPSSの数値とEZRの数値は同じです。

被験者内効果の検定

測定変数名: MEASURE_1

ソース		タイプIII 平方和	自由度	平均平方	F値	有意確率
ヶ月後	球面性の仮定	268.444	2	134.222	79.213	.000
	Greenhouse-Geisser	268.444	1.843	145.621	79.213	.000
	Huynh-Feldt	268.444	2.000	134.222	79.213	.000
	下限	268.444	1.000	268.444	79.213	.001
ヶ月後×トクホ	球面性の仮定	25.333	2	12.667	7.475	.015
	Greenhouse-Geisser	25.333	1.843	13.742	7.475	.018
	Huynh-Feldt	25.333	2.000	12.667	7.475	.015
	下限	25.333	1.000	25.333	7.475	.052
誤差(ヶ月後)	球面性の仮定	13.556	8	1.694		
	Greenhouse-Geisser	13.556	7.374	1.838		
	Huynh-Feldt	13.556	8.000	1.694		
	下限	13.556	4.000	3.389		

検定表の球面の仮定を見て下さい。F値 7.475＞境界F値 4.459 で有意確率 0.015 なので、ヶ月間×トクホに交互作用があり、収縮期血圧において、トクホCとトクホDには危険率5％でパターン差があります。グラフからトクホDの方がより効果があります。

　グラフは、経時型(反復測定)二元配置の分散分析なので折れ線グラフになります。

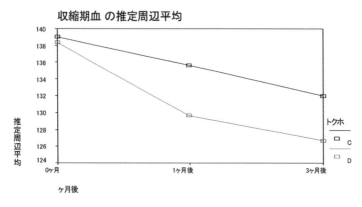

　実例108の**二元配置の分散分析**で列間に有意差がないのに、実例110の**経時型二元配置の分散分析**で交互作用に有意差があるのは、経時のブロック部分が除かれたことが理由です。
　経時型二元配置の分散分析の後に重要なのは**55. 二元配置の多重比較法**の**経時型**です。

その前に**G-G調整**と**H-F調整**が必要で、手計算を理解のために実例110の3個ずつで行います。
手順㉛データを分かりやすくするため縦型のデータにします。

要因	使用前1	1ヶ月後2	3ヶ月後3
C1	145	140	138
C2	140	136	133
C3	132	131	125
D1	144	136	132
D2	140	129	126
D3	131	124	122

第10章 二元配置のパラメトリック統計学

手順㉜共分散行列を計算するため、手順①のC群の経時データをコピーして2倍にします。
これからの計算は、経時型二元配置の、経時間の系列相関を考慮した自由度の調整方法です。

要因	使用前1	1ヶ月後2	3ヶ月後3	使用前1	1ヶ月後2	3ヶ月後3
C1	145	140	138	145	140	138
C2	140	136	133	140	136	133
C3	132	131	125	132	131	125

手順㉝C群の経時毎の平均値　手順⑥Cセル平均値 $\bar{X}_{ij} = (\sum_{k=1}^{n_{ij}} X_{ijk})/n_{ij}$ から

$\bar{X}_{11} = (\sum_{k=1}^{3} X_{11k})/n_{11} = (145+140+132)/3 = 139$, $\bar{X}_{12} = (\sum_{k=1}^{3} X_{12k})/n_{12} = (140+136+131)/3 = 135.667$

$\bar{X}_{13} = (\sum_{k=1}^{3} X_{13k})/n_{13} = (138+133+125)/3 = 132$

手順㉞C群の共分散行列 $CM_{i(i+k)} = \sum_{j=1}^{n} (X_{ij} - \bar{X}_{i.}) \times (X_{(i+k)j} - \bar{X}_{(i+k).})$　　j:ラグ($j=1,\cdots,3$)　k:ステップ($k=0,\cdots,3-1$)

$CM_{C11} = (145-139)\times(145-139)+(140-139)\times(140-139)+(132-139)\times(132-139)$
$\qquad = (-6)\times(-6)+1\times1+(-7)\times(-7) = 36+1+49 = 86$

$CM_{C12} = (145-139)\times(140-135.667)+(140-139)\times(136-135.667)+(132-139)\times(131-135.667)$
$\qquad = 6\times4.333+1\times0.333+(-7)\times(-4.667) = 25.998+0.333+32.669 = 59$

$CM_{C13} = (145-139)\times(138-132)+(140-139)\times(133-132)+(132-139)\times(125-132)$
$\qquad = 6\times6+1\times1+(-7)\times(-7) = 36+1+49 = 86$

$CM_{C22} = (140-135.667)\times(140-135.667)+(136-135.667)\times(136-135.667)+(131-135.667)\times(131-135.667)$
$\qquad = 4.333\times4.333+0.333\times0.333+(-4.667)\times(-4.667) = 18.7749+0.110889+21.7809 = 40.6667$

$CM_{C23} = (140-135.667)\times(138-132)+(136-135.667)\times(133-132)+(131-135.667)\times(125-132)$
$\qquad = 4.333\times6+0.333\times1+(-4.667)\times(-7) = 25.998+0.333+32.669 = 59$

CM_{C21} は CM_{C12} と同じで59

$CM_{C33} = (138-132)\times(138-132)+(133-132)\times(133-132)+(125-132)\times(125-132)$
$\qquad = 6\times6+1\times1+(-7)\times(-7) = 36+1+49 = 86$

CM_{C31} は CM_{C13} と同じで86

CM_{C32} は CM_{C23} と同じで59

手順㉟共分散行列を計算するため、手順①のD群の経時データをコピーして2倍にします。

要因	使用前1	1ヶ月後2	3ヶ月後3	使用前1	1ヶ月後2	3ヶ月後3
D1	144	136	132	144	136	132
D2	140	129	126	140	129	126
D3	131	124	122	131	124	122

手順㊱D群の経時毎の平均値　手順⑥Dセル平均値 $\bar{X}_{ij} = (\sum_{k=1}^{n_{ij}} X_{ijk})/n_{ij}$ から

$\bar{X}_{21} = (\sum_{k=1}^{3} X_{21k})/n_{21} = (144+140+131)/3 = 138.333$, $\bar{X}_{22} = (\sum_{k=1}^{3} X_{22k})/n_{22} = (136+129+124)/3 = 129.667$

$\bar{X}_{23} = (\sum_{k=1}^{3} X_{23k})/n_{23} = (132+126+122)/3 = 126.667$

手順㊲D群の共分散行列 $CM_{i(i+k)} = \sum_{j=1}^{n} (X_{ij} - \bar{X}_{i.}) \times (X_{(i+k)j} - \bar{X}_{(i+k).})$　　j:ラグ($j=1,\cdots,3$)　k:ステップ[$k=0,\cdots,(3-1)$]

$CM_{D11} = (144-138.333)\times(144-138.333)+(140-138.333)\times(140-138.333)+(131-138.333)\times(131-138.333)$
$\qquad = 5.667\times5.667+1.667\times1.667+(-7.333)\times(-7.333) = 32.1149+2.77889+53.7729 = 88.6667$

$CM_{D12} = (144-138.333)\times(136-129.667)+(140-138.333)\times(129-129.667)+(131-138.333)\times(124-129.667)$
$\qquad = 5.667\times6.333+1.667\times(-0.667)+(-7.333)\times(-5.667) = 35.8891-1.11189+41.5561 = 76.3333$

$\text{CM}_{D13} = (144-138.333) \times (132-126.667) + (140-138.333) \times (126-126.667) + (131-138.333) \times (122-126.667)$

$= 5.667 \times 5.333 + 1.667 \times (-0.667) + (-7.333) \times (-4.667) = 30.2221 - 1.11189 + 34.2231 = 63.3333$

$\text{CM}_{D22} = (136-129.667) \times (136-129.667) + (129-129.667) \times (129-129.667) + (124-129.667) \times (124-129.667)$

$= 6.333 \times 6.333 + (-0.667) \times (-0.667) + (-5.667) \times (-5.667) = 40.1069 + 0.444889 + 32.1149 = 72.6667$

$\text{CM}_{D23} = (136-129.667) \times (132-126.667) + (129-129.667) \times (126-126.667) + (124-129.667) \times (122-126.667)$

$= 6.333 \times 5.333 + (-0.667) \times (-0.667) + (-5.667) \times (-4.667) = 33.7739 + 0.444889 + 26.4479 = 60.6667$

CM_{D21} は CM_{D12} と同じで 76.3333

$\text{CM}_{D33} = (132-126.667) \times (132-126.667) + (126-126.667) \times (126-126.667) + (122-126.667) \times (122-126.667)$

$= 5.333 \times 5.333 + (-0.667) \times (-0.667) + (-4.667) \times (-4.667) = 28.4409 + 0.444889 + 21.7809 = 50.6667$

CM_{D31} は CM_{D13} と同じで 63.3333

CM_{D32} は CM_{D23} と同じで 60.6667

手順㊳合併分散共分散行列 $\text{CM}_{ij} = (\text{CM}_{1ij} + \text{CM}_{mij})/(2 \times n - 2)$ （m は a 群の群数 $i, j = 1, \cdots, 3$）

$\text{CM}_{11} = \text{CM}_{C11} + \text{CM}_{D11}/(2 \times n - 2) = (86+88.6667)/(3+3-2) = (86+88.6667)/4 = 43.6667$

$\text{CM}_{12} = \text{CM}_{C12} + \text{CM}_{D12}/(2 \times n - 2) = (59+76.3333)/(3+3-2) = (59+76.3333)/4 = 33.8333$

$\text{CM}_{13} = \text{CM}_{C13} + \text{CM}_{D13}/(2 \times n - 2) = (86+63.3333)/(3+3-2) = (86+63.3333)/4 = 37.3333$

$\text{CM}_{22} = \text{CM}_{C22} + \text{CM}_{D22}/(2 \times n - 2) = (40.6667+72.6667)/(3+3-2) = (40.6667+72.6667)/4 = 28.3334$

$\text{CM}_{23} = \text{CM}_{C23} + \text{CM}_{D23}/(2 \times n - 2) = (59+60.6667)/(3+3-2) = (59+60.6667)/4 = 29.9167$

$\text{CM}_{21} = \text{CM}_{C21} + \text{CM}_{D21}/(2 \times n - 2) = (59+76.3333)/(3+3-2) = (59+76.3333)/4 = 33.8333$

$\text{CM}_{33} = \text{CM}_{C33} + \text{CM}_{D33}/(2 \times n - 2) = (86+50.6667)/(3+3-2) = (86+50.6667)/4 = 34.1667$

$\text{CM}_{31} = \text{CM}_{C31} + \text{CM}_{D31}/(2 \times n - 2) = (86+63.3333)/(3+3-2) = (86+63.3333)/4 = 37.3333$

$\text{CM}_{32} = \text{CM}_{C32} + \text{CM}_{D32}/(2 \times n - 2) = (59+60.6667)/(3+3-2) = (59+60.6667)/4 = 29.9167$

手順㊳-2 合併分散共分散行列表（$\text{CM}_{11}, \text{CM}_{12}, \text{CM}_{13}, \text{CM}_{21}, \text{CM}_{22}, \text{CM}_{23}, \text{CM}_{31}, \text{CM}_{32}, \text{CM}_{33}$）

	使用前	1ヶ月後	3ヶ月後
使用前	43.6667	33.8333	37.3333
1ヶ月後	33.8333	28.3334	29.9167
3ヶ月後	37.3333	29.9167	34.1667

手順㊴合併分散共分散行列の列方向と行方向の平均値 $\overline{\text{CM}}_{3\cdot} = \sum_{j=1}^{3} \text{CM}_{3j}/3$、$\overline{\text{CM}}_{\cdot 3} = \sum_{i=1}^{3} \text{CM}_{i3}/3$ （$i = 1, \cdots, 3$）

$\overline{\text{CM}}_{1\cdot} = (43.6667+33.8333+37.3333)/3 = 114.833/3 = 38.2778$

$\overline{\text{CM}}_{2\cdot} = (33.8333+28.3334+29.9167)/3 = 92.0834/3 = 30.6945$

$\overline{\text{CM}}_{3\cdot} = (37.3333+29.9167+34.1667)/3 = 101.4167/3 = 33.8056$

$\overline{\text{CM}}_{\cdot 1} = (43.6667+33.8333+37.3333)/3 = 114.833/3 = 38.2778$

$\overline{\text{CM}}_{\cdot 2} = (33.8333+28.3334+29.9167)/3 = 92.0834/3 = 30.6945$

$\overline{\text{CM}}_{\cdot 3} = (37.3333+29.9167+34.1667)/3 = 101.4167/3 = 33.8056$

手順㊵合併分散共分散行列の総平均値 $\overline{\text{CM}}_{\cdot\cdot} = \sum_{i=1}^{b}\sum_{j=1}^{b} \text{CM}_{ij}/(3 \times 3)$ （$i, j = 1, \cdots, 3$）

$\overline{\text{CM}}_{\cdot\cdot} = (43.6667+33.8333+37.3333+33.8333+28.3334+29.9167+37.3333+29.9167$
$+34.1667)/3 \times 3 = 308.3334/9 = 34.2593$

手順㊶合併交互分散（固有値）共分散行列 $\overline{\text{DCM}}_{ij} = \text{CM}_{ij} - \overline{\text{CM}}_{i\cdot} - \overline{\text{CM}}_{\cdot j} + \overline{\text{CM}}_{\cdot\cdot}$

$\overline{\text{DCM}}_{11} = \text{CM}_{11} - \overline{\text{CM}}_{1\cdot} - \overline{\text{CM}}_{\cdot 1} + \overline{\text{CM}}_{\cdot\cdot} = 43.6667-38.2778-38.2778+34.2593 = 1.3704$

$\overline{\text{DCM}}_{12} = \text{CM}_{12} - \overline{\text{CM}}_{1\cdot} - \overline{\text{CM}}_{\cdot 2} + \overline{\text{CM}}_{\cdot\cdot} = 33.8333-38.2778-30.6945+34.2593 = -0.8797$

$\overline{\mathrm{DCM}}_{13} = \mathrm{CM}_{13} - \overline{\mathrm{CM}}_{1.} - \overline{\mathrm{CM}}_{.3} + \overline{\mathrm{CM}}_{..} = 37.3333 - 38.2778 - 33.8056 + 34.2593 = -0.4908$

$\overline{\mathrm{DCM}}_{21} = \mathrm{CM}_{21} - \overline{\mathrm{CM}}_{2.} - \overline{\mathrm{CM}}_{.1} + \overline{\mathrm{CM}}_{..} = 33.8333 - 30.6945 - 38.2778 + 34.2593 = -0.8797$

$\overline{\mathrm{DCM}}_{22} = \mathrm{CM}_{22} - \overline{\mathrm{CM}}_{2.} - \overline{\mathrm{CM}}_{.2} + \overline{\mathrm{CM}}_{..} = 28.3334 - 30.6945 - 30.6945 + 34.2593 = 1.2037$

$\overline{\mathrm{DCM}}_{23} = \mathrm{CM}_{23} - \overline{\mathrm{CM}}_{2.} - \overline{\mathrm{CM}}_{.3} + \overline{\mathrm{CM}}_{..} = 29.9167 - 30.6945 - 33.8056 + 34.2593 = -0.3241$

$\overline{\mathrm{DCM}}_{31} = \mathrm{CM}_{31} - \overline{\mathrm{CM}}_{3.} - \overline{\mathrm{CM}}_{.1} + \overline{\mathrm{CM}}_{..} = 37.3333 - 33.8056 - 38.2778 + 34.2593 = -0.4908$

$\overline{\mathrm{DCM}}_{32} = \mathrm{CM}_{32} - \overline{\mathrm{CM}}_{3.} - \overline{\mathrm{CM}}_{.2} + \overline{\mathrm{CM}}_{..} = 29.9167 - 33.8056 - 30.6945 + 34.2593 = -0.3241$

$\overline{\mathrm{DCM}}_{33} = \mathrm{CM}_{33} - \overline{\mathrm{CM}}_{3.} - \overline{\mathrm{CM}}_{.3} + \overline{\mathrm{CM}}_{..} = 34.1667 - 33.8056 - 33.8056 + 34.2593 = 0.8148$

手順㊶-2 合併交互分散(固有値)共分散行列

($\overline{\mathrm{DCM}}_{11}$、$\overline{\mathrm{DCM}}_{12}$、$\overline{\mathrm{DCM}}_{13}$、$\overline{\mathrm{DCM}}_{21}$、$\overline{\mathrm{DCM}}_{22}$、$\overline{\mathrm{DCM}}_{23}$、$\overline{\mathrm{DCM}}_{31}$、$\overline{\mathrm{DCM}}_{32}$、$\overline{\mathrm{DCM}}_{33}$)

	使用前	1ヶ月後	3ヶ月後
使用前	1.3704	-0.8797	-0.4908
1ヶ月後	-0.8797	1.2037	-0.3241
3ヶ月後	-0.4908	-0.3241	0.8148

手順㊷調整自由度の **G–G 調整**の $\varepsilon_{GG} = (\sum_{i=1}^{3} \overline{\mathrm{DCM}}_{ii})^2 / [(3-1) \times \sum_{i=1}^{3} \sum_{j=1}^{3} \overline{\mathrm{DCM}}_{ij}^{\,2}]$

$\varepsilon_{GG} = (1.3704 + 1.2037 + 0.8148)^2 / \{(3-1) \times [(1.3704)^2 + (-0.8797)^2 + (-0.4908)^2 + (-0.8797)^2$
$+ (1.2037)^2 + (-0.3241)^2 + (-0.4908)^2 + (-0.3241)^2 + (0.8148)^2]\}$

$= (3.3889)^2 / [2 \times (1.87800 + 0.773872 + 0.240885 + 0.773872 + 1.44889 + 0.105041$
$+ 0.240885 + 0.105041 + 0.663899)]$

$= 11.4846 / (2 \times 6.230384) = 11.4846 / 12.4608 = \mathbf{0.922}$

手順㊸調整自由度 $\nu_{A \times BGG} = \nu_{A \times B} \times \varepsilon_{GG} = 2 \times \mathbf{0.922} = 1.844$

手順㊹調整自由度 $\nu_{EGG} = \nu_E \times \varepsilon_{GG} = 8 \times \mathbf{0.922} = 7.376$

手順㊺調整自由度の **H–F 調整**の $\varepsilon_{HF} = [n \times (b-1) \times \varepsilon_{GG} - 2] / \{(b-1) \times [n-1-(b-1) \times \varepsilon_{GG}]\}$

$\varepsilon_{HF} = [3 \times (3-1) \times 0.922 - 2] / \{(3-1) \times [(3-1) - (3-1) \times 0.922]\}$

$= (3 \times 2 \times 0.922 - 2) / [2 \times (2 - 2 \times 0.922)]$

$= (5.532 - 2) / [2 \times (2 - 1.844)] = 3.532 / 0.312 = 11.320$　　**1 以上なので 1 とします。**

　　（$n = 3$) > ($b = 3$) を満たさないため、大きな数値になっています。

手順㊻調整自由度 $\nu_{A \times BHF} = \nu_{A \times B} \times \varepsilon_{HF} = 4 \times 1 = 4$

手順㊼調整自由度 $\nu_{EHF} = \nu_E \times \varepsilon_{HF} = 8 \times 1 = 8$

先の手順㉗は次のように変わります。

手順㉗分散比 F 値 = $V_{A \times B} / V_E = \mathbf{12.6644} / \mathbf{1.6923} = \mathbf{7.4835}$　(SPSS の F 値とほぼ同じ)

先の手順㉘㉙は変わりません。

先の手順㉚は次のように変わります。

手順㉚**7.484** > $F_{0.05}$ ($\nu_{A \times BGG} = 1.844$, $\nu_{EGG} = 7.376$) = **5.0** なので、危険率5%で効果に差があります。

　　　< $F_{0.01}$ ($\nu_{A \times BGG} = 1.844$, $\nu_{EGG} = 7.376$) = **9.0**

　　7.484 > $F_{0.05}$ ($\nu_{A \times BHF} = 2$, $\nu_{EHF} = 8$) = **4.459** なので、危険率5%で効果に差があります。

　　　< $F_{0.01}$ ($\nu_{A \times BHF} = 2$, $\nu_{EHF} = 8$) = **8.649**

G–G 調整と **H–F 調整**の計算に、データ数は少ないのに、これだけの計算しているのです。

G–G 調整の ε_{GG}、**H–F 調整**の ε_{HF} のどちらを適用すべきかの明確な基準は現在のところありませんが、厳密さを求めるなら **G–G 調整**の ε_{GG} を適用することを勧めます。

SPSSの**G-G調整**と**H-F調整**の計算結果を示します。前頁の手計算の結果とほぼ同じです。EZRもほぼ同じです。

Mauchlyの球面性検定(Mauchly's sphericity test)

被験者内効果	MauchlyのW	近似カイ2乗	自由度	有意確率	ε Greenhouse-Geisser	Huynh-Feldt	下限
因子	0.915	.266	2	.875	.922	1.000	.500

上の被験者内効果のGreenhouse-GeisserとHuynh-Feldtを自由度等に代入した**太字**が重要部分です。

ソース		タイプIII平方和	自由度	平均平方和	F値	有意確率	
ヶ月後×トクホ	球面性の仮定	25.333	2	12.667	7.475	.015	
	Greenhouse-Geisser	25.333	**1.843**	13.742	7.475	.018	*
	Huynh-Feldt	25.333	**2.000**	12.667	7.475	.015	*
	下限	25.333	1.000	25.333	7.475	.052	
誤差(ヶ月後×トクホ)	球面性の仮定	13.556	8	1.694			
	Greenhouse-Geisser	13.556	**7.374**	1.838			
	Huynh-Feldt	13.556	**8.000**	1.694			
	下限	13.556	4.000	3.389			

G-G調整と**H-F調整**の必要理由：経時データを、通常の分散分析で検定して有意差がない場合でも、経時型の分散分析で検定すると、ブロック項がはずれ有意差が出やすくなります。しかし経時データには元々経時間の系列相関があり、これを考慮した自由度の**G-G調整**と**H-F調整**が必要になるのです。**G-G調整**と**H-F調整**まで行えば統計処理は完璧で、論文として正確になります。

【実例111】実例66のイランイランと、実例67のローズマリーの芳香刺激をして測定したあるデータに、SPSSの経時型二元配置の分散分析をします。

被験者内効果の検定

測定変数名: MEASURE_1

ソース		タイプIII平方和	自由度	平均平方	F値	有意確率
分後	球面性の仮定	3231.284	3	1077.095	24.095	.000
	Greenhouse-Geisser	3231.284	1.935	1670.322	24.095	.000
	Huynh-Feldt	3231.284	2.284	1414.863	24.095	.000
	下限	3231.284	1.000	3231.284	24.095	.000
分後×アロマ	球面性の仮定	253.890	3	84.630	1.893	.142
	Greenhouse-Geisser	253.890	1.935	131.241	1.893	.167
	Huynh-Feldt	253.890	2.284	111.169	1.893	.158
	下限	253.890	1.000	253.890	1.893	.186
誤差(分後)	球面性の仮定	2413.900	54	44.702		
	Greenhouse-Geisser	2413.900	34.822	69.322		
	Huynh-Feldt	2413.900	41.109	58.720		
	下限	2413.900	18.000	134.106		

EZRも同じでした。

経時データなのでグラフは折れ線グラフになります。

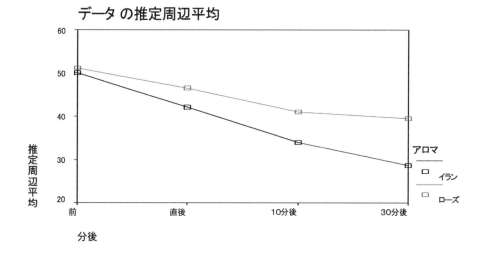

　経時型二元配置の分散分析を行った時、最初に分散分析表で見るのは交互作用項です。交互作用項（分後×アロマ）の有意確率が 0.167 または 0.158 なのでパターンに差がないです。

　問題は群間のアロマで、**実例 109** の繰返しのある二元配置の有意確率 0.047 で有意差ありますが、**実例 111** の経時型二元配置の有意確率 0.273（SPSS では省略されます）で有意差はないです。よって繰返しのある二元配置を採用したくなりますが間違いです。経時データなので群間に意味がないです。論文として交互作用項に有意差がなくても経時型二元配置で検定した方が正確な結論です。

　ところで列間の分後では、**実例 109** の繰返しのある二元配置の有意確率 0.001 と **実例 111** の経時型二元配置の有意確率 0.000 で、両者とも有意差がありました。すなわち**実例 66** と**実例 67** の結果と同じですが、ここでは求めるものでありません。

53. 二元配置の分散分析表と経時型（反復測定）二元配置の分散分析表の見方
繰返しのある二元配置の分散分析
① 交互作用項に有意差がなく、行間変動項や列間変動項に有意差があると、行間や列間の多重比較法で分かります。さらにセル間の総当たりの多重比較をすると細かい所迄分かります。
② 交互作用項に有意差があると、相殺作用や相乗作用があるので、行間変動項や列間変動項に有意差があっても、正確に行うことはできませんが、主効果として各行間の合計の平均値と平均値での有意差、各列間の合計の平均値と平均値での有意差を、多重比較法で出来ます。

経時型（反復測定）二元配置の分散分析
③ 経時型（反復測定）二元配置の分散分析は、繰返しのある二元配置の分散分析と違って、
　　交互作用項に有意差があれば、パターン差があり、ある時点で有意差があります。交互作用項の多重比較法で分かります。
④ 交互作用項に有意差がなくて、経時間（個体内）変動項に有意差がある場合は経時間に平均値差があります。群間（個体間）変動項の有意差あり、なしは関係ありません。

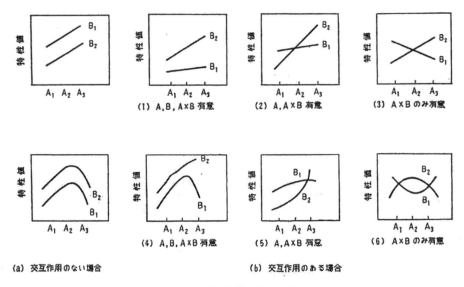

交互作用の意味

交互作用のパターンは **49-3. 交互作用**で説明しましたが、上のように沢山のパターン[3]があります。

文献

1) 古川俊之・丹後俊郎：新版医学への統計学，朝倉書店，p3，pp175-181，1993
2) 古川俊之・丹後俊郎：第3版医学への統計学，朝倉書店，p2，pp161-171，2013
3) 石川馨・藤森利美・久米仁：実験計画法上下，p125，pp175-200，1967
4) 高橋行雄・大橋靖雄・芳賀敏郎：SASによる実験データの解析，東京大学出版会，p33，pp71-83，1989
5) Kirk,E.R.：Experimental Design 3rd，p481，1995

参考書

石川馨・藤森利美・久米仁：実験計画法上下，pp69-142，1967
　二元配置法などとして、具体的な実例を使用して詳しく説明しています。
田口玄一：第3版実験計画法上下，丸善株式会社，1976
　2元配置法として、具体的な実例を使用して詳しく説明しています。
森敏昭・吉田寿夫編著：データ解析テクニカルブック初版，北大路書房，pp94-121，1990
　2要因の分散分析として、具体的な実例を使用して詳しく説明しています。
Milliken & Johnson：Analysis of Messy Data，Chapman&Hall，pp321-350，1992
　Repeated Measures Designs(two-layout)の内容を詳しく説明しています。
Vonesh, Edward F. & Chinchilli, Vernon G.：Linear and Nonlinear Models for the Analysis of Repeated Measurements，London: Chapman and Hall，1997
Kirk,E.R.：Experimental Design 3rd，1995

第11章 クロスオーバ経時型二元配置の分散分析と多重比較法とノンパラ統計学

54. クロスオーバ（交差）経時型二元配置の分散分析

Crossover time parametric (repeated measures) analysis of variance of two-way layout

同じグループで実験して測定するので、データの均一性の問題は解決されますが、最初に実験した**持越し効果**(carry-over effect)を考える必要があります。簡単な解決法はウォッシュアウト（休止期間）を入れる方法です。最初と途中にコントロール群２つを入れると実験は長くなりますが**持越し効果**の有無がはっきりします。

手順① 通常の**クロスオーバ経時型二元配置の分散分析**で扱うデータは次のようになります。

要因	B_1群	B_2群	$\cdots$	B_b群
A_1群	$X_{111}, X_{112}, \cdots, X_{11n}$	$X_{121}, X_{122}, \cdots, X_{12n}$	$\cdots$	$X_{1b1}, X_{1b2}, \cdots, X_{1bn}$
A_2群	$X_{211}, X_{212}, \cdots, X_{21n}$	$X_{221}, X_{222}, \cdots, X_{22n}$	$\cdots$	$X_{2b1}, X_{2b2}, \cdots, X_{2bn}$
$\cdots$	$\cdots$	$\cdots$	$\cdots$	$\cdots$
Aa群	$X_{a11}, X_{a12}, \cdots, X_{a1n}$	$X_{a21}, X_{a22}, \cdots, X_{a2n}$	$\cdots$	$X_{ab1}, X_{ab2}, \cdots, X_{abn}$

これではデータ構造が分からないので、次のように表示にすると分かりやすくなります。
A要因とB要因の組合せのデータ数はみな同じnになります。

要因	A_1群			A_2群			$\cdots$	Aa群		
要因	B_1群	B_2群$\cdots$	B_b群	B_1群	B_2群$\cdots$	B_b群	$\cdots$	B_1群	B_2群$\cdots$	B_b群
1	X_{111},	X_{121},	$\cdots, X_{1b1}$	X_{211},	X_{221},	$\cdots, X_{2b1}$	$\cdots$	X_{a11},	X_{a21},	$\cdots, X_{ab1}$
2	X_{112},	X_{122},	$\cdots, X_{1b2}$	X_{212},	X_{222},	$\cdots, X_{2b2}$	$\cdots$	X_{a12},	X_{a22},	$\cdots, X_{ab2}$
$\cdots$	$\cdots$	$\cdots$	$\cdots$	$\cdots$	$\cdots$	$\cdots$	$\cdots$	$\cdots$	$\cdots$	$\cdots$
n	X_{11n},	X_{12n},	$\cdots, X_{1bn}$	X_{21n},	X_{22n},	$\cdots, X_{2bn}$	$\cdots$	X_{a1n},	X_{a2n},	$\cdots, X_{abn}$

手順② 各a群のデータ数$n_{i.}$と、各b群のデータ数$n_{.j}$を計算します。n は$(A_i,\ B_j)$のデータ数

$$n_{i.} = \sum_{j=1}^{b} j \times n = b \times n \quad 、\quad n_{.j} = \sum_{i=1}^{a} i \times n = a \times n$$

手順③ 総データ数 N を計算します。

$$N = a \times b \times n$$

手順④ 各a群の部分和$\sum_{j=1}^{b}\sum_{k=1}^{n} X_{ijk}$をデータ数$b \times n$で割った平均値 $\overline{X}_{i.}$と、

各b群の部分和$\sum_{i=1}^{a}\sum_{k=1}^{n} X_{ijk}$をデータ数$a \times n$で割った平均値 $\overline{X}_{.j}$を計算します。

$$\overline{X}_{i.} = \left(\sum_{j=1}^{b}\sum_{k=1}^{n} X_{ijk}\right) \Big/ (b \times n) \quad 、\quad \overline{X}_{.j} = \left(\sum_{i=1}^{a}\sum_{k=1}^{n} X_{ijk}\right) \Big/ (a \times n)$$

手順⑤ 総平均値 $\overline{X}_{..}$を計算します。

$$\overline{X}_{..} = \sum_{i=1}^{a}\sum_{j=1}^{b}\sum_{k=1}^{n} X_{ijk} \Big/ N$$

手順⑥ a群とb群の組合せ部分和$\sum_{k=1}^{n} X_{ijk}$をデータ数nで割ったセル平均値$\overline{X}_{ij}$を計算します。

$$\overline{X}_{ij} = (\sum_{k=1}^{n} X_{ijk})/n$$

手順⑦ 行間（処理間）変動の偏差平方和 S_A (squares of low variation)を計算します。行間変動の偏差平方和は「各 a 群の平均値－総平均値」の2乗にデータ数を掛けた合計になります。

$$S_A = b \times n \times \sum_{i=1}^{a}(\overline{X}_{i.} - \overline{X}_{..})^2 = b \times n \times [(\overline{X}_{1.} - \overline{X}_{..})^2 + (\overline{X}_{2.} - \overline{X}_{..})^2 + \cdots + (\overline{X}_{a.} - \overline{X}_{..})^2]$$

手順⑧ 行間変動の自由度 ν_A (degree of freedom of between low variation)を計算します。

$$\nu_A = a - 1$$

手順⑨ 行間（処理間）変動の分散 V_A (variance of between low variation)を計算します。

$$V_A = S_A / \nu_A$$

手順⑩ 列間（経時間）変動の偏差平方和 S_B (squares of column variation)を計算します。列間変動の偏差平方和は「各 b 群の平均値－総平均値」の2乗にデータ数を掛けた合計です。

$$S_B = a \times n \times \sum_{i=1}^{b}(\overline{X}_{.i} - \overline{X}_{..})^2 = a \times n \times [(\overline{X}_{.1} - \overline{X}_{..})^2 + (\overline{X}_{.2} - \overline{X}_{..})^2 + \cdots + (\overline{X}_{.b} - \overline{X}_{..})^2]$$

手順⑪ 列間変動の自由度 ν_B (degree of freedom of between column variation)を計算します。

$$\nu_B = b - 1$$

手順⑫ 列間（経時間）変動の分散 V_B (variance of between column variation)を計算します。

$$V_B = S_B / \nu_B$$

手順⑬ 交互作用（パターン）の偏差平方和 $S_{A \times B}$ (squares of interaction)を計算します。交互作用の偏差平方和は「セル平均値－A群毎平均値－B群毎平均値＋総平均値」の2乗の合計になります。

$$S_{A \times B} = n \times \sum_{i=1}^{a} \sum_{j=1}^{b}(\overline{X}_{ij} - \overline{X}_{i.} - \overline{X}_{.j} + \overline{X}_{..})^2 = n \times [(\overline{X}_{11} - \overline{X}_{1.} - \overline{X}_{.1} + \overline{X}_{..})^2 + \cdots$$
$$+ (\overline{X}_{1b} - \overline{X}_{1.} - \overline{X}_{.b} + \overline{X}_{..})^2 + (\overline{X}_{21} - \overline{X}_{2.} - \overline{X}_{.1} + \overline{X}_{..})^2 + \cdots + (\overline{X}_{2b} - \overline{X}_{2.} - \overline{X}_{.b} + \overline{X}_{..})^2$$
$$+ \cdots + (\overline{X}_{a1} - \overline{X}_{i.} - \overline{X}_{.j} + \overline{X}_{..})^2 + \cdots + (\overline{X}_{ab} - \overline{X}_{a.} - \overline{X}_{.b} + \overline{X}_{..})^2]$$

手順⑭ 交互作用（パターン）の自由度 $\nu_{A \times B}$ (degree of freedom of interaction)を計算します。

$$\nu_{A \times B} = (a - 1) \times (b - 1)$$

手順⑮ 交互作用（パターン）の分散 $V_{A \times B}$ (variance of freedom of interaction)を計算します。

$$V_{A \times B} = S_{A \times B} / \nu_{A \times B}$$

手順⑯ 全変動の偏差平方和 S_T (squares of total variation)を計算します。全変動の偏差平方和は「全データ－総平均値」の2乗の合計です。

$$S_T = \sum_{i=1}^{a} \sum_{j=1}^{b} \sum_{k=1}^{n}(X_{ijk} - \overline{X}_{..})^2 = (X_{111} - \overline{X}_{..})^2 + \cdots + (X_{1bn_{1b}} - \overline{X}_{..})^2 + (X_{211} - \overline{X}_{..})^2 + \cdots$$
$$+ (X_{2bn_{1b}} - \overline{X}_{..})^2 + \cdots + (X_{a11} - \overline{X}_{..})^2 + \cdots + (X_{abn_{ab}} - \overline{X}_{..})^2$$

手順⑰ 全変動の自由度 ν_T (degree of freedom of total variation)を計算します。

$$\nu_T = N - 1$$

ここまでの手順は**経時型二元配置の分散分析**とほぼ同じです。

手順⑱ 各ブロック（対象）の平均値 $\overline{X}_{i.k}$ ($i = 1, \cdots, a$、$k = 1, \cdots, n$)を計算します。

$$\overline{X}_{i.k} = \sum_{j=1}^{b} X_{ijk} \Big/ b$$

手順⑲ ブロック誤差変動の偏差平方和 S_b を計算します。ブロックの偏差平方和は「ブロック平均値－A群の各平均値」の2乗の合計です。bはブロックです。

$$S_b = b \times \sum_{i=1}^{a}\sum_{k=1}^{n}(\bar{X}_{i.k} - \bar{X}_{i.})^2 = b \times [(\bar{X}_{1.1} - \bar{X}_{1.})^2 + \cdots + (\bar{X}_{1.n} - \bar{X}_{1.})^2 + \cdots + (\bar{X}_{a.n} - \bar{X}_{a.})^2]$$

手順⑳ ブロック誤差変動の自由度 ν_b を計算します。

$$\nu_b = (a-1) \times (n-1)$$

手順㉑ ブロック誤差変動の分散 V_b を計算します。

$$V_b = S_b / \nu_b$$

　　通常の**経時型(反復測定)二元配置の分散分析**では、52. 経時型(反復測定)二元配置の分散分析の手順㉔から**群内(誤差)変動の偏差平方和**を計算しましたが、
　　　クロスオーバ経時型二元配置の分散分析では、
　　　　全変動の偏差平方和－行間(処理間, 個体間)変動の偏差平方和
　　　　　　　　　　－列間(経時間, 時点, 個体内)変動の偏差平方和
　　　　　　　　　　－交互作用(パターン, プロフィル)変動の偏差平方和
　　　　　　　　　　－ブロック(対象, 実験個体)誤差変動の偏差平方和
　　　　　　　　　　－クロスオーバ変動の偏差平方和
　　　　　　　　　　＝群内(誤差)変動
　　から求めます。

　ここまでは経時型二元配置の分散分析の手順とほぼ同じです。⇒ここから違います。
　　クロスオーバ経時型二元配置の分散分析では次の手順㉒～手順㊲が加わります。

手順㉒ セル毎のデータの各平均値 $\bar{C}_{.k}$ ($i=1,\cdots,a$, $j=1,\cdots,b$, $k=1,\cdots,n$) を計算します。

$$\bar{C}_{.k} = (\sum_{i=1}^{a}\sum_{j=1}^{b} X_{ijk})/(a \times b)$$

手順㉓ セル毎のデータを合計してセル総平均値 $\bar{C}_{..}$ を計算します。

$$\bar{C}_{..} = \sum_{k=1}^{n} C_{.k}/n$$

手順㉔ クロスオーバ変動の偏差平方和 S_c (squares of crossover variation) を計算します。偏差平方和 S_c は「セル毎の各平均値－セル総平均値」の2乗の合計です。
　　　c は crossover の c を意味しています。

$$S_c = (a \times b) \times \sum_{k=1}^{n}(\bar{C}_{.k} - \bar{C}_{..})^2 = (a \times b) \times [(\bar{C}_{.1} - \bar{C}_{..})^2 + \cdots + (\bar{C}_{.2} - \bar{C}_{..})^2 + \cdots + (\bar{C}_{.k} - \bar{C}_{..})^2]$$

手順㉕ クロスオーバ変動の自由度 ν_c (degree of freedom of crossover variation) を計算します。

$$\nu_c = n - 1$$

手順㉖ クロスオーバ変動の分散 V_c (variance of crossover variation) を計算します。

$$V_c = S_c / \nu_c$$

手順㉗ ブロック(対象)誤差変動の偏差平方和 S_{bc} (squares of block variation) を計算します。

$$S_{bc} = S_b - S_c$$

手順㉘ ブロック誤差変動の自由度 ν_{bc} (degree of freedom of block variation) を計算します。

$$\nu_{bc} = (a-1) \times (n-1)$$

手順㉙ ブロック誤差変動の分散 V_{bc} (variance of block variation)を計算します。

$$V_{bc} = S_{bc}/\nu_{bc}$$

手順㉚ 経時間セル毎のデータの平均値 $\bar{C}_{jk}$ ($i = 1, \cdots, a$)を計算します。

$$\bar{C}_{jk} = (\sum_{i=1}^{a} X_{ijk})/a$$

手順㉛ 経時間×クロスオーバ変動の偏差平方和 $S_{B \times c}$ を計算します。偏差平方和は「B群セル平均値−セル毎の各平均値−B群毎の各平均値＋総平均値」の2乗の合計。

$$S_{B \times c} = a \times \sum_{j=1}^{b} \sum_{k=1}^{n} (\bar{C}_{jk} - \bar{C}_{.k} - \bar{X}_{.j} + \bar{X}_{..})^2 = a \times [(\bar{C}_{11} - \bar{C}_{.1} - \bar{X}_{.1} + \bar{X}_{..})^2 + \cdots$$
$$+ (\bar{C}_{1n} - \bar{C}_{.n} - \bar{X}_{.1} + \bar{X}_{..})^2 + (\bar{C}_{21} - \bar{C}_{.1} - \bar{X}_{.2} + \bar{X}_{..})^2 + \cdots + (\bar{C}_{2n} - \bar{C}_{.n} - \bar{X}_{.2} + \bar{X}_{..})^2$$
$$+ \cdots + (\bar{C}_{b1} - \bar{C}_{.1} - \bar{X}_{.b} + \bar{X}_{..})^2 + \cdots + (\bar{C}_{bn} - \bar{C}_{.n} - \bar{X}_{.b} + \bar{X}_{..})^2]$$

手順㉜ 経時間×クロスオーバ変動の自由度 $\nu_{B \times c}$ を計算します。

$$\nu_{B \times c} = (b-1) \times (n-1)$$

手順㉝ 経時間×クロスオーバ変動の分散 $V_{B \times c}$ を計算します。

$$V_{B \times c} = S_{B \times c}/\nu_{B \times c}$$

手順㉞ 群内(誤差)変動の偏差平方和 S_{Ec} を計算します。

$$S_{Ec} = S_T - S_A - S_B - S_{A \times B} - (S_c + S_{bc}) - S_{B \times c}$$

手順㉟ 群内(誤差)変動の自由度 ν_{Ec} を計算します。

$$\nu_{Ec} = (a-1) \times (b-1) \times (n-1)$$

手順㊱ 群内(誤差)変動の分散 V_{Ec} を計算します。

$$V_{Ec} = S_{Ec}/\nu_{Ec}$$

手順㊲ 分散比F値を計算します。

$$F_c = V_c/V_{bc}、自由度 \nu_c = n-1、\nu_{bc} = (a-1) \times (n-1)$$
$$F_A = V_A/V_{bc}、自由度 \nu_A = a-1、\nu_{bc} = (a-1) \times (n-1)$$
$$F_B = V_B/V_{Ec}、自由度 \nu_B = b-1、\nu_{Ec} = (a-1) \times (b-1) \times (n-1)$$
$$F_{B \times c} = V_{B \times c}/V_{Ec}、自由度 \nu_{B \times c} = (b-1) \times (n-1)、\nu_{Ec} = (a-1) \times (b-1) \times (n-1)$$
$$F_{A \times B} = V_{A \times B}/V_{Ec}、自由度 \nu_{A \times B} = (a-1) \times (b-1)、\nu_{Ec} = (a-1) \times (b-1) \times (n-1)$$

手順㊳ 計算したデータを分散分析表にまとめます。

分散分析表				
変動要因	偏差平方和	自由度	分散	F値
クロスオーバ変動	S_c	ν_c	V_c	V_c/V_{bc}
行間(処理間, 個体間)変動	S_A	ν_A	V_A	V_A/V_{bc}
ブロック(対象, 実験個体)誤差変動	S_{bc}	ν_{bc}	V_{bc}	
列間(経時間, 時点, 個体内)変動	S_B	ν_B	V_B	V_B/V_{Ec}
経時間×クロスオーバ変動	$S_{B \times c}$	$\nu_{B \times c}$	$V_{B \times c}$	$V_{B \times c}/V_{Ec}$
交互作用(パターン, プロファイル)変動	$S_{A \times B}$	$\nu_{A \times B}$	$V_{A \times B}$	$V_{A \times B}/V_{Ec}$
群内(誤差)変動	S_{Ec}	ν_{Ec}	V_{Ec}	
全変動	S_T	ν_T		

第11章　クロスオーバ経時型二元配置の分散分析と多重比較法とノンパラ統計学　223

経時型(反復測定)二元配置の分散分析表と違う点は、
1. クロスオーバ変動を追加するところです。すなわちクロスオーバ変動をブロック(対象, 実験個体)変動で割ります。それにつれて行間(処理間)変動のF値も変わります。
2. 経時間×クロスオーバ変動も追加するところです。すなわち経時間×クロスオーバ変動を群内(誤差)変動で割るのが加わり、それにつれて列間(経時間)変動や交互作用変動のF値も変わります。

手順㊴　F分布表から、片側検定の上側確率で、危険率5％や1％の境界値$F_{0.05}(\nu_{A\times B}, \nu_{Ec})$、$F_{0.01}(\nu_{A\times B}, \nu_{Ec})$を読み取ります。

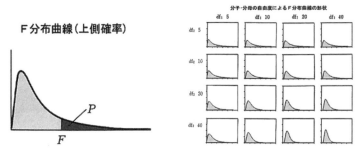

F分布表は左図のF分布曲線(10. 確率分布…正規分布とt分布とχ^2分布とF分布の④)でP値対してのF値を読み取った数値です。F分布曲線は右図の分子または分母の自由度によって変わります。**クロスオーバ経時型(反復測定)二元配置の分散分析**の自由度は、$\nu_{A\times B} = (a-1)\times(b-1)$、$\nu_{Ec} = (a-1)\times(b-1)\times(n-1)$によって変わります。
判定する時巻末の**(Ⅳ) F分布表の上(片)側パーセント点表**から読み取って下さい。

手順㊵　$F_{A\times B} \geqq F_{0.05}(\nu_{A\times B}, \nu_{Ec})$、$F_{0.01}(\nu_{A\times B}, \nu_{Ec})$ならば交互作用ありで、パターン差があります。
$F_{A\times B} < F_{0.05}(\nu_{A\times B}, \nu_{Ec})$ならば交互作用なしで、パターン差がないです。
F_AあるいはF_Bに有意差があっても参考程度にすぎません。

クロスオーバ経時型(反復測定)二元配置の分散分析でも、$F_{A\times B}$の交互作用に有意差があるかどうかは大切です。

以上の手順㉒〜手順㊲までの**クロスオーバ経時型(反復測定)二元配置の分散分析**の計算式は、日本の専門の統計書にはなかなか記載がありません。

医学では厳密さが要求されるので、**クロスオーバ経時型二元配置の分散分析**でも、さらに詳しい**経時間の系列相関(serial correlation of time parametric)を考慮した調整自由度のG-G調整とH-F調整が必要ですが、**経時間×クロスオーバ変動と列間(経時間)変動と交互作用(パターン, プロフィル)変動の**G-G調整**と**H-F調整**が3個ずつ、SAS, SPSSにはあります。

【実例112】実例110のあるトクホCとDの収縮期血圧に及ぼす効果を調べるため、CとDをそれぞれ3人に飲んでもらい経時データの18個のデータが得られました。クロスオーバ経時型二元配置の分散分析で検定して、経時型二元配置の分散分析の実例110と比較してみます。

要因	使用前	1ヶ月後	3ヶ月後
C	145, 140, 132	140, 136, 131	138, 133, 125
D	144, 140, 131	136, 129, 124	132, 126, 122

手順③総データ数 $N = a \times b \times n = 2 \times 3 \times 3 = 18$

手順④各 a 群の部分和 $\sum_{j=1}^{b}\sum_{k=1}^{n} X_{ijk}$ をデータ数 n で割った平均値 $\overline{X}_{i.} = (\sum_{j=1}^{b}\sum_{k=1}^{n} X_{ijk})/n$

$\overline{X}_{1.} = (145+140+132+140+136+131+138+133+125)/9 = 1220/9 = 135.556$

$\overline{X}_{2.} = (144+140+131+136+129+124+132+126+122)/9 = 1184/9 = 131.556$

各 b 群の部分和 $\sum_{i=1}^{a}\sum_{k=1}^{n} X_{ijk}$ をデータ数 n で割った平均値 $\overline{X}_{.j} = (\sum_{i=1}^{a}\sum_{j=1}^{n} X_{ijk})/n$

$\overline{X}_{.1} = (145+140+132+144+140+131) = 832/6 = 138.667$

$\overline{X}_{.2} = (140+136+131+136+129+124) = 796/6 = 132.667$

$\overline{X}_{.3} = (138+133+125+132+126+122) = 776/6 = 129.333$

手順⑤総平均値 $\overline{X}_{..} = \sum_{i=1}^{a}\sum_{j=1}^{b}\sum_{k=1}^{n} X_{ijk}/N = \sum_{i=1}^{2}\sum_{j=1}^{3}\sum_{k=1}^{n} X_{ijk}/N$

$\overline{X}_{..} = (145+140+132+140+136+131+138+133+125+144+140+131+136+129+124+132+126+122)/18 = 133.556$

手順⑥ a 群と b 群の組合部分和 $\sum_{k=1}^{n} X_{ijk}$ をデータ数 n で割ったセル平均値 $\overline{X}_{ij} = (\sum_{k=1}^{n} X_{ijk})/n$

$\overline{X}_{11} = (\sum_{k=1}^{3} X_{11k})/n_{11} = (145+140+132)/3 = 139$、$\overline{X}_{12} = (\sum_{k=1}^{3} X_{12k})/n_{12} = (140+136+131)/3 = 135.667$

$\overline{X}_{13} = (\sum_{k=1}^{3} X_{13k})/n_{13} = (138+133+125)/3 = 132$、$\overline{X}_{21} = (\sum_{k=1}^{3} X_{21k})/n_{21} = (144+140+131)/3 = 138.333$

$\overline{X}_{22} = (\sum_{k=1}^{3} X_{22k})/n_{22} = (136+129+124)/3 = 129.667$、$\overline{X}_{23} = (\sum_{k=1}^{3} X_{23k})/n_{23} = (132+126+122)/3 = 126.667$

手順⑦行間変動の偏差平方和 $S_A = b \times n \times \sum_{i=1}^{a}(\overline{X}_{i.} - \overline{X}_{..})^2 = b \times n \times [(\overline{X}_{1.} - \overline{X}_{..})^2 + \cdots + (\overline{X}_{a.} - \overline{X}_{..})^2]$

$S_A = 3 \times 3 \times [(135.556-133.556)^2 + (131.556-133.556)^2] = 9 \times [2^2 + (-2)^2] = 9 \times (4+4) = 9 \times 8 = 72$

手順⑧行間変動の自由度 $\nu_A = a - 1 = 2 - 1 = 1$

手順⑨行間変動の分散 $V_A = S_A/\nu_A = 72/1 = 72$

手順⑩列間変動の偏差平方和 $S_B = a \times n \times \sum_{i=1}^{b}(\overline{X}_{.i} - \overline{X}_{..})^2 = a \times n \times [(\overline{X}_{.1} - \overline{X}_{..})^2 + \cdots + (\overline{X}_{.b} - \overline{X}_{..})^2]$

$S_B = 2 \times 3 \times [(138.667-133.556)^2 + (132.667-133.556)^2 + (129.333-133.556)^2]$

$= 6 \times [5.111^2 + (-0.889)^2 + (-4.223)^2] = 6 \times (26.1223 + 0.7903 + 17.8337) = 6 \times 44.7463 = 268.478$

手順⑪列間変動の自由度 $\nu_B = b - 1 = 3 - 1 = 2$

手順⑫列間変動の分散 $V_B = S_B/\nu_B = 268.478/2 = 134.239$

手順⑬交互作用の偏差平方和 $S_{A \times B} = n \times \sum_{i=1}^{a}\sum_{j=1}^{b}(\overline{X}_{ij} - \overline{X}_{i.} - \overline{X}_{.j} - \overline{X}_{..})^2$

$S_{A \times B} = n \times [(\overline{X}_{11} - \overline{X}_{1.} - \overline{X}_{.1} + \overline{X}_{..})^2 + (\overline{X}_{12} - \overline{X}_{1.} - \overline{X}_{.2} + \overline{X}_{..})^2 + (\overline{X}_{13} - \overline{X}_{1.} - \overline{X}_{.3} + \overline{X}_{..})^2$

$+ (\overline{X}_{21} - \overline{X}_{2.} - \overline{X}_{.1} + \overline{X}_{..})^2 + (\overline{X}_{22} - \overline{X}_{2.} - \overline{X}_{.2} + \overline{X}_{..})^2 + (\overline{X}_{23} - \overline{X}_{2.} - \overline{X}_{.3} + \overline{X}_{..})^2]$

$= 3 \times (139-135.556-138.667+133.556)^2 + 3 \times (135.667-135.556-132.667+133.556)^2$

$+ 3 \times (132-135.556-129.334+133.556)^2 + 3 \times (138.333-131.556-138.667+133.556)^2$

$+ 3 \times (129.667-131.556-132.667+133.556)^2 + 3 \times (126.667-131.556-129.334+133.556)^2$

$= 3 \times [(-1.667)^2 + 1^2 + 0.666^2 + 1.666^2 + (-1)^2 + (-0.667)^2]$

$= 3 \times (2.77889 + 1 + 0.443556 + 2.77556 + 1 + 0.444889) = 3 \times 8.44290 = 25.3287$

手順⑭交互作用の自由度 $\nu_{A \times B} = (a-1) \times (b-1) = 1 \times 2 = 2$

手順⑮交互作用の分散 $V_{A \times B} = S_{A \times B}/\nu_{A \times B} = 25.3287/2 = 12.6644$

手順⑯全変動の偏差平方和 $S_T = \sum_{i=1}^{a}\sum_{j=1}^{b}\sum_{k=1}^{n}(X_{ijk} - \overline{X}_{..})^2$

$S_T = (145-133.556)^2 + (140-133.556)^2 + (132-133.556)^2 + (140-133.556)^2 + (136-133.556)^2 + (131-133.556)^2$

$+ (138-133.556)^2 + (133-133.556)^2 + (125-133.556)^2 + (144-133.556)^2 + (140-133.556)^2 + (131-133.556)^2$

$+ (136-133.556)^2 + (129-133.556)^2 + (124-133.556)^2 + (132-133.556)^2 + (126-133.556)^2 + (122-133.556)^2$

$= 11.444^2 + 6.444^2 + (-1.556)^2 + 6.444^2 + 2.444^2 + (-2.556)^2 + 4.444^2 + (-0.556)^2 + (-8.556)^2$

$+ 10.444^2 + 6.444^2 + (-2.556)^2 + 2.444^2 + (-4.556)^2 + (-9.556)^2 + (-1.556)^2 + (-7.556)^2 + (-11.556)^2$

$= 130.96514 + 41.525136 + 2.421136 + 41.525136 + 5.973136 + 6.533136 + 19.749136 + 0.309136 + 73.205136$

$+ 109.07714 + 41.525136 + 6.533136 + 5.973136 + 20.757136 + 91.317136 + 2.421136 + 57.093136 + 133.54114$

第11章　クロスオーバ経時型二元配置の分散分析と多重比較法とノンパラ統計学

$= 790.4444$

手順⑰全変動の自由度 $\nu_T = N - 1 = 18-1 = 17$

手順⑱各ブロック(対象)の平均値 $\bar{X}_{..k}$ $(k = 1,\cdots,n)$ を計算します。$\bar{X}_{i.k} = \sum_{i=1}^{a}\sum_{j=1}^{b} X_{ijk}/b$

$\bar{X}_{1.1} = (145+140+138)/3 = 141$ 、 $\bar{X}_{1.2} = (140+136+133)/3 = 136.333$

$\bar{X}_{1.3} = (132+131+125)/3 = 129.333$ 、 $\bar{X}_{2.1} = (144+136+132)/3 = 137.333$

$\bar{X}_{2.2} = (140+129+126)/3 = 131.667$ 、 $\bar{X}_{2.3} = (131+124+122)/3 = 125.667$

手順⑲ブロック変動 $S_b = \sum_{i=1}^{a}\sum_{j=1}^{n} b \times (\bar{X}_{i.j} - \bar{X}_{i..})^2 = b \times [(\bar{X}_{1.1} - \bar{X}_{1..})^2 + (\bar{X}_{1.2} - \bar{X}_{1..})^2 + \cdots + (\bar{X}_{2.3} - \bar{X}_{3..})^2]$

$S_b = 3 \times [(141-135.556)^2 + (136.333-135.556)^2 + (129.333-135.556)^2$
$\quad + (137.333-131.556)^2 + (131.667-131.556)^2 + (125.667-131.556)^2]$

$= 3 \times [5.444^2 + 0.777^2 + (-6.223)^2 + 5.777^2 + 0.111^2 + (-5.889)^2]$

$= 3 \times (29.6371 + 0.603729 + 38.7257 + 33.3737 + 0.012321 + 34.6803) = 3 \times 137.033 = 411.099$

手順⑳ブロック誤差変動の自由度 $\nu_b = (a-1) \times (r-1) = 2 \times (3-1) = 4$

手順㉑ブロック誤差変動の分散 $V_b = S_b/\nu_b = 411.099/4 = 102.775$

ここまでは経時型二元配置の分散分析の手順とほぼ同じです。

次にクロスオーバ経時型二元配置の分散分析では次の手順㉒～手順㊲が加わります。

手順㉒セル毎のデータの平均値 $\bar{C}_{.k} = (\sum_{i=1}^{a}\sum_{j=1}^{b} X_{ijk})/(a \times b)$

$\bar{C}_{.1} = (145+140+138+144+136+132)/(2 \times 3) = 835/6 = 139.167$

$\bar{C}_{.2} = (140+136+133+140+129+126)/(2 \times 3) = 804/6 = 134$

$\bar{C}_{.3} = (132+131+125+131+124+122)/(2 \times 3) = 765/6 = 127.5$

手順㉓セル毎のデータの合計の総平均値 $\bar{C}_{..} = \sum_{k=1}^{n} C_{.k}/n$

$\bar{C}_{..} = (\bar{C}_{.1} + \bar{C}_{.2} + \bar{C}_{.3})/3 = (139.167+134+127.5)/3 = 400.667/3 = 133.556$

手順㉔クロスオーバ変動の偏差平方和 $S_c = ((a \times b) \times \sum_{i=1}^{n} (\bar{C}_{.k} - \bar{C}_{..})^2$

$S_c = (2 \times 3) \times [(139.167-133.556)^2 + (134-133.556)^2 + (127.5-133.556)^2]$

$= 5.611^2 + 0.444^2 + (-6.056)^2 = 6 \times (31.4833+0.197136+36.6751) = 6 \times 68.3555$

$= 410.133$

手順㉕クロスオーバ変動の自由度 $\nu_c = (n-1) = 3-1 = 2$

手順㉖クロスオーバ変動の分散 $V_c = S_c/\nu_c = 410.133/2 = 205.067$

手順㉗ブロック(対象)誤差変動の偏差平方和 $S_{bc} = S_b - S_c = 411.099 - 410.133 = 0.966$

手順㉘ブロック(対象)誤差変動の自由度 $\nu_{bc} = (a-1) \times (n-1) = (2-1) \times (3-1) = 2$

手順㉙ブロック(対象)誤差変動の分散 $V_{bc} = S_{bc}/\nu_{bc} = 0.966/2 = 0.483$

手順㉚経時間セル毎のデータの平均値 $\bar{C}_{jk} = (\sum_{i=1}^{a} X_{ijk})/a$

$\bar{C}_{11} = (145+144)/2 = 144.5$、$\bar{C}_{12} = (140+140)/2 = 140$、$\bar{C}_{13} = (132+131)/2 = 131.5$

$\bar{C}_{21} = (140+136)/2 = 138$、$\bar{C}_{22} = (136+129)/2 = 132.5$、$\bar{C}_{23} = (131+124)/2 = 127.5$

$\bar{C}_{31} = (138+132)/2 = 135$、$\bar{C}_{32} = (133+126)/2 = 129.5$、$\bar{C}_{33} = (125+122)/2 = 123.5$

手順㉛経時間×クロスオーバ変動の偏差平方和の $S_{B \times c} = a \times \sum_{j=1}^{b}\sum_{k=1}^{n} (\bar{C}_{jk} - \bar{C}_{.k} - \bar{X}_{.j} + \bar{X}_{..})^2$

$S_{B \times c} = a \times [(\bar{C}_{11} - \bar{C}_{.1} - \bar{X}_{.1} + \bar{X}_{..})^2 + (\bar{C}_{12} - \bar{C}_{.2} - \bar{X}_{.1} + \bar{X}_{..})^2 + (\bar{C}_{13} - \bar{C}_{.3} - \bar{X}_{.1} + \bar{X}_{..})^2$
$\quad + (\bar{C}_{21} - \bar{C}_{.1} - \bar{X}_{.2} + \bar{X}_{..})^2 + (\bar{C}_{22} - \bar{C}_{.2} - \bar{X}_{.2} + \bar{X}_{..})^2 + (\bar{C}_{23} - \bar{C}_{.3} - \bar{X}_{.2} + \bar{X}_{..})^2$
$\quad + (\bar{C}_{31} - \bar{C}_{.1} - \bar{X}_{.3} + \bar{X}_{..})^2 + (\bar{C}_{32} - \bar{C}_{.2} - \bar{X}_{.3} + \bar{X}_{..})^2 + (\bar{C}_{33} - \bar{C}_{.3} - \bar{X}_{.3} + \bar{X}_{..})^2]$

$= 2 \times [(144.5-139.167-138.667+133.556)^2 + (140-134-138.667+133.556)^2 + (131.5-127.5-138.667+133.556)^2$
$\quad + (138-139.167-132.667+133.556)^2 + (132.5-134-132.667+133.556)^2 + (127.5-127.5-132.667+133.556)^2$
$\quad + (135-139.167-129.333+133.556)^2 + (129.5-134-129.333+133.556)^2 + (123.5-127.5-129.333+133.556)^2]$

$$= 2\times[(0.222)^2 +(0.889)^2 +(-1.111)^2 +(-0.278)^2 +(-0.611)^2 +(0.889)^2 +(0.056)^2 +(-0.277)^2 +(0.223)^2]$$
$$= 2\times[0.049284+0.790321+1.234321+0.077284+0.373321+0.790321+0.003136+0.076729$$
$$+0.049729] = 2\times 3.444446 = 6.8889$$

手順㉜ 経時間×クロスオーバ変動の自由度 $\nu_{B\times c} = (b-1)\times(n-1) = (3-1)\times(3-1) = 4$

手順㉝ 経時間×クロスオーバ変動の分散 $V_{B\times c} = S_{B\times c}/\nu_{B\times c} = 6.8889/4 = 1.722$

手順㉞ 群内(誤差)変動の偏差平方和 $S_{Ec} = S_T - S_A - S_B - S_{A\times B} - (S_c + S_{bc}) - S_{B\times c}$

$S_{Ec} = 790.4444 - 72 - 268.478 - 25.3287 - 411.099 - 6.8889 = 6.6494$

手順㉟ 群内(誤差)変動の自由度 $\nu_{Ec} = (a-1)\times(b-1)\times(n-1) = (2-1)\times(3-1)\times(3-1) = 2\times 2 = 4$

手順㊱ 群内(誤差)変動の分散 $V_{Ec} = 6.6494/4 = 1.6624$

手順㊲ 分散比F値を計算します。

$F_c = V_c/V_{bc} = 205.067/0.483 = 424.569$、 $\nu_c = 3-1 = 2$、$\nu_{bc} = (2-1)+(3-1) = 2$

$F_A = V_A/V_{bc} = 72/0.483 = 149.0687$、 $\nu_A = 2-1 = 1$、$\nu_{bc} = 2$

$F_B = V_B/V_{Ec} = 134.239/1.6624 = 80.7501$、 $\nu_B = 3-1 = 2$、$\nu_{Ec} = (2-1)\times(3-1)\times(3-1) = 4$

$F_{B\times c} = V_{B\times c}/V_{Ec} = 1.7222/1.6624 = 1.0359$、 $\nu_{B\times c} = (3-1)\times(3-1) = 4$、$\nu_{Ec} = 4$

$F_{A\times B} = V_{A\times B}/V_{Ec} = 12.6644/1.6624 = 7.6181$、 $\nu_{A\times B} = (2-1)\times(3-1) = 2$、$\nu_{Ec} = 4$

手順㊳ 手計算したデータを分散分析表としてまとめます。

分散分析表				
変動要因	偏差平方和	自由度	分散	F値
クロスオーバ変動	410.133	2	205.067	424.569
行間(処理間)変動	72	1	72	149.0687
ブロック(対象)誤差変動	0.966	2	0.483	
列間(経時間)変動	268.478	2	134.239	80.7501
経時間×クロスオーバ変動	6.888	4	1.722	1.0359
交互作用	25.3287	2	12.6644	7.6181 *
群内(誤差)変動	6.6494	4	1.6624	
全変動	790.4444	17		

手順㊴ 巻末の(Ⅳ)F分布表の上側パーセント点表から、$F_{0.05(2,4)} = 6.944$ を読み取ります。

手順㊵ $F_{A\times B} 7.6181 >$ 境界$F_{0.05(2,4)}$値 6.944 なので、交互作用(トクホCD×経時)があり、収縮期血圧において、トクホCとトクホDに危険率5%でパターン差がありますので、CとDの効果に有意差があります。行(CD)間や列(経時)間の議論は必要なくなります。

実例110の経時型二元配置の分散分析では$F_{A\times B} 7.4835 >$境界$F_{0.05(2,8)}$値4.459なり、実例112のクロスオーバ経時型二元配置の分散分析では$F_{A\times B} 7.6181 >$境界$F_{0.05(2,4)}$値6.944となって、かえって有意差が出にくくなっている場合があります。境界$F_{0.05(2,8)}$値 4.459 と境界$F_{0.05(2,4)}$値 6.944 を見ると、自由度が2,8から2,4と変わって境界F値が高値になっているからです。

上の表の交互作用の分散 **12.6644** は、次頁のSPSSの球面性の仮定 **トクホ×ヶ月** の平均平方和**12.667**とほぼ同じです。同じく上の表の群内(誤差)変動 **1.6624** は、次頁のSPSSの球面性の仮定 **誤差(トクホ×ヶ月)** の平均平方和**1.667**とほぼ同じです。**G-G調整**と**H-F調整**をしていない時の結果です。

第11章 クロスオーバ経時型二元配置の分散分析と多重比較法とノンパラ統計学

クロスオーバ経時型二元配置の分散分析では、**経時型二元配置の分散分析**と比較すると、「ブロック(対象)誤差変動」が「クロスオーバ変動」と「ブロック(対象)誤差変動」に2分され、また「群内(誤差)変動」が「**経時間×クロスオーバ変動**」と「**群内(誤差)変動**」に2分されます。手計算した分散分析表の「**経時間×クロスオーバ変動**」は、被験者でのパターンに差があるかが分かります。**F値 = 1.0359** なので有意差はないです。(SPSSにはこの項目がありません)
手計算した分散分析表やSPSS表の「**交互作用(経時間×処理間, パターン, プロフィル)**」は、被験者をプールして、行間(処理間)でパターンに差があるかが分かります。これが一番重要です。

クロスオーバ経時型二元配置の分散分析の **G-G 調整**と**H-F 調整**は手計算できないので、SPSSでの結果を示します。SPSSでは**クロスオーバ経時型二元配置の分散分析**を「2元配置の(対応のある因子と対応のある因子)の分散分析」として扱っています。EZRにはありません。

被験者内効果の検定

測定変数名: MEASURE_1

ソース		タイプIII 平方和	自由度	平均平方	F 値	有意確率
トクホ	球面性の仮定	72.000	1	72.000	144.000	.007
	Greenhouse-Geisser	72.000	1.000	72.000	144.000	.007
	Huynh-Feldt	72.000	1.000	72.000	144.000	.007
	下限	72.000	1.000	72.000	144.000	.007
誤差(トクホ)	球面性の仮定	1.000	2	.500		
	Greenhouse-Geisser	1.000	2.000	.500		
	Huynh-Feldt	1.000	2.000	.500		
	下限	1.000	2.000	.500		
ヶ月	球面性の仮定	268.444	2	134.222	77.935	.001
	Greenhouse-Geisser	268.444	1.019	263.416	77.935	.012
	Huynh-Feldt	268.444	1.078	249.058	77.935	.010
	下限	268.444	1.000	268.444	77.935	.013
誤差(ヶ月)	球面性の仮定	6.889	4	1.722		
	Greenhouse-Geisser	6.889	2.038	3.380		
	Huynh-Feldt	6.889	2.156	3.196		
	下限	6.889	2.000	3.444		
トクホ×ヶ月	球面性の仮定	25.333	2	12.667	7.600	.043
	Greenhouse-Geisser	25.333	1.681	15.073	7.600	.058
	Huynh-Feldt	25.333	2.000	12.667	7.600	.043
	下限	25.333	1.000	25.333	7.600	.110
誤差(トクホ×ヶ月)	球面性の仮定	6.667	4	1.667		
	Greenhouse-Geisser	6.667	3.361	1.983		
	Huynh-Feldt	6.667	4.000	1.667		
	下限	6.667	2.000	3.333		

分かりやすくするためSPSSの被験者内効果の検定の重要部分を書き出すと、

ソース		タイプIII平方和	自由度	平均平方和	F値	有意確率	
トクホ×ヶ月	球面性の仮定	25.333	2	12.667	7.600	.043	
	Greenhouse-Geisser	25.333	1.681	**15.073**	7.600	.058	
	Huynh-Feldt	25.333	2.000	**12.667**	7.600	.043	*
	下限	25.333	1.000	25.333	7.600	.110	
誤差(トクホ×ヶ月)	球面性の仮定	6.667	4	1.667			
	Greenhouse-Geisser	6.667	3.361	**1.983**			
	Huynh-Feldt	6.667	4.000	**1.667**			
	下限	6.667	2.000	3.333			

前々頁の手順㊴㊵は次のように変わります。

㊴㊵ $F_{A \times B}$ 7.600 ＜ 境界 $F_{0.05}(\nu_{A \times B}{}^{GG} = 1.68, \nu_E{}^{GG} = 3.36)$ 値 ≒ 8.000 で有意確率 0.058 なので、G–G 調整ではパターンに差はないです。

$F_{A \times B}$ 7.600 ＞ 境界 $F_{0.05}(\nu_{A \times B}{}^{HF} = 2, \nu_E{}^{HF} = 4)$ 値 6.944 で有意確率 0.043 なので、H–F 調整では収縮期血圧に、トクホCとトクホDに危険率5%でパターン差があり、効果に差があります。微妙ですね。

G–G 調整では有意差が出ないので、実験を無にしたくないため H–F 調整を考えるのは当然の成行きかもしれません。実例112 の H–F 調整では F 値 7.6181（SPSS では 7.600）＞ [$F_{0.05}(\nu_A{}^{HF} = 2, \nu_E{}^{HF} = 4) = 6.944$] なので、危険率5%で有意差があり、実例110 の H–F 調整のない経時型二元配置の分散分析では F 値 7.4835（SPSS では F 値 7.475）＞ [$F_{0.05}(\nu_A{}^{HF} = 2, \nu_E{}^{HF} = 8) = 4.459$] で、有意差は得られ説明した通りです。H–F 調整にしたため有意確率が 0.015 から 0.043 と厳密になっていますが、いずれにしても危険率5%で有意差があります。

分散分析表のブロック（対象）誤差変動の分散が、実例112 のクロスオーバ経時型二元配置の分散分析では実例110 の 102.775 から 0.483 になったため、これで割り算される行間（処理間）変動やクロスオーバ変動の F 値が急に大きくなり、大きな有意差を生じました。その理由はデータ数を少なく設定したためかもしれません。

【実例113】実例92 イランイランとローズマリーの芳香刺激をしての経時型二元配置の分散分析データに、SPSS で計算したクロスオーバ経時型二元配置の分散分析と結果を表示にします。ただしクロスオーバの被検者は同一人ではありません。

被験者内効果の検定

測定変数名: MEASURE_1

ソース		タイプⅢ平方和	自由度	平均平方	F 値	有意確率
アロマ	球面性の仮定	686.890	1	686.890	5.311	.047
	Greenhouse-Geisser	686.890	1.000	686.890	5.311	.047
	Huynh-Feldt	686.890	1.000	686.890	5.311	.047
	下限	686.890	1.000	686.890	5.311	.047
誤差(アロマ)	球面性の仮定	1164.048	9	129.339		
	Greenhouse-Geisser	1164.048	9.000	129.339		
	Huynh-Feldt	1164.048	9.000	129.339		
	下限	1164.048	9.000	129.339		
分後	球面性の仮定	3231.284	3	1077.095	19.337	.000
	Greenhouse-Geisser	3231.284	2.014	1604.789	19.337	.000
	Huynh-Feldt	3231.284	2.596	1244.829	19.337	.000
	下限	3231.284	1.000	3231.284	19.337	.002
誤差(分後)	球面性の仮定	1503.933	27	55.701		
	Greenhouse-Geisser	1503.933	18.122	82.991		
	Huynh-Feldt	1503.933	23.362	64.375		
	下限	1503.933	9.000	167.104		
アロマ x 分後	球面性の仮定	253.890	3	84.630	2.511	.080
	Greenhouse-Geisser	253.890	1.653	153.610	2.511	.122
	Huynh-Feldt	253.890	1.977	128.396	2.511	.110
	下限	253.890	1.000	253.890	2.511	.148
誤差(アロマx分後)	球面性の仮定	909.968	27	33.703		
	Greenhouse-Geisser	909.968	14.875	61.173		
	Huynh-Feldt	909.968	17.797	51.132		
	下限	909.968	9.000	101.108		

分かりやすくするため被験者内効果の検定の重要部分を書き出すと、

ソース		タイプIII平方和	自由度	平均平方和	F値	有意確率
アロマ×分後	球面性の仮定	253.890	3	84.630	2.511	.080
	Greenhouse-Geisser	253.890	1.653	153.610	2.511	.122
	Huynh-Feldt	253.890	1.977	128.396	2.511	.110
	下限	253.890	1.000	253.890	2.511	.148
誤差(アロマ×分後)	球面性の仮定	909.968	27	33.703		
	Greenhouse-Geisser	909.968	14.875	61.173		
	Huynh-Feldt	909.968	17.797	51.132		
	下限	909.968	9.000	101.108		

アロマ×分後の交互作用項の**球面性の仮定**を見ると、実例 111 の経時型二元配置の分散分析と比較して、有意確率が 0.142 から 0.080 に変わりましたが、危険率 5％にならず有意差はないです。**クロスオーバ経時型二元配置の分散分析**では、より有意差が出やすくなり有利になります。**G-G 調整**や **H-F 調整**でも有意確率が 0.122 や 0.110 と数値が少し小さくなりました。

55. 二元配置の多重比較法(multiple comparison test of two-way layout)

以下の多重比較検定の V_E は、

51. 二元配置の分散分析の

手順①～手順⑳ 群内(誤差)変動の分散 V_E を計算します。

$$V_E = S_E / \nu_E$$

52. 経時型(反復測定)二元配置の分散分析の

手順①～手順㉖ 群内(誤差)変動の分散 V_E を計算します。

$$V_E = S_E / \nu_E$$

54. クロスオーバ(交差)経時型(反復測定)二元配置の分散分析の

手順①～手順㊱ 群内(誤差)変動の分散 V_{Ec} を計算します。

$$V_{Ec} = S_{Ec} / \nu_{Ec}$$

$$V_E = V_{Ec} \text{ とします。}$$

となり、51. 52. 54. とも次頁の手順㊲㊳で多重比較法を計算します。

有意差を求めるため分散分析の $F_A = S_A/S_E$ や $F_B = V_B/V_E$ を使用せず、どの多重比較も、次に示したように「平均値の差」を「標準誤差」で割って求めています。すなわち **40. 一元配置の多重比較法**の「平均値の差」を「標準誤差」で割る方法と何ら変わりはありません。

次に述べる**経時型(反復測定)**または**繰返しのある二元配置**の**交互作用項の多重比較法**の計算式は、日本の専門の統計書には記載がなかなか見当たりません。

55-1. フィッシャーLSD 法(最小有意差限界法、Fisher's Least Significant Difference)

最初に考えられた方法です。従来のスチューデント t 検定の延長です。この方法だと多重性に問題がありますので、省略します。

以下の自由度 ν_A は $(a-1)$、自由度 ν_B は $(b-1)$、自由度 $\nu_{A\times B}$ は $(a-1)\times(b-1)$、$n = a \times b$
自由度 ν_E (ν_{Ec}) は、二元配置では $N - a \times b$、経時型二元配置では $\nu_T - \nu_A - \nu_B - \nu_{A\times B} - \nu_b$
クロスオーバ経時型二元配置では $(a-1)\times(b-1)\times(n-1)$ です。

55-2. ボンフェローニ・ダン法 (Bonferroni/Dun's multiple comparison test of two-way layout)

各群のデータ数が等しくない時に用いる方法がボンフェローニ・ダン法です。分散分析に有意差があり、危険率を均一にするため $a\times(a-1)$ や $b\times(b-1)$ で割ります。

ボンフェローニ法との違いは以下のnです。ボンフェローニ法は各群のデータ数が等しい時に用いる方法で、データ数同一のnです。判定する時の数値は巻末の(Ⅲ) t 分布表の両側パーセント点表(2群)から読み取って下さい。

繰返しのある二元配置の分散分析で**交互作用がなく、A行間やB列間に有意差がある場合**は、
手順㊲ 各群における $t_{(i+k).}$ 値と $t_{.(j+m)}$ 値は次式で計算します。

$$t_{(i+k).} = \frac{|\overline{X}_{(i+k).} - \overline{X}_{i.}|}{\sqrt{2\times\frac{v_E}{n}}} \quad 、\quad n = \frac{2}{(1/n_{(i+k).} + 1/n_{i.})} \quad 、\quad a \text{ は群数}$$

$t_{(i+k).} \geq t_{0.05/[a\times(a-1)/2]}(\nu_E)$ あるいは $t_{0.01/[a\times(a-1)/2]}(\nu_E)$ なら有意差があります。

$$t_{.(j+m)} = \frac{|\overline{X}_{.(j+m)} - \overline{X}_{.j}|}{\sqrt{2\times\frac{v_E}{n}}} \quad 、\quad n = \frac{2}{(1/n_{.(j+m)} + 1/n_{.j})} \quad 、\quad b \text{ は群数}$$

$t_{.(j+m)} \geq t_{0.05/[b\times(b-1)/2]}(\nu_E)$ あるいは $t_{0.01/[b\times(b-1)/2]}(\nu_E)$ なら有意差があります。

経時型(反復測定)または繰返しのある二元配置の分散分析で**交互作用に有意差がある**場合は、
手順㊳ 各セルのうち経時間に関係ある同時点での $t_{(i+k)j}$ 値は次式で計算します。

$$t_{(i+k)j} = \frac{|\overline{X}_{(i+k)j} - \overline{X}_{ij}|}{\sqrt{2\times\frac{v_E}{n}}} \quad 、\quad n = \frac{2}{(1/n_{(i+k)j} + 1/n_{ij})} \quad 、\quad a \text{ は群数}$$

$t_{(i+k)j} \geq t_{0.05/[a\times(a-1)/2]}(\nu_E)$ あるいは $t_{0.01/[a\times(a-1)/2]}(\nu_E)$ なら有意差があります。

55-3. チューキー・クレーマ法 (Tukey-Kramer's multiple comparison test of two-way layout)

分散分析に有意差があり、各群のデータ数が不揃いの時に用いる方法がチューキー・クレーマ法です。チューキー法との違いは以下のnです。チューキー法は各群のデータ数が等しい時に用いる方法で、データ数はnです。判定する時の数値は巻末の(Ⅵ) スチューデント化した範囲のパーセント点表から読み取って下さい。

繰返しのある二元配置の分散分析で**交互作用がなく、A行間やB列間に有意差がある場合**は、
手順㊲ 各群における $q_{(i+k).}$ 値と $q_{.(j+m)}$ 値は次式で計算します。

$$q_{(i+k).} = \frac{|\overline{X}_{(i+k).} - \overline{X}_{i.}|}{\sqrt{\frac{v_E}{n}}} \quad 、\quad n = \frac{2}{(1/n_{(i+k).} + 1/n_{i.})} \quad 、\quad a \text{ は群数}$$

$q_{(i+k).} \geq q_{0.05}(a, \nu_E)$ あるいは $q_{0.01}(a, \nu_E)$ なら有意差があります。

$$q_{.(j+m)} = \frac{|\overline{X}_{.(j+m)} - \overline{X}_{.j}|}{\sqrt{\frac{v_E}{n}}} \quad 、 \quad n = \frac{2}{(1/n_{.(j+m)} + 1/n_{.j})} \quad 、 \quad b\text{ は群数}$$

$q_{.(j+m)} \geq q_{0.05(b, \nu_E)}$ あるいは $q_{0.01(b, \nu_E)}$ なら有意差があります。

経時型(反復測定)または繰返しのある二元配置の分散分析で**交互作用に有意差がある**場合は、
手順㊳ 各セルのうち経時間に関係ある同時点での $q_{(i+k)j}$ 値は次式で計算します。

$$q_{(i+k)j} = \frac{|\overline{X}_{(i+k)j} - \overline{X}_{ij}|}{\sqrt{\frac{v_E}{n}}} \quad 、 \quad n = \frac{2}{(1/n_{(i+k)j} + 1/n_{ij})} \quad 、 \quad a\text{ は群数}$$

$q_{(i+k)j} \geq q_{0.05(a, \nu_E)}$ あるいは $q_{0.01(a, \nu_E)}$ なら有意差があります。

55-4. シェフェ法 (Scheffe's multiple comparison test of two-way layout)

分散分析に有意差があり、各群のデータ数が等しくない時に用います。ボンフェローニ・ダン法やチューキー・クレーマ法に比べて厳しい検定となります。判定する時の数値は巻末の(Ⅳ)F分布表の上(片)側パーセント点表から読み取って下さい。

繰返しのある二元配置の分散分析で**交互作用がなく、A行間やB列間に有意差がある**場合は、
手順㊲ 各群における $F_{(i+k).}$ 値と $F_{.(j+m)}$ 値は次式で計算します。

$$F_{(i+k).} = \frac{|\overline{X}_{(i+k).} - \overline{X}_{i.}|^2}{(a-1) \times 2 \times \frac{v_E}{n}}、\quad n = \frac{2}{(1/n_{(i+k).} + 1/n_{i.})}、\quad 群間変動の自由度 \nu_A = a - 1、a\text{ は群数}$$

$F_{(i+k).} \geq F_{0.05(\nu_A, \nu_E)}$ あるいは $F_{0.01(\nu_A, \nu_E)}$ なら有意差があります。

$$F_{.(j+m)} = \frac{|\overline{X}_{.(j+m)} - \overline{X}_{.j}|^2}{(b-1) \times 2 \times \frac{v_E}{n}}、\quad n = \frac{2}{(1/n_{.(j+m)} + 1/n_{.j})}、\quad 群間変動の自由度 \nu_B = b - 1、b\text{ は群数}$$

$F_{.(j+m)} \geq F_{0.05(\nu_B, \nu_E)}$ あるいは $F_{0.01(\nu_B, \nu_E)}$ なら有意差があります。

経時型(反復測定)または繰返しのある二元配置の分散分析で**交互作用に有意差がある**場合は、
手順㊳ 各セルのうち経時間に関係ある同時点での $F_{(i+k)j}$ 値は次式で計算します。

$$F_{(i+k)j} = \frac{|\overline{X}_{(i+k)j} - \overline{X}_{ij}|^2}{(a-1) \times (b-1) \times 2 \times \frac{v_E}{n}}、\quad n = \frac{2}{(1/n_{(i+k)j} + 1/n_{ij})}、\quad a\text{ と }b\text{ は群数}$$

$F_{(i+k)j} \geq F_{0.05(\nu_{A \times B}, \nu_E)}$ あるいは $F_{0.01(\nu_{A \times B}, \nu_E)}$ なら有意差があります。

【実例114】例題107 ある疾患の治療薬A, B, Cの効果を調べるため、男女の患者に投与し、二元配置の分散分析で交互作用項に有意差があり、結論はそこで終わりますが、参考として主効果の各行間、各列間での二元配置の多重比較法ができます。各セルのデータ数が不揃いのためシェフェ法で検定しました。

	男	女
A	133, 140, 129, 132	127, 126, 125
B	137, 136, 134, 135, 134	127, 129, 133, 128, 126, 127
C	121, 125	126, 119, 125, 128

　例題107で、治療薬と男女に危険率5％で交互作用があると出ましたが、治療薬ＡＢＣ間の有意確率が0.000や男女間の有意確率が0.004なので、主効果としての行間の治療薬、列間の男女の多重比較をしてみます。

　SPSSでは、

警告

グループが3つ未満しかないので、男女 に対してはその後の検定は実行されません。

とのメッセージがでて男女間では表は出ませんが、治療薬ＡＢＣ間（男女とも合計したもの）では以下の表は出ます。

多重比較

従属変数: 収縮期血

	(I) 治療薬	(J) 治療薬	平均値の差(I-J)	標準誤差	有意確率	95% 信頼区間 下限	95% 信頼区間 上限
Tukey HSD	A	B	-1.17	1.433	.698	-4.83	2.49
		C	6.29*	1.649	.003	2.08	10.49
	B	A	1.17	1.433	.698	-2.49	4.83
		C	7.45*	1.504	.000	3.62	11.29
	C	A	-6.29*	1.649	.003	-10.49	-2.08
		B	-7.45*	1.504	.000	-11.29	-3.62
Bonferroni	A	B	-1.17	1.433	1.000	-4.95	2.61
		C	6.29*	1.649	.004	1.93	10.64
	B	A	1.17	1.433	1.000	-2.61	4.95
		C	7.45*	1.504	.000	3.48	11.42
	C	A	-6.29*	1.649	.004	-10.64	-1.93
		B	-7.45*	1.504	.000	-11.42	-3.48

観測された平均に基づく。
　*. 平均値の差は.05 水準で有意です。

エクセルで棒グラフ①②を作成します。（SPSS11では作成できないため）

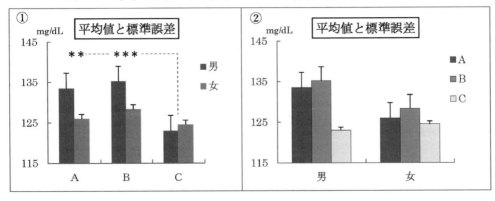

前頁の棒グラフを見てもらうと、危険率5％で交互作用があるので、主効果だけになります。治療薬ＡＢＣはＡとＣでは危険率1％で有意差があり、ＢとＣでは危険率0.1％で有意差があるとしか言えません。男女は SPSS では「グループが3つ未満…」ということで出力されません。

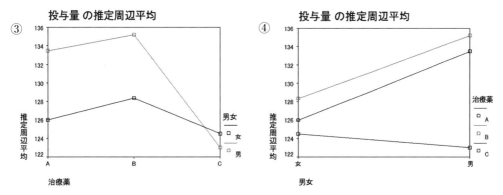

折れ線グラフ③④は SPSS11 では、折れ線グラフに平均値エラーバーを重ねることができませんが、最新の SPSS では重ねることができるので、前頁の①②の棒グラフが要らなくなります。
特徴としてⅠ分布の違いが分かる、Ⅱ交互作用の有無が分かる、Ⅲ有意差の有無が分かります。
現状の論文では、前頁の①②の棒グラフの1つ位しか示していない場合が多いのが実情です。

【実例115】実例110で経時型二元配置の分散分析で交互作用項に危険率5％の有意差があったので、経時型二元配置の多重比較法でどの時点で有意差があるかを検討してみました。

要因	使用前	1ヶ月後	3ヶ月後
C	145, 140, 132	140, 136, 131	138, 133, 125
D	144, 140, 131	136, 129, 124	132, 126, 122

手順②〜手順⑤までは、経時型二元配置の分散分析と同じです。
手順②各 a 群のデータ数 $n_{i.}$ と各 b 群のデータ数 $n_{.j}$ を計算　$n_{1.} = n_{2.} = 3$, $n_{.1} = n_{.2} = n_{.3} = 2$
手順③例数の合計 $n = \sum_{i=1}^{a} n_i = 3+3 = 6$
手順④総データ数 $N = b \times n = 3 \times 6 = 18$
手順⑤セル平均データ数 $n_{..} = N/(a \times b) = 18/(2 \times 3) = 3$
手順⑥a 群とb 群の組合せの部分和 $\sum_{k=1}^{n} X_{ijk}$ をデータ数nで割った平均値 $\bar{X}_{ij} = (\sum_{k=1}^{n} X_{ijk})/n$
$\bar{X}_{12} = (\sum_{k=1}^{3} X_{12k})/n_{12} = (140+136+131)/3 = 135.67$、$\bar{X}_{13} = (\sum_{k=1}^{3} X_{13k})/n_{13} = (138+133+125)/3 = 132$
$\bar{X}_{22} = (\sum_{k=1}^{3} X_{22k})/n_{22} = (136+129+124)/3 = 129.67$、$\bar{X}_{23} = (\sum_{k=1}^{3} X_{23k})/n_{23} = (132+126+122)/3 = 126.67$
手順⑦〜手順㉒までも、経時型二元配置の分散分析と同じです。
手順⑦総平均値 $\bar{X}_{...} = \sum_{i=1}^{a} \sum_{j=1}^{b} \sum_{k=1}^{n_{ij}} X_{ijk}/N = \sum_{i=1}^{2} \sum_{j=1}^{3} \sum_{k=1}^{n_{ij}} X_{ijk}/18$
$\bar{X}_{...} = (145+140+132+140+136+131+138+133+125+144+140+131+136+129+124+132+126+122)/18 = 133.556$
手順⑧a 群とb 群の組合部分和 $\sum_{k=1}^{n_{ij}} X_{ijk}$ をデータ数 n_{ij} で割ったセル平均値 $\bar{X}_{ij} = (\sum_{k=1}^{n_{ij}} X_{ijk})/n_{ij}$
$\bar{X}_{11} = (\sum_{k=1}^{3} X_{11k})/n_{11} = (145+140+132)/3 = 139$、$\bar{X}_{12} = (\sum_{k=1}^{3} X_{12k})/n_{12} = (140+136+131)/3 = 135.667$
$\bar{X}_{13} = (\sum_{k=1}^{3} X_{13k})/n_{13} = (138+133+125)/3 = 132$、$\bar{X}_{21} = (\sum_{k=1}^{3} X_{21k})/n_{21} = (144+140+131)/3 = 138.333$
$\bar{X}_{22} = (\sum_{k=1}^{3} X_{22k})/n_{22} = (136+129+124)/3 = 129.667$、$\bar{X}_{23} = (\sum_{k=1}^{3} X_{23k})/n_{23} = (132+126+122)/3 = 126.667$
手順⑨行間(処理間)変動の偏差平方和 $S_A = b \times n_{..} \times \sum_{i=1}^{a}(\bar{X}_{i.} - \bar{X}_{...})^2 = b \times n_{..} \times [(\bar{X}_{1.} - \bar{X}_{...})^2 + \cdots + (\bar{X}_{a.} - \bar{X}_{...})^2]$
$S_A = 3 \times 3 \times [(135.556-133.556)^2 + (131.556-133.556)^2] = 9 \times [2^2 + (-2)^2] = 9 \times (4+4) = 9 \times 8 = 72$
手順⑩行間変動の自由度 $\nu_A = a - 1 = 2 - 1 = 1$

手順⑪行間変動の分散 $V_A = S_A/\nu_A = 72/1 = 72$

手順⑫列間(経時間)変動の偏差平方和 $S_B = a \times n_{..} \times \sum_{i=1}^{b}(\bar{X}_i - \bar{X}_{..})^2 = a \times n_{..} \times [(\bar{X}_{.1} - \bar{X}_{..})^2 + \cdots + (\bar{X}_{.b} - \bar{X}_{..})^2]$

$S_B = 2 \times 3 \times [(138.667-133.556)^2 + (132.667-133.556)^2 + (129.333-133.556)^2]$

$\quad = 6 \times [5.111^2 + (-0.889)^2 + (-4.223)^2] = 6 \times (26.1223 + 0.7903 + 17.8337) = 6 \times 44.7463 = 268.478$

手順⑬列間変動の自由度 $\nu_B = b - 1 = 3 - 1 = 2$

手順⑭列間変動の分散 $V_B = S_B/\nu_B = 268.478/2 = 134.239$

手順⑮交互作用(パターン, プロフィル)の偏差平方和 $S_{A \times B} = n_{..} \times \sum_{i=1}^{a} \sum_{j=1}^{b} (\bar{X}_{ij} - \bar{X}_{i.} - \bar{X}_{.j} - \bar{X}_{..})^2$

$S_{A \times B} = n_{..} \times [(\bar{X}_{11} - \bar{X}_{1.} - \bar{X}_{.1} + \bar{X}_{..})^2 + (\bar{X}_{12} - \bar{X}_{1.} - \bar{X}_{.2} + \bar{X}_{..})^2 + (\bar{X}_{13} - \bar{X}_{1.} - \bar{X}_{.3} + \bar{X}_{..})^2$

$\quad + (\bar{X}_{21} - \bar{X}_{2.} - \bar{X}_{.1} + \bar{X}_{..})^2 + (\bar{X}_{22} - \bar{X}_{2.} - \bar{X}_{.2} + \bar{X}_{..})^2 + (\bar{X}_{23} - \bar{X}_{2.} - \bar{X}_{.3} + \bar{X}_{..})^2]$

$\quad = 3 \times (139-135.556-138.667+133.556)^2 + 3 \times (135.667-135.556-132.667+133.556)^2$

$\quad\quad + 3 \times (132-135.556-129.334+133.556)^2 + 3 \times (138.333-131.556-138.667+133.556)^2$

$\quad\quad + 3 \times (129.667-131.556-132.667+133.556)^2 + 3 \times (126.667-131.556-129.334+133.556)^2$

$\quad = 3 \times [(-1.667)^2 + 1^2 + 0.666^2 + 1.666^2 + (-1)^2 + (-0.667)^2]$

$\quad = 3 \times (2.77889 + 1 + 0.443556 + 2.77556 + 1 + 0.444889) = 3 \times 8.44290 = 25.3287$

手順⑯交互作用の自由度 $\nu_{A \times B} = (a-1) \times (b-1) = 1 \times 2 = 2$

手順⑰交互作用の分散 $V_{A \times B} = S_{A \times B}/\nu_{A \times B} = 25.3287/2 = 12.6644$

手順⑱全変動の偏差平方和 $S_T = \sum_{i=1}^{a} \sum_{j=1}^{b} \sum_{k=1}^{n} (X_{ijk} - \bar{X}_{..})^2$

$S_T = (145-133.556)^2 + (140-133.556)^2 + (132-133.556)^2 + (140-133.556)^2 + (136-133.556)^2$

$\quad + (131-133.556)^2 + (138-133.556)^2 + (133-133.556)^2 + (125-133.556)^2 + (144-133.556)^2$

$\quad + (140-133.556)^2 + (131-133.556)^2 + (136-133.556)^2 + (129-133.556)^2 + (124-133.556)^2$

$\quad + (132-133.556)^2 + (126-133.556)^2 + (122-133.556)^2$

$\quad = 11.444^2 + 6.444^2 + (-1.556)^2 + 6.444^2 + 2.444^2 + (-2.556)^2 + 4.444^2 + (-0.556)^2 + (-8.556)^2$

$\quad + 10.444^2 + 6.444^2 + (-2.556)^2 + 2.444^2 + (-4.556)^2 + (-9.556)^2 + (-1.556)^2 + (-7.556)^2 + (-11.556)^2$

$= 130.96514 + 41.525136 + 2.421136 + 41.525136 + 5.973136 + 6.533136 + 19.749136 + 0.309136$

$\quad + 73.205136 + 109.07714 + 41.525136 + 6.533136 + 5.973136 + 20.757136 + 91.317136 + 2.421136$

$\quad + 57.093136 + 133.54114 = 790.4444$

手順⑲全変動の自由度 $\nu_T = N - 1 = 18 - 1 = 17$

ここまでは繰返し二元配置の分散分析の手順⑰までとほぼ同じです。ここから違います。

経時型(反復測定)二元配置の分散分析では次の手順⑳㉑㉒と手順㉕㉖㉘が加わります。

手順⑳各ブロック(対象)の平均値 $\bar{X}_{i.k}$ $(k = 1, \cdots, n)$ を計算します。 $\bar{X}_{i.k} = \sum_{i=1}^{a} \sum_{j=1}^{b} X_{ijk}/b$

$\bar{X}_{1.1} = (145+140+138)/3 = 141$、 $\bar{X}_{1.2} = (140+136+133)/3 = 136.333$

$\bar{X}_{1.3} = (132+131+125)/3 = 129.333$、 $\bar{X}_{2.1} = (144+136+132)/3 = 137.333$

$\bar{X}_{2.2} = (140+129+126)/3 = 131.667$、 $\bar{X}_{2.3} = (131+124+122)/3 = 125.667$

手順㉑ブロック変動 $S_b = \sum_{i=1}^{a} \sum_{j=1}^{n} b \times (\bar{X}_{i.j} - \bar{X}_{i..})^2 = b \times [(\bar{X}_{1.1} - \bar{X}_{1..})^2 + (\bar{X}_{1.2} - \bar{X}_{1..})^2 + \cdots + (\bar{X}_{2.3} - \bar{X}_{3..})^2]$

$S_b = 3 \times [(141-135.556)^2 + (136.333-135.556)^2 + (129.333-135.556)^2 + (137.333-131.556)^2$

$\quad + (131.667-131.556)^2 + (125.667-131.556)^2] = 3 \times [5.444^2 + 0.777^2 + (-6.223)^2 + 5.777^2 + 0.111^2$

$\quad + (-5.889)^2] = 3 \times (29.6371 + 0.603729 + 38.7257 + 33.3737 + 0.012321 + 34.6803) = 3 \times 137.033 = 411.099$

手順㉒ブロック変動の自由度 $\nu_b = \sum_{i=1}^{a}(n_i - 1) = 3 - 1 = 2$ (6群にしたので対応関係なくなる)

手順㉕群内(誤差)変動の自由度 $\nu_E = \nu_T - \nu_A - \nu_B - \nu_{A \times B} - \nu_b = 17 - 1 - 2 - 2 - 2 = 10$

手順㉖群内(誤差)変動の分散 $V_E = S_E/\nu_E = 13.8927/10 = 1.38927$

第11章 クロスオーバ経時型二元配置の分散分析と多重比較法とノンパラ統計学 235

手順㊳ボンフェローニ・ダン法 15つある組合せのうち2つに有意差があります。

$$\text{CとDの1ヶ月後 } t_{ij} = \frac{|\bar{X}_{12}-\bar{X}_{22}|}{\sqrt{2\times\frac{V_E}{n}}} = \frac{|135.67-129.67|}{\sqrt{2\times\frac{1.38927}{3}}} = \frac{|6|}{\sqrt{0.92618}} = \frac{6}{0.962382} = 6.234***$$

$$\text{CとDの3ヶ月後 } t_{ij} = \frac{|\bar{X}_{13}-\bar{X}_{23}|}{\sqrt{2\times\frac{V_E}{n}}} = \frac{|132-126.67|}{\sqrt{2\times\frac{1.38927}{3}}} = \frac{|5.33|}{\sqrt{0.92618}} = \frac{5.33}{0.962382} = 5.538***$$

巻末の(Ⅲ) t分布表の両側パーセント点表(2群)から、$t_{0.01(10)} = 3.169$ と $t_{0.001(10)} = 4.587$ を読み取ります。$t_{0.01/[2\times(2-1)/2](10)} = 3.169$、$t_{0.001/[2\times(2-1)/2](10)} = 4.587$

t値 6.234, 5.538 > 境界 $t_{0.001(10)}$値 4.587 なので、危険率 0.1%で有意差があります。

手順㊳チューキー・クレーマ法 同じく15つある組合せのうち2つに有意差があります。

$$\text{CとDの1ヶ月後 } q_{ij} = \frac{|\bar{X}_{12}-\bar{X}_{22}|}{\sqrt{\frac{V_E}{n}}} = \frac{|135.67-129.67|}{\sqrt{\frac{1.38927}{3}}} = \frac{|6|}{\sqrt{0.46309}} = \frac{6}{0.680507} = 8.816**$$

$$\text{CとDの3ヶ月後 } q_{ij} = \frac{|\bar{X}_{13}-\bar{X}_{23}|}{\sqrt{\frac{V_E}{n}}} = \frac{|132-126.67|}{\sqrt{\frac{1.38927}{3}}} = \frac{|5.33|}{\sqrt{0.46309}} = \frac{5.33}{0.680507} = 7.832**$$

$n = 2\times 3 = 6$、巻末の(Ⅵ) スチューデント化した範囲のパーセント点表から $q_{0.01(6, 10)} = 6.428$ を読み取ります。

q値 8.816、7.832 > 境界 $q_{0.01(6, 10)}$値 6.428 なので、危険率1%で有意差があります。

手順㊳シェフェ法は、各データ数が同一で揃っているので省略します。

多重比較法から、トクホDの方がトクホCよりも、1ヶ月後または3ヶ月後から危険率1%で有意差があり、降圧効果があります。

実例110の経時型二元配置の分散分析の交互作用項全体では危険率5%で有意差がありましたが、多重比較法では交互作用項の1ヶ月後と3ヶ月後に危険率1%で有意差になりました。このように分散分析で危険率5%の有意差であっても、交互作用項の多重比較法で危険率1%の有意差が出る場合があります。

交互作用項に有意差があったので、総当たりの多重比較法で詳しく見ていきます。
「決定版統計解析ソフト1」で交互作用項のセル群で経時型一元配置の多重比較法で求めます。下のマトリック表の見方(1ヶ月後は縦軸の番号2と横軸の番号5の交点、3ヶ月後は縦軸の番号3と横軸の番号6の交点、**チューキー・クレーマ法**でみると8.614と7.657になります。手計算で求めた8.816や7.832とほぼ同じです。ボンフェローニ・ダン法も同じです。)

```
多重比較q検定(テューキー・クレーマ法)   群数 = 6    ヒューン・フェルト自由度 =  9.7
                               (左下三角行列=平均値差 , 右上三角行列=q値)
         1        2        3        4        5        6
1                4.785   10.049    0.957   13.399   17.706
2     -3.333             5.264    3.828    8.614   12.921
3     -7.000   -3.667             9.092    3.350    7.657
4     -0.667    2.667    6.333            12.442   16.749
5     -9.333   -6.000   -2.333   -8.667             4.307
6    -12.333   -9.000   -5.333  -11.667   -3.000
```

```
多重比較t検定(ボンフェローニ法)        ヒューン・フェルト自由度 =   9.7
 有意率5%→各検定0.333% 有意率1%→各検定0.067% 有意率0.1%→各検定0.007%
                    (左下三角行列=平均値差 , 右上三角行列=両側t値)

       1        2        3        4        5        6
 1              3.384    7.106    0.677    9.475   12.520
 2   -3.333              3.722    2.707    6.091    9.136
 3   -7.000   -3.667              6.429    2.369    5.414
 4   -0.667    2.667    6.333              8.798   11.843
 5   -9.333   -6.000   -2.333   -8.667              3.045
 6  -12.333   -9.000   -5.333  -11.667   -3.000
```

しかしながら SPSS では、交互作用項の正確な多重比較ができません。また

警告

グループが3つ未満しかないので、トクホ に対してはその後の検定は実行されません。

とのメッセージで、CとDを合計した3時点の「ペアごとの比較」が出力され、使用前と1ヶ月後に危険率1%、使用前と3ヶ月後に危険率0.1%で有意差の2つで、総当りではありません。

ペアごとの比較

測定変数名: MEASURE_1

(I) 因子1	(J) 因子1	平均値の差 (I-J)	標準誤差	有意確率[a]	差の 95% 信頼区間[a] 下限	差の 95% 信頼区間[a] 上限
1	2	6.000*	.850	.006	2.634	9.366
	3	9.333*	.726	.001	6.456	12.211
2	1	-6.000*	.850	.006	-9.366	-2.634
	3	3.333	.667	.022	.693	5.974
3	1	-9.333*	.726	.001	-12.211	-6.456
	2	-3.333*	.667	.022	-5.974	-.693

推定周辺平均に基づいた
  *. 平均値の差は .05 水準で有意です。
  a. 多重比較の調整: Bonferroni.

グラフは、二元配置の分散分析の折れ線グラフと同じようになります。

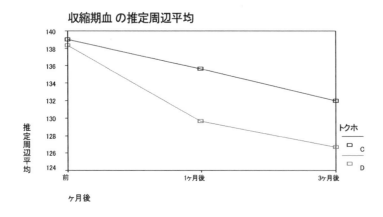

【実例 116】実例 109 イランイランとローズマリーの芳香刺激をして測定したあるデータを、SPSS と「決定版統計解析ソフト1」で交互作用項を経時型二元配置の多重比較法で求めます。

交互作用項多重比較 28 個のうち対応の 2 群の多重比較は 4 個になります。実例 111 の経時型二元配置の分散分析の交互作用項には有意差はないのですが、下記の関心ある多重比較にも有意差はあるかもしれないので、多重比較で詳しくみます。

しかしながら SPSS では、

警告

グループが 3 つ未満しかないので、アロマに対してはその後の検定は実行されません。

とのメッセージが出て交互作用項の正確な多重比較ができません。

「決定版統計解析ソフト 1」で交互作用項を経時型一元配置の多重比較法で求めます。

```
多重比較 t 検定 (ボンフェローニ法)         ヒューン・フェルト自由度 = 46.9
 有意率 5%→各検定 0.179% 有意率 1%→各検定 0.036% 有意率 0.1%→各検定 0.004%
              (左下三角行列=平均値差 , 右上三角行列=両側 t 値)

       1        2        3        4        5        6        7        8
1            2.366    4.769    6.346    0.312    1.023    2.671    3.141
2   -7.974            2.403    3.980    2.678    1.343    0.305    0.775
3  -16.071   -8.097            1.577    5.081    3.745    2.097    1.627
4  -21.386  -13.412   -5.315            6.658    5.322    3.674    3.205
5    1.052    9.026   17.123   22.438            1.336    2.984    3.453
6   -3.449    4.525   12.622   17.937   -4.501            1.648    2.118
7   -9.003   -1.029    7.068   12.383  -10.055   -5.554            0.470
8  -10.586   -2.612    5.485   10.800  -11.638   -7.137   -1.583
```

両マトリックスの右上三角行列の両側 t 値と境界 t 値の比較、境界 t 値= $t_{0.00179}(46.9)$ を求めるのは難しいです。 $t_{0.017}$ の 0.0017 は有意率 5%→各検定 0.179% です。8 検定が適用になります。

```
多重比較 q 検定 (テューキー・クレーマ法)    群数 = 8    ヒューン・フェルト自由度 = 46.9
              (左下三角行列=平均値差 , 右上三角行列= q 値)

       1        2        3        4        5        6        7        8
1            3.346    6.744    8.974    0.441    1.447    3.778    4.442
2   -7.974            3.398    5.628    3.788    1.899    0.432    1.096
3  -16.071   -8.097            2.230    7.185    5.296    2.966    2.302
4  -21.386  -13.412   -5.315            9.415    7.527    5.196    4.532
5    1.052    9.026   17.123   22.438            1.889    4.219    4.884
6   -3.449    4.525   12.622   17.937   -4.501            2.331    2.995
7   -9.003   -1.029    7.068   12.383  -10.055   -5.554            0.664
8  -10.586   -2.612    5.485   10.800  -11.638   -7.137   -1.583
```

同じく q 値と境界 q 値の比較、境界 $q_{0.05}(8, 40)$ =4.521
イラン前, ローズ前は、縦軸の番号 1 と横軸の番号 5 の交点の 0.441
イラン直後, ローズ直後は、縦軸の番号 2 と横軸の番号 6 の交点の 1.899
イラン 10 分後, ローズ 10 分は、縦軸の番号 3 と横軸の番号 7 の交点の 2.966
イラン 30 分後, ローズ 30 分は、縦軸の番号 4 と横軸の番号 8 の交点の 4.532＊

次頁のグラフを見ますと、イランイランの折れ線とローズマリーの折れ線の間は、離れていく傾向があるので、有意差があるように見えます。**実例 111 の経時型二元配置の分散分析では有意**

確率が 0.158 なので有意差はなく、実例 113 のクロスオーバ経時型二元配置の分散分析でも有意確率 0.110 なので有意差はないとの結果になりましたが、多重比較から見ると、イランイランの折れ線とローズマリーの折れ線のパターンには差がありそうです。

　イラン 30 分後，ローズ 30 分の時点では q 値 **4.532**＞境界 q 0.05 (8, 40) 値 **4.521** となり、危険率 5％でイラン 30 分後，ローズ 30 分の時点で両芳香刺激にはパターン差が出ているようです。
（フューンフェルト自由度による q 0.05 (8, 46.9)＝の数値がないので、 q 0.05 (8, 40)＝4.521 で代用）
しかし q 値 **4.532** と境界 q 0.05 (8,40) 値 **4.521** を比較すると、かなり微妙な数値です。

MEASURE_1 の推定周辺平均

（グラフ：横軸「時間」1〜4、縦軸「推定周辺平均」20〜60、アロマ：イラン、ローズ）

56. 2要因多群フリードマン検定(Friedman test)

　一元配置型で扱った **34. フリードマン検定** は、2要因多群順位検定(multiple rank test of two-way layout)のデータにも使えますが、a 群と b 群の組合せのデータが 1 データだけになります。種類の違う薬の評価データや治療法の違う評価データなどに使います。数量化データや正規性のない計量値データにも使います。

手順① この手法で扱うデータは次のようになります。

要因	B1群	B2群	・・・	・・・	Bb群
A1群	X_{11}	X_{12}	・・・	・・・	X_{1b}
A2群	X_{21}	X_{22}	・・・	・・・	X_{2b}
・・・	・・・	・・・	・・・	・・・	・・・
Aa群	X_{a1}	X_{a2}	・・・	・・・	X_{ab}

手順② 全データを順位(Ranking)に変えるのではなく、各ブロック毎に a 個の数値に、大きい方から $1, 2, \cdots, a$ と順位をつけます。置き換えた順位データを次の記号にします。

$R_{11}, \quad R_{12}, \quad \cdots \quad R_{1b}$
$R_{21}, \quad R_{22}, \quad \cdots \quad R_{2b}$
　　・・・・・・・・
$R_{a1}, \quad R_{a2}, \quad \cdots \quad R_{ab}$

手順③ 同順位がある時は、同順位の平均を求めて平均順位をつけます。
手順④ 各群の順位和 $R_{i.}$ を計算します。

$R_{1.} = R_{11} + R_{12} \cdots + R_{1b}$

$$R_{2.} = R_{21} + R_{22} \cdots + R_{2b}$$
$$\cdots \cdots \cdots$$
$$R_{a.} = R_{a1} + R_{a2} \cdots + R_{ab}$$

手順⑤ 各群の順位和合計の群平均 $\bar{R}_{..}$ を計算します。

$$\bar{R}_{..} = (\sum_{j=1}^{a} R_{i.})/a$$

手順⑥ 群間変動(要因Aによる変動)の自由度 ν_A を計算します。

$$\nu_A = a - 1$$

手順⑦ 群間変動(要因Aによる変動)の順位分散の合計 RV_A を計算します。

$$RV_A = \sum_{i=1}^{a} (R_{i.} - \bar{R}_{..})^2 = (R_{1.} - \bar{R}_{..})^2 + (R_{2.} - \bar{R}_{..})^2 + (R_{3.} - \bar{R}_{..})^2 \cdots + (R_{a.} - \bar{R}_{..})^2$$

手順⑧ 群内(誤差)変動の順位分散の合計 RV_E を計算します。

$$RV_E = \left\{ \sum_{i=1}^{a} \sum_{j=1}^{n} [R_{ij} - \frac{(a+1)}{2}]^2 \right\}/(a-1) = \{[R_{11} - (a+1)/2]^2 + \cdots + [R_{1n_1} - (a+1)/2]^2$$
$$+ [R_{21} - (a+1)/2]^2 + \cdots + [R_{2n_1} - (a+1)/2]^2 \cdots \cdots$$
$$+ [R_{a1} - (a+1)/2]^2 + \cdots + [R_{an_a} - (a+1)/2]^2\}/(a-1)$$

手順⑨ χ^2 検定式を計算します。χ^2 ですが一元配置の分散分析と同じようなことをしています。同順位がある場合、同順位の個数に対する補正は順位分散の計算過程で行われています。

$$H = \chi^2 = RV_A/RV_E、自由度 a - 1$$

手順⑩ χ^2 分布表から、片側検定の上側確率で、危険率5%の境界値 $\chi^2_{0.05}(\nu)$ あるいは危険率1%の境界値 $\chi^2_{0.01}(\nu)$ を読み取ります。

手順⑪ $H \geq \chi^2_{0.05}(\nu), \chi^2_{0.01}(\nu)$ ならば有意差があり、中央値に差があります。
$H < \chi^2_{0.05}(\nu)$ ならば有意差はなく、中央値に差はないです。
(列要因で検定する場合は、A→B、$a → b$ に置き替えます。)

フリードマン順位検定は **実例117** のように評価した順位データで検定します。

【実例117】 ある治療薬 A1, A2, A3 の効果についての判定を、5人の医師 B1, B2, B3, B4, B5 が評価し、評価の高い順位1~3まで順位をつけました。①医師間に評価の差があるかどうか、②治療薬の効果に差があるかを2要因多群フリードマン検定で行います。順序は列方向(縦)です。

要因	B1群	B2群	B3群	B4群	B5群
A1群	1	1	2	1	1
A2群	3	2	1	2	2
A3群	2	3	3	3	3

(行要因の検定)

手順④各群の順位和 $R_{i.}$

$R_{1.} = 1+1+2+1+1 = 6$
$R_{2.} = 3+2+1+2+2 = 10$
$R_{3.} = 2+3+3+3+3 = 14$

手順⑤各群の順位和合計の群平均 $\bar{R}_{..} = (\sum_{j=1}^{a} R_{i.})/a = (6+10+14)/3 = 30/3 = 10$

手順⑥群間変動(要因Aによる変動)の自由度 $\nu_A = a - 1 = 3-1 = 2$

手順⑦群間変動(要因Aによる変動)の順位分散の合計 $RV_A = \sum_{i=1}^{a}(R_{i.}-\bar{R})^2$
 $=(6-10)^2+(10-10)^2+(14-10)^2 = (-4)^2+0^2+4^2 = 16+0+16 = 32$

手順⑧群内(誤差)変動の順位分散の合計 $RV_E = \{\sum_{i=1}^{a}\sum_{j=1}^{n}[R_{ij}-\frac{(a+1)}{2}]^2\}/a-1$
 $=\{[1-(3+1)/2]^2+[1-(3+1)/2]^2+[2-(3+1)/2]^2+[1-(3+1)/2]^2+[1-(3+1)/2]^2+[3-(3+1)/2]^2$
 $+[2-(3+1)/2]^2+[1-(3+1)/2]^2+[2-(3+1)/2]^2+[2-(3+1)/2]^2+[2-(3+1)/2]^2+[3-(3+1)/2]^2$
 $+[3-(3+1)/2]^2+[3-(3+1)/2]^2+[3-(3+1)/2]^2\}/(3-1)$
 $=[(-1)^2+(-1)^2+0^2+(-1)^2+(-1)^2+1^2+0^2+(-1)^2+0^2+0^2+0^2+1^2+1^2+1^2+1^2]/2$
 $=(1+1+0+1+1+1+0+1+0+0+0+1+1+1+1)/2 = 10/2 = 5$

手順⑨ χ^2 検定式 $H = \chi^2 = RV_A/RV_E = 32/5 = 6.4$、自由度 $= 2$
 同順位はないです。

(列要因の検定)

上のクロス表の数値を、行方向の順位の数値に変えます。$(1, \cdots, 5)$, 手順③平均順位を計算

要因	B1群	B2群	B3群	B4群	B5群
A1群	2.5	2.5	5	2.5	2.5
A2群	5	3	1	3	3
A3群	1	3.5	3.5	3.5	3.5

手順④各群の順位和 $R_{i.}$
 $R_{.1} = 2.5+5+1 = 8.5$
 $R_{.2} = 2.5+3+3.5 = 9$
 $R_{.3} = 5+1+3.5 = 9.5$
 $R_{.4} = 2.5+3+3.5 = 9$
 $R_{.5} = 2.5+3+3.5 = 9$

手順⑤各群の順位和合計の群平均 $\bar{R}_{..} = (\sum_{j=1}^{b} R_{i.})/b = (8.5+9+9.5+9+9)/5 = 45/5 = 9$

手順⑥群間変動(要因Bによる変動)の自由度 $\nu_B = b-1 = 5-1 = 4$

手順⑦群間変動(要因Bによる変動)の順位分散の合計 $RV_B = \sum_{i=1}^{b}(R_{i.}-\bar{R})^2$
 $=(8.5-9)^2+(9-9)^2+(9.5-9)^2+(9-9)^2+(9-9)^2 = (-0.5)^2+0^2+0.5^2+0^2+0^2 = 0.25+0+0.25+0+0 = 0.5$

手順⑧群内(誤差)変動の順位分散の合計 $RV_E = \{\sum_{i=1}^{b}\sum_{j=1}^{n}[R_{ij}-\frac{(b+1)}{2}]^2\}/b-1$
 $=\{[2.5-(5+1)/2]^2+[5-(5+1)/2]^2+[1-(5+1)/2]^2+[2.5-(5+1)/2]^2+[3-(5+1)/2]^2$
 $+[3.5-(5+1)/2]^2+[5-(5+1)/2]^2+[1-(5+1)/2]^2+[3.5-(5+1)/2]^2+[2.5-(5+1)/2]^2$
 $+[3-(5+1)/2]^2+[3.5-(5+1)/2]^2+[2.5-(5+1)/2]^2+[3-(5+1)/2]^2+[3.5-(5+1)/2]^2\}/(5-1)$
 $=[(2.5-3)^2+(5-3)^2+(1-3)^2+(2.5-3)^2+(3-3)^2+(3.5-3)^2+(5-3)^2+(1-3)^2+(3.5-3)^2+(2.5-3)^2$
 $+(3-3)^2+(3.5-3)^2+(2.5-3)^2+(3-3)^2+(3.5-3)^2]/(5-1)$
 $=[(-0.5)^2+2^2+(-2)^2+(-0.5)^2+0^2+(-0.5)^2+2^2+(-2)^2+0.5^2+(-0.5)^2+0^2+0.5^2+(-0.5)^2+0^2+0.5^2]/4$
 $=(0.25+4+4+0.25+0+0.25+4+4+0.25+0.25+0+0.25+0.25+0+0.25)/4 = 18/4 = 4.5$

手順⑨ χ^2 検定式 $H = \chi^2 = RV_B/RV_E = 0.5/4.5 = 0.1111$、自由度 $= 4$
 同順位はあります。

手順⑩⑪行要因の χ^2 値は $6.4 >$ 境界 $\chi^2_{0.05(2)}$ 値 5.991 で、治療薬間の危険率5%での効果に有意差があります。列要因の検定 χ^2 値は $0.1111 <$ 境界 $\chi^2_{0.05(4)}$ 値 9.488 で、医師間の有意差はなく判定に偏りがありません。

行要因の検定と列要因の検定から治療薬間に危険率5%での効果に有意差があると確定的に言

えます。もしも医師間に有意差あると治療間に有意差があっても治療間に有意差があると言えません。なぜなら治療間の有意差が医師の評価に依存してくるからです。
上のように2要因多群フリードマン検定は、評価などを2つの方向から確かな検定ができます。

　計算した行要因と列要因の結果は、SPSS の結果と一致しています。

行要因の検定　　　　　列要因の検定

検定統計量[a]

N	5
カイ2乗	6.400
自由度	2
漸近有意確率	.041

a. Friedman 検定

検定統計量[a]

N	3
カイ2乗	.111
自由度	4
漸近有意確率	.999

a. Friedman 検定

57. ノンパラメトリックの繰返しのある2要因多群の順位検定がない理由

　パラメトリックの繰返しのある二元配置の分散分析や、経時型二元配置の分散分析が実在しない2つの理由を、実例から述べてみます。

理由1

【実例 118】実例 107 ある疾患の3種の治療薬のA，B，Cの効果を調べるため、男女の患者に投与しデータ md/dL を集計しました。パラメトリックデータとノンパラメトリックデータにした2つを、SPSSの繰返しのある二元配置の分散分析で比較してみました。

	男	女
A	133, 140, 129, 132	127, 126, 125
B	137, 136, 134, 135, 134	127, 129, 133, 128, 126, 127
C	121, 125	126, 119, 125, 128

各データを順位に変え、同順位がある時は、同順位の平均を求めて平均順位をつけます。

	男	女
A	17.5, 24, 14.5, 16	10, 7, 4
B	23 , 22, 19.5, 21, 19.5	10, 14.5, 17.5, 12.5, 7, 10
C	2 , 4	7, 1, 4, 12.5

パラメトリックデータでの結果（Intercept は切片）

被験者間効果の検定

従属変数: 投与量

ソース	タイプⅢ 平方和	自由度	平均平方	F 値	有意確率
修正モデル	454.367[a]	5	90.873	10.344	.000
Intercept	349248.010	1	349248.010	39754.200	.000
治療薬	232.038	2	116.019	13.206	.000
男女	97.383	1	97.383	11.085	.004
治療薬 * 男女	76.463	2	38.232	4.352	.029
誤差	158.133	18	8.785		
総和	401546.000	24			
修正総和	612.500	23			

a. R2乗 = .742 (調整済みR2乗 = .670)

ノンパラメトリックデータでの結果（治療薬,男女の順はどちらでもよい）

被験者間効果の検定

従属変数: 順位

ソース	タイプ III 平方和	自由度	平均平方	F 値	有意確率
修正モデル	918.104a	5	183.621	14.762	.000
Intercept	2643.874	1	2643.874	212.553	.000
男女	169.168	1	169.168	13.600	.002
治療薬	506.918	2	253.459	20.377	.000
男女 * 治療薬	175.793	2	87.897	7.066	.005
誤差	223.896	18	12.439		
総和	4892.000	24			
修正総和	1142.000	23			

a. R2乗 = .804（調整済みR2乗 = .749）

もともと交互作用や行間変動や列間変動に有意差があるものが、ノンパラメトリックデータで
交互作用は、有意確率が 0.029 から 0.005 と強く変わり、
治療薬変動は、有意確率が 0.000 から 0.000 と変わらず、
男女変動は、有意確率が 0.004 から 0.002 に弱く変わりましたが、
本質的には何も変わりません。計量値データをわざわざ順位データにする必要はありません。

【実例 119】実例 108 あるトクホCとDの収縮期血圧に及ぼす効果を調べるため、CとDをそれぞれ3人に飲んでもらい経時データの18個のデータを得られました。パラメトリックデータとノンパラメトリックデータにした2つを、SPSSの繰返しのある二元配置の分散分析で比較してみました。

要因	使用前	1ヶ月後	3ヶ月後	
C	145, 140, 132	140, 136, 131	138, 133, 125	パラメトリック
D	144, 140, 131	136, 129, 124	132, 126, 122	

各データを順位づけは、同順位がある時は、同順位の平均値を求めて平均順位とします。

要因	使用前	1ヶ月後	3ヶ月後	
C	18, 15, 8.5	15, 11.5, 6.5	13, 10, 3	ノンパラメトリック
D	17, 15, 6.5	11.5, 5, 2	8.5, 4, 1	

パラメトリックデータの結果

被験者間効果の検定

従属変数: 収縮期血

ソース	タイプ III 平方和	自由度	平均平方	F 値	有意確率
修正モデル	365.778a	5	73.156	2.067	.141
切片	321067.556	1	321067.556	9072.553	.000
トクホ	72.000	1	72.000	2.035	.179
ケ月後	268.444	2	134.222	3.793	.053
トクホ * ケ月後	25.333	2	12.667	.358	.706
誤差	424.667	12	35.389		
総和	321858.000	18			
修正総和	790.444	17			

a. R2乗 = .463（調整済みR2乗 = .239）

ノンパラメトリックデータの結果

被験者間効果の検定

従属変数: 順位

ソース	タイプⅢ 平方和	自由度	平均平方	F 値	有意確率
修正モデル	206.833a	5	41.367	1.811	.185
切片	1624.500	1	1624.500	71.103	.000
トクホ	50.000	1	50.000	2.188	.165
ケ月後	144.250	2	72.125	3.157	.079
トクホ＊ケ月後	12.583	2	6.292	.275	.764
誤差	274.167	12	22.847		
総和	2105.500	18			
修正総和	481.000	17			

a. R^2乗 = .430（調整済みR^2乗 = .193）

交互作用やトクホ変動や3ヶ月後変動に有意差がなくても、3ヶ月変動の有意確率は0.053でした。例数を増やせば有意差が出てくる可能性があります。ノンパラメトリックデータで
交互作用は、有意確率が0.706から0.764に若干弱く変わりました。
トクホ変動は、有意確率が0.179から0.165に若干強く変わりました。
ヶ月変動は、有意確率が0.053から0.079に、若干弱く変わりました。
しかし本質的には何も変わりません。すなわち計量値データをわざわざ順位データにする必要はありません。

理由2

実例118の6区画中24個のデータを最初に評価として24段階評価の7とか20と評価できないと同様に、実例119の6区画中18個のデータを、18段階評価の8とか16と評価することも無理があります。しかし実例117の3区画中や5区画中の1データなら3段階評価とか5段階評価の程度なら、最初から1,2,3とか1,2,3,4,5と評価ができます。

将来的には"ノンパラパラメトリックの繰返しのある2要因多群の順位検定"が提案されるものと思います。

参考書

（クロスオーバに関する具体的な実験例が出ています）
高橋行雄・大橋靖雄・芳賀敏郎：SASによる実験データの解析、東京大学出版会，pp129-146，1989
Kirk,E.R.：Experimental Design 3rd, pp349-355, 1995
Jones, Byron & Kenward, Michael G.： Design and Analysis of Cross-Over Trials (Second ed.).
London: Chapman and Hall, 2003

第12章 生存分析

58. カプラン・マイヤー法(Kaplan-Meier test) [1]

手順① 症例数をnとすると、S(t)は時間tまでの生存期間の短い順に、i番目の症例が生存する確率です。i番目までの打ち切り症例は無視して計算します。(統計でよく使われるシグマ(Σ)がありましたが、ここでは初めて下記のかけ算を表すパイ(Π)が出てきます。)

手順② 生存率は

$$S(t) = \frac{(n-1)}{(n-1+1)} \times \frac{(n-2)}{(n-2+1)} \times \cdots \times \frac{(n-r)}{(n-r+1)} = \prod_{i=1}^{r} \frac{(n-r)}{(n-r+1)}$$

生存期間の同じ症例がある場合、イベント(死亡)と打ち切りがあれば、死亡の生存期間の方が短いと見なして、打ち切りよりも順位を先にします。

t=0の時S(1)=100%で、n番目の症例が死亡例の時のみS(t)=0%になります。

【実例120】生存期間10年にして、A治療法は10人の症例で、B治療法も10人の症例での、死亡と打ち切りのデータです。生存率の計算をしてみます。区分の1:死亡 0:打ち切り

A治療法

症例	生存期間	区分
1	2	1
2	3	1
3	3	0
4	4	1
5	4	0
6	4	1
7	5	0
8	6	1
9	7	1
10	8	1

B治療法

症例	生存期間	区分
1	4	0
2	5	1
3	5	0
4	6	0
5	6	1
6	6	0
7	7	1
8	8	0
9	9	0
10	10	0

手順①生存期間中の患者数、死亡と打ち切り、生存期間の確認

A治療法

症例	区分	生存期間		期間	期間別症例数
1	1	2	→	2	1人
2	1	3			
3	0	3	→	3	2人
4	1	4			
5	1	4			
6	0	4	→	4	3人
7	0	5	→	5	1人
8	1	6	→	6	1人

B治療法

症例	区分	生存期間		期間	期間別症例数
1	0	4	→	4	1人
2	1	5			
3	0	5	→	5	2人
4	1	6			
5	0	6			
6	0	6	→	6	3人
7	1	7	→	7	1人
8	0	8	→	8	1人

第12章 生存分析

			→			
9	1	7	→	7	1人	
10	1	8	→	8	1人	

			→			
9	0	9	→	9	1人
10	0	10	→	10	1人

手順②期間別生存率の計算のための対象患者数

A 治療法

症例	区分	生存期間		期間	期間別症例数	累積数		生存率を計算の対象症例数	期間別死亡数
1	1	2		2	1人	1人		10人	1
2	1	3							
3	0	3	→	3	2人	3人		10人−1人=9人	1
4	1	4							
5	1	4							
6	0	4	→	4	3人	6人		10人−3人=7人	2
7	0	5	→	5	1人	7人		10人−6人=4人	0
8	1	6		6	1人	8人		10人−7人=3人	1
9	1	7	→	7	1人	9人		10人−8人=2人	1
10	1	8		8	1人			10人−9人=1人	1

B 治療法

症例	区分	生存期間		期間	期間別症例数	累積数		生存率を計算の対象症例数	期間別死亡数
1	0	4		4	1人	1人		10人	0
2	0	5							
3	1	5	→	5	2人	3人		10人−1人=9人	1
4	1	6							
5	0	6							
6	0	6	→	6	3人	6人		10人−3人=7人	1
7	1	7	→	7	1人	7人		10人−6人=4人	1
8	0	8	→	8	1人	8人		10人−7人=3人	0
9	0	9	→	9	1人	9人		10人−8人=2人	0
10	0	10	→	10	1人			10人−9人=1人	0

手順③期間別生存率の計算

A 治療法

	(1)	(2)	(3) (2)÷(1)	(4) 100%−(3)	(5) 左下(4)との掛け算
期間	生存率や死亡率を計算の対象患者数	期間別死亡数	期間別死亡率	期間別生存率	累積生存率
2	10	1	10.0%	90.0%	90.0%
3	9	1	11.1%	88.9%	80.0%
4	7	2	28.6%	71.4%	57.1%
5	4	0	0.0%	100.0%	57.1%

6	3	1	33.3%	66.7%	38.1%
7	2	1	50.0%	50.0%	19.1%
8	1	1	100.0%	0.0%	0.0%

B 治療法

期間	(1) 生存率や死亡率を計算の対象患者数	(2) 期間別死亡数	(3) (2)÷(1) 期間別死亡率	(4) 100%−(3) 期間別生存率	(5) 左下(4)との掛け算 累積生存率
4	10	0	0.0%	100.0%	100.0%
5	9	1	11.1%	88.9%	88.9%
6	7	1	14.3%	85.7%	76.2%
7	4	1	25.0%	75.0%	57.1%
8	3	0	0.0%	100.0%	57.1%
9	2	0	0.0%	100.0%	57.1%
10	1	0	0.0%	100.0%	57.1%

上記の数値だけではカプラン・マイヤー生存率は分かりにくいので、SPSSで出力されている次頁のカプラン・マイヤー曲線で分かりやすくなります。

SPSS の結果

SPSSの生存分析のデータでは、状態変数は 1:死亡 0:打ち切り、生存期間は観察期間になります。

```
Survival Analysis for 観察期間

  Factor 治療法 = a
    Time    Status   Cumulative   Standard    Cumulative   Number
                     Survival     Error       Events       Remaining

    2.00    1        .9000        .0949       1            9
    3.00    1        .8000        .1265       2            8
    3.00    0                                 2            7
    4.00    1                                 3            6
    4.00    1        .5714        .1638       4            5
    4.00    0                                 4            4
    5.00    0                                 4            3
    6.00    1        .3810        .1900       5            2
    7.00    1        .1905        .1648       6            1
    8.00    1        .0000        .0000       7            0


  Number of Cases:   10      Censored:    3    ( 30.00%)   Events: 7
                 Survival Time    Standard Error   95% Confidence Interval
  Mean:              5.41              .73         (  3.98,    6.85 )
  Median:            6.00             2.00         (  2.09,    9.91 )
```

```
Survival Analysis for 観察期間
Factor 治療法 = b
  Time     Status    Cumulative    Standard    Cumulative    Number
                      Survival      Error        Events     Remaining
   4.00      0                                     0            9
   5.00      1         .8889        .1048          1            8
   5.00      0                                     1            7
   6.00      0                                     1            6
   6.00      1         .7619        .1479          2            5
   6.00      0                                     2            4
   7.00      1         .5714        .1988          3            3
   8.00      0                                     3            2
   9.00      0                                     3            1
  10.00      0                                     3            0

Number of Cases:  10     Censored:   7   ( 70.00%)   Events: 3
              Survival Time   Standard Error   95% Confidence Interval
Mean:             8.37             .74          (   6.91,    9.82 )
(Limited to    10.00 )
Median:             .               .           (     .,       . )
```

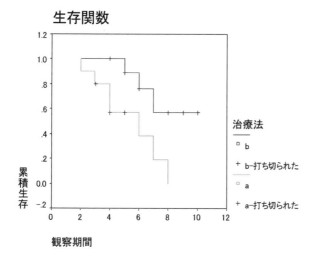

生存関数

EZRとも同じです。

59. ログランク検定(Log-rank test) [2)]

ログランク検定以外にマンテル・コックス検定や一般化ウイルコクソン検定がありますが、これらの計算は面倒で手計算の範囲を越えるので省略します。

手順① $\chi^2 = \sum_{i=1}^{n} \frac{(Oi - Ei)^2}{Ei} = \sum_{i=1}^{n} \frac{(観察度数 - 期待度数)^2}{期待度数} = \frac{(O_A - E_A)^2}{E_A} + \frac{(O_B - E_B)^2}{E_B}$

手順② 時点 t_i における死亡数・生存数に関する2×2分割表にまとめます。

	A 治療	B 治療	計
死亡数	d_{Ai}	d_{Bi}	d_i
生存数	$n_{Ai}-d_{Ai}$	$n_{Bi}-d_{Bi}$	n_i-d_i
計	n_{Ai}	n_{Bi}	n_i

手順③　$e_{Ai} = d_i \times n_{Ai}/n_i$、　$e_{Bi} = d_i \times n_{Bi}/n_i$

手順④　$e_{Ai} + e_{Bi} = d_i = d_{Ai} + d_{Bi}$

手順⑤　打ち切りがあった生存時間の打ち切り数 C_{Ai}、C_{Bi}

手順⑥　各群の観測死亡数の総和は、$O_A = \sum_{i=1}^{n} d_{Ai}$、$O_B = \sum_{i=1}^{n} d_{Bi}$

手順⑦　総ての生存時間の期待死亡数の総和は、$E_A = \sum_{i=1}^{n} e_{Ai}$、$E_B = \sum_{i=1}^{n} e_{Bi}$

手順⑧　$O_A + O_B = \sum_{i=1}^{n}(d_{Ai} + d_{Bi}) = \sum_{i=1}^{n}(e_{Ai} + e_{Bi}) = E_A + E_B$

手順⑨　$(O_A - E_A)^2 = -(O_B - E_B)^2$ と変形できるので、手順①の式に代入すると、

$$\chi^2 = (O_A - E_A)^2 \times \left(\frac{1}{E_A} + \frac{1}{E_B}\right)$$ になります。

手順⑩　χ^2分布表から、片側検定の上側確率で、危険率5％や危険率1％の境界値 $\chi^2_{0.05}(1)$、$\chi^2_{0.01}(1)$ を読み取ります。

判定する時は巻末の(Ⅱ)**χ^2分布表の上(片)側パーセント点表**から読み取って下さい。

手順⑪　$\chi^2 \geq \chi^2_{0.05}(1), \chi^2_{0.01}(1)$ ならば有意差があり、2群には差があります。

$\chi^2 < \chi^2_{0.05}(1)$　　　　ならば有意差はなく、2群には差がないです。

【実例121】実例119の治療法aとbに差があるかをログランク検定で検定しなさい。

手順①　A 治療法

生存期間	区分
2	1
3	1
3	0
4	1
4	0
4	1
5	0
6	1
7	1
8	1

B 治療法

生存期間	区分
4	0
5	1
5	0
6	0
6	1
6	0
7	1
8	0
9	0
10	0

手順②～手順⑧

n.p.		A 治療法			B 治療法			全体		期待値	
i	ti	cA	dAi	nAi	cB	dBi	nBi	di=dAi+dBi	Ni=nAi+nBi	eAi=di×nAi/ni	eBi=di×nBi/ni
1	2		1	10			10	1	20	0.5	0.5
2	3	1	1	9			10	1	19	0.473684	0.526316
3	4	1	2	7	1		10	2	17	0.823529	1.176471
4	5	1		4	1	1	9	1	13	0.307692	0.692308
5	6		1	3	2	1	7	2	10	0.6	1.4
6	7		1	2		1	4	2	6	0.666667	1.333333
7	8		1	1	1		3	1	4	0.25	0.75
8	9	1		0	1		2	0	2		
9	10				1		1	0	1		
	T.		7			3				3.62157	6.37843

手順⑨　$\chi^2 = (7-3.62157)^2 \times \left(\dfrac{1}{3.62157} + \dfrac{1}{6.37843}\right) = 4.94$、(p 値 = 0.026)

手順⑩　巻末の(Ⅱ)χ^2分布表の上(片)側パーセント点表から、$\chi^2{}_{0.05}(1)$値 = 3.841 と $\chi^2{}_{0.01}(1)$値 = 6.635 を読み取ります。

手順⑪　χ^2値 4.94＞境界$\chi^2{}_{0.05}(1)$値 3.841 なので、2群には有意差があります。

手順①　繰り返しχ^2法簡便法(生存期間毎に2×2分割表を求めて)

生存期間2年

	A 治療群	B 治療群	計
死亡数	1	0	1
生存数	9	10	19
計	10	10	20

生存期間3年

	A 治療群	B 治療群	計
死亡数	1	0	1
生存数	8	10	18
計	9	10	19

生存期間4年

	A 治療群	B 治療群	計
死亡数	2	0	2
生存数	5	10	15
計	7	10	17

生存期間5年

	A 治療群	B 治療群	計
死亡数	0	1	1
生存数	4	8	12
計	4	9	13

生存期間6年

	A 治療群	B 治療群	計
死亡数	1	1	2
生存数	2	6	8
計	3	7	10

生存期間7年

	A 治療群	B 治療群	計
死亡数	1	1	2
生存数	1	3	4
計	2	4	6

生存期間8年

	A 治療群	B 治療群	計
死亡数	1	0	1
生存数	0	3	3
計	1	3	4

生存期間9年

	A 治療群	B 治療群	計
死亡数	0	0	0
生存数	0	2	2
計	0	2	2

生存期間 10 年

	A 治療群	B 治療群	計
死亡数	0	0	0
生存数	0	1	1
計	0	1	1

生存期間の総合計

	A 治療群	B 治療群	総合計
死亡数	7	3	10
生存数	29	53	82
総合計	36	56	92

χ^2 値 $= 4.48$、p 値 $= 0.034$

SPSS の結果(Peto-Peto検定でないくMantel-Cox検定)

Survival Analysis for 観察期間

		Total	Number Events	Number Censored	Percent Censored
治療法	a	10	7	3	30.00
治療法	b	10	3	7	70.00
Overall		20	10	10	50.00

Test Statistics for Equality of Survival Distributions for 治療法

	Statistic	df	Significance
Log Rank	5.48	1	.0192

手計算の結果はEZRと同じですが、SPSSとは違います。

文献

1) Kaplan,E.L., Meier,P. : Nonparametric estimation from incomplete observation, Journal of the American Statistical Association, 53 : 457-481, 1958

2) Peto, R., Peto, J. : Asymptotically efficient rank invariant test procedure, Journal of the Royal Statistical Society. Series A135, 185-207, 1972.

参考書

富永祐民：治療効果判定のための実用統計学，蟹書房，1980

David Collett(安藤英一他訳)：医薬統計のための生存時間データ解析第2版，共立出版，2013

統計数値表

（Ⅰ） 正規（Z）分布表の両側確率表	2
（Ⅱ） χ^2 分布表の上（片）側パーセント点表	3
（Ⅲ） t 分布表の両側パーセント点表（2群）	4
（Ⅳ） F 分布表の上（片）側パーセント点表	5
（Ⅴ） 2群～7群のt分布表の両側5％（パーセント）点表	10
（Ⅵ） スチューデント化した範囲のパーセント点表	11
（Ⅶ） マン・ホイットニのU検定表	13
（Ⅷ） ウィルコクソン順位和検定表	14
（Ⅸ） ウィルコクソン符号付順位和検定表	15
（Ⅹ） クラスカル・ワリス検定表	16
（ⅩⅠ） フリードマン検定表	17
（ⅩⅡ） ピアソンの相関係数検定表	18
（ⅩⅢ） スピアマンの順位相関係数検定表	19

(I) 正規(Z)分布表の両側確率表

Z	.00	.01	.02	.03	.04	.05	.06	.07	.08	.09
0.0	1.0000	.9920	.9840	.9761	.9681	.9601	.9522	.9442	.9362	.9283
0.1	.9203	.9124	.9045	.8966	.8887	.8808	.8729	.8650	.8572	.8493
0.2	.8415	.8337	.8259	.8181	.8103	.8026	.7949	.7872	.7795	.7718
0.3	.7642	.7566	.7490	.7414	.7339	.7263	.7188	.7114	.7040	.6965
0.4	.6892	.6818	.6745	.6672	.6599	.6527	.6455	.6384	.6312	.6241
0.5	.6171	.6101	.6031	.5961	.5892	.5823	.5755	.5687	.5620	.5552
0.6	.5485	.5419	.5353	.5287	.5222	.5157	.5093	.5029	.4965	.4902
0.7	.4839	.4777	.4716	.4654	.4593	.4536	.4473	.4413	.4354	.4295
0.8	.4237	.4179	.4122	.4065	.4009	.3953	.3898	.3843	.3789	.3735
0.9	.3681	.3628	.3576	.3524	.3472	.3421	.3371	.3320	.3271	.3222
1.0	.3173	.3125	.3077	.3030	.2983	.2937	.2891	.2846	.2801	.2757
1.1	.2713	.2670	.2627	.2585	.2543	.2501	.2460	.2420	.2380	.2340
1.2	.2301	.2263	.2225	.2187	.2150	.2113	.2077	.2041	.2005	.1971
1.3	.1936	.1902	.1868	.1835	.1802	.1770	.1738	.1707	.1676	.1645
1.4	.1615	.1585	.1556	.1527	.1499	.1471	.1443	.1416	.1389	.1362
1.5	.1336	.1310	.1285	.1260	.1236	.1211	.1188	.1164	.1141	.1118
1.6	.1096	.1074	.1052	.1031	.1011	.0989	.0969	.0949	.0929	.0910
1.7	.0891	.0873	.0854	.0836	.0819	.0801	.0784	.0767	.0751	.0735
1.8	.0719	.0703	.0688	.0673	.0660	.0643	.0629	.0615	.0601	.0588
1.9	.0574	.0561	.0549	.0536	.0524	.0512	.0500	.0488	.0477	.0466
2.0	.0457	.0444	.0434	.0423	.0413	.0404	.0394	.0385	.0375	.0366
2.1	.0357	.0349	.0340	.0332	.0323	.0316	.0308	.0300	.0293	.0285
2.2	.0278	.0271	.0264	.0257	.0251	.0244	.0238	.0232	.0226	.0220
2.3	.0214	.0209	.0203	.0198	.0193	.0188	.0183	.0178	.0173	.0168
2.4	.0164	.0159	.0155	.0151	.0147	.0143	.0139	.0135	.0131	.0128
2.5	.0124	.0121	.0117	.0114	.0111	.0108	.0105	.0102	.00988	.00960
2.6	.00932	.00905	.00880	.00854	.00829	.00805	.00781	.00759	.00736	.00715
2.7	.00694	.00673	.00653	.00633	.00614	.00596	.00578	.00561	.00543	.00527
2.8	.00511	.00495	.00480	.00465	.00451	.00437	.00424	.00410	.00398	.00385
2.9	.00373	.00361	.00350	.00339	.00328	.00318	.00308	.00298	.00288	.00279
3.0	.00270	.00261	.00253	.00245	.00237	.00229	.00221	.00214	.00207	.00200
3.1	.00193	.00187	.00180	.00175	.00169	.00163	.00158	.00152	.00147	.00142
3.2	.00137	.00133	.00128	.00124	.00120	.00115	.00111	.00107	.00104	.00100
3.3	.00097	.00093	.00090	.00087	.00084	.00081	.00078	.00075	.00072	.00070
3.4	.00067	.00065	.00063	.00060	.00058	.00056	.00054	.00052	.00050	.00048
3.5	.00046	.00045	.00043	.00041	.00040	.00039	.00037	.00036	.00034	.00033

(Ⅱ) χ^2 分布表の上（片）側パーセント点表　α は危険率　ν は自由度

α	0.05	0.01	0.001	α	0.05	0.01	0.001
$\nu=1$	3.841	6.635	10.828	$\nu=38$	53.384	61.162	70.703
2	5.991	9.210	13.816	39	54.572	62.428	72.055
3	7.815	11.345	16.266	40	55.758	63.691	73.402
4	9.488	13.277	18.467				
5	11.071	15.086	20.515	41	56.942	64.950	74.745
6	12.592	16.812	22.458	42	58.124	66.206	76.084
7	14.067	18.475	24.322	43	59.304	67.459	77.419
8	15.507	20.090	26.124	44	60.481	68.710	78.750
9	16.919	21.666	27.877	45	61.656	69.957	80.077
10	18.307	23.209	29.588	46	62.830	71.201	81.400
				47	64.001	72.443	82.720
11	19.675	24.725	31.264	48	65.171	73.683	84.037
12	21.026	26.217	32.909	49	66.339	74.919	85.351
13	22.362	27.688	34.528	50	67.505	76.154	86.661
14	23.685	29.141	36.123				
15	24.996	30.578	37.697	51	68.669	77.386	87.968
16	26.296	32.000	39.252	52	69.832	78.616	89.272
17	27.587	33.409	40.790	53	70.993	79.843	90.573
18	28.869	34.805	42.312	54	72.153	81.069	91.872
19	30.144	36.191	43.820	55	73.311	82.292	93.168
20	31.410	37.566	45.315	56	74.468	83.513	94.461
				57	75.624	84.733	95.751
21	32.671	38.932	46.797	58	76.778	85.950	97.039
22	33.924	40.289	48.268	59	77.931	87.166	98.324
23	35.172	41.638	49.728	60	79.082	88.379	99.607
24	36.415	42.980	51.179				
25	37.652	44.314	52.620	61	80.232	89.591	100.888
26	38.885	45.642	54.052	62	81.381	90.802	102.166
27	40.113	46.963	55.476	63	82.529	92.010	103.442
28	41.337	48.278	56.892	64	83.675	93.217	104.716
29	42.557	49.588	58.301	65	84.821	94.422	105.988
30	43.773	50.892	59.703	66	85.965	95.626	107.258
				67	87.108	96.828	108.526
31	44.985	52.191	61.098	68	88.250	98.028	109.791
32	46.194	53.486	62.487	69	89.391	99.228	111.055
33	47.400	54.776	63.870	70	90.531	100.425	112.317
34	48.602	56.061	65.247				
35	49.802	57.342	66.619	71	91.670	101.621	113.577
36	50.998	58.619	67.985	72	92.808	102.816	114.835
37	52.192	59.892	69.347	73	93.945	104.010	116.092

α	0.05	0.01	0.001
$\nu=74$	95.081	105.202	117.346
75	96.217	106.393	118.599
76	97.351	107.583	119.850
77	98.484	108.771	121.100
78	99.617	109.958	122.348
79	100.749	111.144	123.594
80	101.879	112.329	124.839
81	103.009	113.512	126.083
82	104.139	114.695	127.324
83	105.267	115.876	128.565
84	106.395	117.057	129.804
85	107.522	118.236	131.041
86	108.648	119.414	132.277
87	109.773	120.591	133.512
88	110.898	121.767	134.745
89	112.022	122.942	135.978
90	113.145	124.116	137.208
91	114.268	125.289	138.438
92	115.390	126.462	139.666
93	116.511	127.633	140.893
94	117.632	128.803	142.119
95	118.752	129.973	143.344
96	119.871	131.141	144.567
97	120.990	132.309	145.789
98	122.108	133.476	147.010
99	123.225	134.642	148.230
100	124.342	135.807	149.449
120	146.567	158.950	173.617
240	277.138	293.888	313.437

（著者編集）

（Ⅲ） t分布表の両側パーセント点表（2群）　αは危険率　νは自由度

α	0.05	0.01	0.001	α	0.05	0.01	0.001
ν = 1	12.71	63.66	636.6	ν = 38	2.024	2.712	3.566
2	4.303	9.925	31.60	39	2.023	2.708	3.558
3	3.182	5.841	12.92	40	2.021	2.704	3.551
4	2.776	4.604	8.610				
5	2.571	4.032	6.869	41	2.020	2.701	3.544
6	2.447	3.707	5.959	42	2.018	2.698	3.538
7	2.365	3.499	5.408	43	2.017	2.695	3.532
8	2.306	3.355	5.041	44	2.015	2.692	3.526
9	2.262	3.250	4.781	45	2.014	2.690	3.520
10	2.228	3.169	4.587	46	2.013	2.687	3.515
				47	2.012	2.685	3.510
11	2.201	3.106	4.437	48	2.011	2.682	3.505
12	2.179	3.055	4.318	49	2.010	2.680	3.500
13	2.160	3.012	4.221	50	2.009	2.678	3.496
14	2.145	2.977	4.140				
15	2.131	2.947	4.073	60	2.000	2.660	3.460
16	2.120	2.921	4.015	70	1.994	2.648	3.435
17	2.110	2.898	3.965	80	1.990	2.639	3.416
18	2.101	2.878	3.922	90	1.987	2.632	3.402
19	2.093	2.861	3.883	100	1.984	2.626	3.390
20	2.086	2.845	3.850				
				120	1.980	2.617	3.373
21	2.080	2.831	3.819	140	1.977	2.611	3.361
22	2.074	2.819	3.792	160	1.975	2.607	3.352
23	2.069	2.807	3.768	180	1.973	2.603	3.345
24	2.064	2.797	3.745	200	1.972	2.601	3.340
25	2.060	2.787	3.725	240	1.970	2.596	3.332
26	2.056	2.779	3.707				
27	2.052	2.771	3.690	∞	1.960	2.576	3.291
28	2.048	2.763	3.674				
29	2.045	2.756	3.659				
30	2.042	2.750	3.646				
31	2.040	2.744	3.633				
32	2.037	2.738	3.622				
33	2.035	2.733	3.611				
34	2.032	2.728	3.601				
35	2.030	2.724	3.591				
36	2.028	2.719	3.582				
37	2.026	2.715	3.574				

（著者編集）

(Ⅳ) F分布表の上(片)側パーセント点表　αは危険率　ν_1は分子自由度、ν_2は分母自由度

$\alpha = 0.05$

$\nu_2 \backslash \nu_1$	1	2	3	4	5	6	7	8	9	10
2	18.51	19.00	19.16	19.25	19.30	19.33	19.35	19.37	19.39	19.40
3	10.13	9.552	9.277	9.117	9.013	8.941	8.887	8.845	8.812	8.786
4	7.709	6.944	6.591	6.388	6.256	6.163	6.094	6.041	5.999	5.964
5	6.608	5.786	5.409	5.192	5.050	4.950	4.876	4.818	4.772	4.735
6	5.987	5.143	4.757	4.534	4.387	4.284	4.207	4.147	4.099	4.060
7	5.591	4.737	4.347	4.120	3.972	3.866	3.787	3.726	3.677	3.637
8	5.318	4.459	4.066	3.838	3.687	3.581	3.500	3.438	3.388	3.347
9	5.117	4.256	3.863	3.633	3.482	3.374	3.293	3.230	3.179	3.137
10	4.965	4.103	3.708	3.478	3.326	3.217	3.135	3.072	3.020	2.978
11	4.844	3.982	3.587	3.357	3.204	3.095	3.012	2.948	2.896	2.854
12	4.747	3.885	3.490	3.259	3.106	2.996	2.913	2.849	2.796	2.753
13	4.667	3.806	3.411	3.179	3.025	2.915	2.832	2.767	2.714	2.671
14	4.600	3.739	3.344	3.112	2.958	2.848	2.764	2.699	2.646	2.602
15	4.543	3.682	3.287	3.056	2.901	2.790	2.707	2.641	2.588	2.544
16	4.494	3.634	3.239	3.007	2.852	2.741	2.657	2.591	2.538	2.494
17	4.451	3.592	3.197	2.965	2.810	2.699	2.614	2.548	2.494	2.450
18	4.414	3.555	3.160	2.928	2.773	2.661	2.577	2.510	2.456	2.412
19	4.381	3.522	3.127	2.895	2.740	2.628	2.544	2.477	2.423	2.378
20	4.351	3.493	3.098	2.866	2.711	2.599	2.514	2.447	2.393	2.348
21	4.325	3.467	3.072	2.840	2.685	2.573	2.488	2.420	2.366	2.321
22	4.301	3.443	3.049	2.817	2.661	2.549	2.464	2.397	2.342	2.297
23	4.279	3.422	3.028	2.796	2.640	2.528	2.442	2.375	2.320	2.275
24	4.260	3.403	3.009	2.776	2.621	2.508	2.423	2.355	2.300	2.255
25	4.242	3.385	2.991	2.759	2.603	2.490	2.405	2.337	2.282	2.236
26	4.225	3.369	2.975	2.743	2.587	2.474	2.388	2.321	2.265	2.220
27	4.210	3.354	2.960	2.728	2.572	2.459	2.373	2.305	2.250	2.204
28	4.196	3.340	2.947	2.714	2.558	2.445	2.359	2.291	2.236	2.190
29	4.183	3.328	2.934	2.701	2.545	2.432	2.346	2.278	2.223	2.177
30	4.171	3.316	2.922	2.690	2.534	5.421	2.334	2.266	2.211	2.165
31	4.160	3.305	2.911	2.679	2.523	2.409	2.323	2.255	2.199	2.153
32	4.149	3.295	2.901	2.668	2.512	2.399	2.313	2.244	2.189	2.142
33	4.139	3.285	2.892	2.659	2.503	2.389	2.303	2.235	2.179	2.133
34	4.130	3.276	2.883	2.650	2.494	2.380	2.294	2.225	2.170	2.123
35	4.121	3.267	2.874	2.641	2.485	2.372	2.285	2.217	2.161	2.114
36	4.113	3.259	2.866	2.634	2.477	2.364	2.277	2.209	2.153	2.106
37	4.105	3.252	2.859	2.626	2.470	2.356	2.270	2.201	2.145	2.098
38	4.098	3.245	2.852	2.619	2.463	2.349	2.262	2.194	2.138	2.091
39	4.091	3.238	2.845	2.612	2.456	2.342	2.255	2.187	2.131	2.084
40	4.085	3.232	2.839	2.606	2.449	2.336	2.249	2.180	2.124	2.077
41	4.079	3.226	2.833	2.600	2.443	2.330	2.243	2.174	2.118	2.071
42	4.073	3.220	2.827	2.594	2.438	2.324	2.237	2.168	2.112	2.065
43	4.067	3.214	2.822	2.589	2.432	2.318	2.232	2.163	2.106	2.059
44	4.062	3.209	2.816	2.584	2.427	2.313	2.226	2.157	2.101	2.054
45	4.057	3.204	2.812	2.579	2.422	2.308	2.221	2.152	2.096	2.049
46	4.052	3.200	2.807	2.574	2.417	2.304	2.216	2.147	2.091	2.044
47	4.047	3.195	2.802	2.570	2.413	2.299	2.212	2.143	2.086	2.039
48	4.043	3.191	2.798	2.565	2.409	2.295	2.207	2.138	2.082	2.035
49	4.038	3.187	2.794	2.561	2.404	2.290	2.203	2.134	2.077	2.030
50	4.034	3.183	2.790	2.557	2.400	2.286	2.199	2.130	2.073	2.026
60	4.001	3.150	2.758	2.525	2.368	2.254	2.167	2.097	2.040	1.993
120	3.920	3.072	2.680	2.447	2.290	2.175	2.087	2.016	1.959	1.910
240	3.880	3.033	2.642	2.409	2.252	2.136	2.048	1.977	1.919	1.870
∞	3.841	2.996	2.605	2.372	2.214	2.099	2.010	1.938	1.880	1.831

$\nu_2 \backslash \nu_1$	12	14	16	18	20	30	40	50	60	120
2	19.41	19.42	19.43	19.44	19.45	19.46	19.47	19.48	19.48	19.49
3	8.745	8.715	8.692	8.675	8.660	8.617	8.594	8.581	8.572	8.549
4	5.912	5.873	5.844	5.821	5.803	5.746	5.717	5.699	5.688	5.658
5	4.678	4.636	4.604	4.579	4.558	4.496	4.464	4.444	4.431	4.398
6	4.000	3.956	3.922	3.896	3.874	3.808	3.774	3.754	3.740	3.705
7	3.575	3.529	3.494	3.467	3.445	3.376	3.340	3.319	3.304	3.267
8	3.284	3.237	3.202	3.173	3.150	3.079	3.043	3.020	3.005	2.967
9	3.073	3.025	2.989	2.960	2.936	2.864	2.826	2.803	2.787	2.748
10	2.913	2.865	2.828	2.798	2.774	2.700	2.661	2.637	2.621	2.580
11	2.788	2.739	2.701	2.671	2.646	2.570	2.531	2.507	2.490	2.448
12	2.687	2.637	2.599	2.568	2.544	2.466	2.426	2.401	2.384	2.341
13	2.604	2.554	2.515	2.484	2.459	2.380	2.339	2.314	2.297	2.252
14	2.534	2.484	2.445	2.413	2.388	2.308	2.266	2.241	2.223	2.178
15	2.475	2.424	2.385	2.353	2.328	2.247	2.204	2.178	2.160	2.114
16	2.425	2.372	2.333	2.302	2.276	2.194	2.151	2.124	2.106	2.059
17	2.381	2.329	2.289	2.257	2.230	2.148	2.104	2.077	2.058	2.011
18	2.342	2.290	2.250	2.217	2.191	2.107	2.063	2.035	2.017	1.968
19	2.308	2.256	2.215	2.182	2.155	2.071	2.026	1.999	1.980	1.930

$\nu_1=$	12	14	16	18	20	30	40	50	60	120
$\nu_2=20$	2.278	2.225	2.184	2.151	2.124	2.039	1.994	1.966	1.946	1.896
21	2.250	2.197	2.156	2.123	2.096	2.010	1.965	1.936	1.916	1.866
22	2.226	2.173	2.131	2.098	2.071	1.984	1.938	1.909	1.889	1.838
23	2.204	2.150	2.109	2.075	2.048	1.961	1.914	1.885	1.865	1.813
24	2.183	2.130	2.088	2.054	2.027	1.939	1.892	1.863	1.842	1.790
25	2.165	2.111	2.069	2.035	2.007	1.919	1.872	1.842	1.822	1.768
26	2.148	2.094	2.052	2.018	1.990	1.901	1.853	1.823	1.803	1.749
27	2.132	2.078	2.036	2.002	1.974	1.884	1.836	1.806	1.785	1.731
28	2.118	2.064	2.021	1.987	1.959	1.869	1.820	1.790	1.769	1.714
29	2.104	2.050	2.007	1.973	1.945	1.854	1.806	1.775	1.754	1.698
30	2.092	2.037	1.995	1.960	1.932	1.841	1.792	1.761	1.740	1.683
31	2.080	2.026	1.983	1.948	1.920	1.828	1.779	1.748	1.726	1.670
32	2.070	2.015	1.972	1.937	1.908	1.817	1.767	1.736	1.714	1.657
33	2.060	2.004	1.961	1.926	1.898	1.806	1.756	1.724	1.702	1.645
34	2.050	1.995	1.952	1.917	1.888	1.795	1.745	1.713	1.691	1.633
35	2.041	1.986	1.942	1.907	1.878	1.786	1.735	1.703	1.681	1.623
36	2.033	1.977	1.934	1.899	1.870	1.776	1.726	1.694	1.671	1.612
37	2.025	1.969	1.926	1.890	1.861	1.768	1.717	1.685	1.662	1.603
38	2.017	1.962	1.918	1.883	1.853	1.760	1.708	1.676	1.653	1.594
39	2.010	1.954	1.911	1.875	1.846	1.752	1.700	1.668	1.645	1.585
40	2.003	1.948	1.904	1.868	1.839	1.744	1.693	1.660	1.637	1.577
41	1.997	1.941	1.897	1.862	1.832	1.737	1.686	1.653	1.630	1.569
42	1.991	1.935	1.891	1.855	1.826	1.731	1.679	1.646	1.623	1.561
43	1.985	1.929	1.885	1.849	1.820	1.724	1.672	1.639	1.616	1.554
44	1.980	1.924	1.879	1.844	1.814	1.718	1.666	1.633	1.609	1.547
45	1.974	1.918	1.874	1.838	1.808	1.713	1.660	1.626	1.603	1.541
46	1.969	1.913	1.869	1.833	1.803	1.707	1.654	1.621	1.597	1.534
47	1.965	1.908	1.864	1.828	1.798	1.702	1.649	1.615	1.591	1.528
48	1.960	1.904	1.859	1.823	1.793	1.697	1.644	1.610	1.586	1.522
49	1.956	1.899	1.855	1.819	1.789	1.692	1.639	1.604	1.581	1.517
50	1.952	1.895	1.850	1.814	1.784	1.687	1.634	1.599	1.576	1.511
60	1.917	1.860	1.815	1.778	1.748	1.649	1.594	1.559	1.534	1.467
120	1.834	1.775	1.728	1.690	1.659	1.554	1.495	1.457	1.429	1.352
240	1.793	1.733	1.686	1.647	1.614	1.507	1.445	1.404	1.375	1.290
∞	1.752	1.692	1.644	1.604	1.571	1.459	1.394	1.350	1.318	1.221

$\alpha=0.01$

$\nu_1=$	1	2	3	4	5	6	7	8	9	10
$\nu_2=2$	98.50	99.00	99.17	99.25	99.30	99.33	99.36	99.37	99.39	99.40
3	34.12	30.82	29.46	28.71	28.24	27.91	27.67	27.49	27.35	27.23
4	21.20	18.00	16.69	15.98	15.52	15.21	14.98	14.80	14.66	14.55
5	16.26	13.27	12.06	11.39	10.97	10.67	10.46	10.29	10.16	10.05
6	13.75	10.93	9.780	9.148	8.746	8.466	8.260	8.102	7.976	7.874
7	12.25	9.547	8.451	7.847	7.460	7.191	6.993	6.840	6.719	6.620
8	11.26	8.649	7.591	7.006	6.632	6.371	6.178	6.029	5.911	5.814
9	10.56	8.022	6.992	6.422	6.057	5.802	5.613	5.467	5.351	5.257
10	10.04	7.559	6.552	5.994	5.636	5.386	5.200	5.057	4.942	4.849
11	9.646	7.206	6.217	5.668	5.316	5.069	4.886	4.744	4.632	4.539
12	9.330	6.927	5.953	5.412	5.064	4.821	4.640	4.499	4.388	4.296
13	9.074	6.701	5.739	5.205	4.862	4.620	4.441	4.302	4.191	4.100
14	8.862	6.515	5.564	5.035	4.695	4.456	4.278	4.140	4.030	3.939
15	8.683	6.359	5.417	4.893	4.556	4.318	4.142	4.004	3.895	3.805
16	8.531	6.226	5.292	4.773	4.437	4.202	4.026	3.890	3.780	3.691
17	8.400	6.112	5.185	4.669	4.336	4.102	3.927	3.791	3.682	3.593
18	8.285	6.013	5.092	4.579	4.248	4.015	3.841	3.705	3.597	3.508
19	8.185	5.926	5.010	4.500	4.171	3.939	3.765	3.631	3.523	3.434
20	8.096	5.849	4.938	4.431	4.103	3.871	3.699	3.564	3.457	3.368
21	8.017	5.780	4.874	4.369	4.042	3.812	3.640	3.506	3.398	3.310
22	7.945	5.719	4.817	4.313	3.988	3.758	3.587	3.453	3.346	3.258
23	7.881	5.664	4.765	4.264	3.939	3.710	3.539	3.406	3.299	3.211
24	7.823	5.614	4.718	4.218	3.895	3.667	3.496	3.363	3.256	3.168
25	7.770	5.568	4.675	4.177	3.855	3.627	3.457	3.324	3.217	3.129
26	7.721	5.526	4.637	4.140	3.818	3.591	3.421	3.288	3.182	3.094
27	7.677	5.488	4.601	4.106	3.785	3.558	3.388	3.256	3.149	3.062
28	7.636	5.453	4.568	4.074	3.754	3.528	3.358	3.226	3.120	3.032
29	7.598	5.420	4.538	4.045	3.725	3.499	3.330	3.198	3.092	3.005
30	7.562	5.390	4.510	4.018	3.699	3.473	3.304	3.173	3.067	2.979
31	7.530	5.362	4.484	3.993	3.675	3.449	3.281	3.149	3.043	2.955
32	7.499	5.336	4.459	3.969	3.652	3.427	3.258	3.127	3.021	2.934
33	7.471	5.312	4.437	3.948	3.630	3.406	3.238	3.106	3.000	2.913
34	7.444	5.289	4.416	3.927	3.611	3.386	3.218	3.087	2.981	2.894
35	7.419	5.268	4.396	3.908	3.592	3.368	3.200	3.069	2.963	2.876
36	7.396	5.248	4.377	3.890	3.574	3.351	3.183	3.052	2.946	2.859
37	7.373	5.229	4.360	3.873	3.558	3.334	3.167	3.036	2.930	2.843
38	7.353	5.211	4.343	3.858	3.542	3.319	3.152	3.021	2.915	2.828

ν_2 \ $\nu_1=$	1	2	3	4	5	6	7	8	9	10
39	7.333	5.194	4.327	3.843	3.528	3.305	3.137	3.006	2.901	2.814
40	7.314	5.179	4.313	3.828	3.514	3.291	3.124	2.993	2.888	2.801
41	7.296	5.163	4.299	3.815	3.501	3.278	3.111	2.980	2.875	2.788
42	7.280	5.149	4.285	3.802	3.488	3.266	3.099	2.968	2.863	2.776
43	7.264	5.136	4.273	3.790	3.476	3.254	3.087	2.957	2.851	2.764
44	7.248	5.123	4.261	3.778	3.465	3.243	3.076	2.946	2.840	2.754
45	7.234	5.110	4.249	3.767	3.454	3.232	3.066	2.935	2.830	2.743
46	7.220	5.099	4.238	3.757	3.444	3.222	3.056	2.925	2.820	2.733
47	7.207	5.087	4.228	3.747	3.434	3.213	3.046	2.916	2.811	2.724
48	7.194	5.077	4.218	3.737	3.425	3.204	3.037	2.907	2.802	2.715
49	7.182	5.066	4.208	3.728	3.416	3.195	3.028	2.898	2.793	2.706
50	7.171	5.057	4.199	3.720	3.408	3.186	3.020	2.890	2.785	2.698
60	7.077	4.977	4.126	3.649	3.339	3.119	2.953	2.823	2.718	2.632
120	6.851	4.787	3.949	3.480	3.174	2.956	2.792	2.663	2.559	2.472
240	6.742	4.695	3.864	3.398	3.094	2.878	2.714	2.586	2.482	2.395
∞	6.635	4.605	3.782	3.319	3.017	2.802	2.639	2.511	2.407	2.321

ν_2 \ $\nu_1=$	12	14	16	18	20	30	40	50	60	120
2	99.42	99.43	99.44	99.44	99.45	99.47	99.47	99.48	99.48	99.49
3	27.05	26.92	26.83	26.75	26.69	26.51	26.41	26.35	26.32	26.22
4	14.37	14.25	14.15	14.08	14.02	13.84	13.75	13.69	13.65	13.56
5	9.888	9.770	9.680	9.610	9.553	3.379	9.291	9.238	9.202	9.112
6	7.718	7.605	7.519	7.451	7.396	7.229	7.143	7.091	7.057	6.969
7	6.469	6.359	6.275	6.209	6.155	5.992	5.908	5.858	5.824	5.737
8	5.667	5.559	5.477	5.412	5.359	5.198	5.116	5.065	5.032	4.946
9	5.111	5.005	4.924	4.860	4.808	4.649	4.567	4.517	4.483	4.398
10	4.706	4.601	4.520	4.457	4.405	4.247	4.165	4.115	4.082	3.996
11	4.397	4.293	4.213	4.150	4.099	3.941	3.860	3.810	3.776	3.690
12	4.155	4.052	3.972	3.909	3.858	3.701	3.619	3.569	3.535	3.449
13	3.960	3.857	3.778	3.716	3.665	3.507	3.425	3.375	3.341	3.255
14	3.800	3.698	3.619	3.556	3.505	3.348	3.266	3.215	3.181	3.094
15	3.666	3.564	3.485	3.423	3.372	3.214	3.132	3.081	3.047	2.959
16	3.553	3.451	3.372	3.310	3.259	3.101	3.018	2.967	2.933	2.845
17	3.455	3.353	3.275	3.212	3.162	3.003	2.920	2.869	2.835	2.746
18	3.371	3.269	3.190	3.128	3.077	2.919	2.835	2.784	2.749	2.660
19	3.297	3.195	3.116	3.054	3.003	2.844	2.761	2.709	2.674	2.584
20	3.231	3.130	3.051	2.989	2.938	2.778	2.695	2.643	2.608	2.517
21	3.173	3.072	2.993	2.931	2.880	2.720	2.636	2.584	2.548	2.457
22	3.121	3.019	2.941	2.879	2.827	2.667	2.583	2.531	2.495	2.403
23	3.074	2.973	2.894	2.832	2.781	2.620	2.535	2.483	2.447	2.354
24	3.032	2.930	2.852	2.789	2.738	2.577	2.492	2.440	2.403	2.310
25	2.993	2.892	2.813	2.751	2.699	2.538	2.453	2.400	2.364	2.270
26	2.958	2.857	2.778	2.715	2.664	2.503	2.417	2.364	2.327	2.233
27	2.926	2.824	2.746	2.683	2.632	2.470	2.384	2.330	2.294	2.198
28	2.896	2.795	2.716	2.653	2.602	2.440	2.354	2.300	2.263	2.167
29	2.868	2.767	2.689	2.626	2.574	2.412	2.325	2.271	2.234	2.138
30	2.843	2.742	2.663	2.600	2.549	2.386	2.299	2.245	2.208	2.111
31	2.820	2.718	2.640	2.577	2.525	2.362	2.275	2.220	2.183	2.086
32	2.798	2.696	2.618	2.555	2.503	2.340	2.252	2.198	2.160	2.062
33	2.777	2.676	2.597	2.534	2.482	2.319	2.231	2.176	2.139	2.040
34	2.758	2.657	2.578	2.515	2.463	2.299	2.211	2.156	2.118	2.019
35	2.740	2.639	2.560	2.497	2.445	2.281	2.193	2.137	2.099	2.000
36	2.723	2.622	2.543	2.480	2.428	2.263	2.175	2.120	2.082	1.981
37	2.707	2.606	2.527	2.464	2.412	2.247	2.159	2.103	2.065	1.964
38	2.692	2.591	2.512	2.449	2.397	2.232	2.143	2.087	2.049	1.947
39	2.678	2.577	2.498	2.434	2.382	2.217	2.128	2.072	2.034	1.932
40	2.665	2.563	2.484	2.421	2.369	2.203	2.114	2.058	2.019	1.917
41	2.652	2.551	2.472	2.408	2.356	2.190	2.101	2.045	2.006	1.903
42	2.640	2.539	2.460	2.396	2.344	2.178	2.088	2.032	1.993	1.890
43	2.629	2.527	2.448	2.385	2.332	2.166	2.076	2.020	1.981	1.877
44	2.618	2.516	2.437	2.374	2.321	2.155	2.065	2.008	1.969	1.865
45	2.608	2.506	2.427	2.363	2.311	2.144	2.054	1.997	1.958	1.853
46	2.598	2.496	2.417	2.353	2.301	2.134	2.044	1.987	1.947	1.842
47	2.588	2.487	2.408	2.344	2.291	2.124	2.034	1.977	1.937	1.832
48	2.579	2.478	2.399	2.335	2.282	2.115	2.024	1.967	1.927	1.822
49	2.571	2.469	2.390	2.326	2.274	2.106	2.015	1.958	1.918	1.812
50	2.562	2.461	2.382	2.318	2.265	2.098	2.007	1.949	1.909	1.803
60	2.496	2.394	2.315	2.251	2.198	2.028	1.936	1.877	1.836	1.726
120	2.336	2.234	2.154	2.089	2.035	1.860	1.763	1.700	1.656	1.533
240	2.260	2.157	2.076	2.010	1.956	1.778	1.677	1.612	1.565	1.432
∞	2.185	2.082	2.000	1.934	1.878	1.696	1.592	1.523	1.473	1.325

（統計数値表編集委員会編：簡約統計数値表、日本規格協会、1977 より一部省略して引用）

追加

$\alpha = 0.001$

ν_2 \ ν_1	1	2	3	4	5	6	7	8	9	10
2	999.5	999.0	999.2	999.3	999.3	999.3	999.4	999.4	999.4	999.4
3	167.0	148.5	141.1	137.1	134.6	132.8	131.6	130.6	129.9	129.2
4	74.14	61.25	56.18	53.44	51.71	50.53	49.66	49.00	48.48	48.05
5	47.18	37.12	33.20	31.09	29.75	28.83	28.16	27.65	27.24	26.92
6	35.51	27.00	23.70	21.92	20.80	20.03	19.46	19.03	18.69	18.41
7	29.24	21.69	18.77	17.20	16.21	15.52	15.02	14.63	14.33	14.08
8	25.42	18.49	15.83	14.39	13.49	12.86	12.40	12.05	11.77	11.54
9	22.86	16.39	13.90	12.56	11.71	11.13	10.70	10.37	10.11	9.894
10	21.04	14.91	12.55	11.28	10.48	9.926	9.517	9.204	8.956	8.754
11	19.69	13.81	11.56	10.35	9.578	9.047	8.655	8.355	8.116	7.922
12	18.64	12.97	10.80	9.633	8.892	8.379	8.001	7.710	7.480	7.292
13	17.82	12.31	10.21	9.073	8.354	7.856	7.489	7.206	6.982	6.799
14	17.14	11.78	9.729	8.622	7.922	7.436	7.077	6.802	6.583	6.404
15	16.59	11.34	9.333	8.253	7.567	7.092	6.741	6.471	6.256	6.081
16	16.12	10.97	9.006	7.944	7.272	6.805	6.460	6.195	5.984	5.812
17	15.72	10.66	8.727	4.683	7.022	6.562	6.223	5.962	5.754	5.584
18	15.38	10.39	8.487	7.459	6.808	6.355	6.021	5.763	5.558	5.390
19	15.08	10.16	8.280	7.265	6.622	6.175	5.845	5.590	5.388	5.222
20	14.82	9.953	8.098	7.096	6.461	6.019	5.692	5.440	5.239	5.075
21	14.59	9.772	7.938	6.947	6.318	5.881	5.557	5.308	5.109	4.946
22	14.38	9.612	7.796	6.814	6.191	5.758	5.438	5.190	4.993	4.832
23	14.20	9.469	7.669	6.696	6.078	5.649	5.331	5.085	4.890	4.730
24	14.03	9.339	7.554	6.589	5.977	5.550	5.235	4.991	4.797	4.638
25	13.88	9.223	7.451	6.493	5.885	5.462	5.148	4.906	4.713	4.555
26	13.74	9.116	7.357	6.406	5.802	2.381	5.070	4.829	4.637	4.480
27	13.61	9.019	7.272	6.326	5.726	5.308	4.998	4.759	4.568	4.412
28	13.50	8.931	7.193	6.253	5.656	5.241	4.933	4.695	4.505	4.349
29	13.39	8.849	7.121	6.186	5.593	5.179	4.873	4.636	4.447	4.292
30	13.29	8.773	7.054	6.125	5.534	5.122	4.817	4.581	4.393	4.239
31	13.20	8.704	6.993	6.067	5.480	5.070	4.766	4.531	4.344	4.190
32	13.12	8.639	6.936	6.014	5.429	5.021	4.719	4.485	4.298	4.145
33	13.04	8.579	6.883	5.965	5.382	4.976	4.675	4.441	4.255	4.102
34	12.97	8.522	6.833	5.919	5.339	4.934	4.633	4.401	4.215	4.063
35	12.90	8.470	6.787	5.876	5.298	4.894	4.595	4.363	4.178	4.027
36	12.83	8.420	6.744	5.836	5.260	4.857	4.559	4.328	4.144	3.992
37	12.77	8.374	6.703	5.799	5.224	4.823	4.525	4.295	4.111	3.960
38	12.71	8.331	6.665	5.763	5.190	4.790	4.494	4.264	4.080	3.930
39	12.66	8.290	6.629	5.730	5.158	4.759	4.464	4.235	4.051	3.901
40	12.61	8.251	6.595	5.698	5.128	4.731	4.436	4.207	4.024	3.874
41	12.56	8.214	6.562	5.668	5.100	4.703	4.409	4.181	3.999	3.849
42	12.52	8.179	6.532	5.640	5.073	4.677	4.384	4.156	3.974	3.825
43	12.47	8.146	6.503	5.613	5.048	4.653	4.360	4.133	3.951	3.802
44	12.43	8.115	6.476	5.588	5.024	4.630	4.337	4.111	3.929	3.781
45	12.39	8.086	6.450	5.564	5.001	4.608	4.316	4.090	3.909	3.760
46	12.36	8.057	6.425	5.541	4.979	4.587	4.295	4.069	3.889	3.741
47	12.32	8.030	6.401	5.519	4.958	4.566	4.276	4.050	3.870	3.722
48	12.29	8.005	6.379	5.498	4.938	4.547	4.257	4.032	3.852	3.704
49	12.25	7.980	6.357	5.478	4.919	4.529	4.239	4.015	3.835	3.687
50	12.22	7.956	6.336	5.459	4.901	4.512	4.222	3.998	3.818	3.671
60	11.97	7.768	6.171	5.307	4.757	4.372	4.086	3.865	3.687	3.541
120	11.38	7.321	5.781	4.947	4.416	4.044	3.767	3.552	3.379	3.237
240	11.10	7.110	5.598	4.778	4.256	3.890	3.618	3.406	3.235	3.095
∞	10.83	6.908	5.422	4.617	4.103	3.743	3.475	3.266	3.097	2.959

ν_2 \ ν_1	12	14	16	18	20	30	40	50	60	120
2	999.4	999.4	999.4	999.4	999.5	999.5	999.5	999.5	999.5	999.5
3	128.3	127.6	127.1	126.7	126.4	125.4	124.96	124.7	124.5	124.0
4	47.41	46.95	46.60	46.32	46.10	45.43	45.09	44.88	44.75	44.40
5	26.42	26.06	25.78	25.57	25.40	24.87	24.60	24.44	24.33	24.06
6	17.99	17.68	17.45	17.27	17.12	16.67	16.45	16.31	16.21	15.98
7	13.71	13.43	13.23	13.06	12.93	12.53	12.33	12.20	12.12	11.91
8	11.19	10.94	10.75	10.60	10.48	10.11	9.919	9.804	9.727	9.532
9	9.570	9.334	9.154	9.012	8.898	8.548	8.369	8.260	8.187	8.001
10	8.445	8.220	8.048	7.913	7.804	7.469	7.297	7.193	7.122	6.944
11	7.626	7.409	7.244	7.113	7.008	6.684	6.518	6.416	6.348	6.175
12	7.005	6.794	6.634	6.507	6.405	6.090	5.928	5.829	5.762	5.593
13	6.519	6.314	6.158	6.034	5.934	5.626	5.467	5.370	5.305	5.138
14	6.130	5.930	5.776	5.655	5.557	5.254	5.098	5.002	4.938	4.773
15	5.812	5.615	5.464	5.345	5.248	4.950	4.796	4.702	4.638	4.475
16	5.547	5.353	5.205	5.087	4.992	4.697	4.545	4.451	4.388	4.226
17	5.324	5.132	4.986	4.869	4.775	4.484	4.332	4.239	4.177	4.016
18	5.132	4.943	4.798	4.683	4.590	4.301	4.151	4.058	3.996	3.836
19	4.967	4.780	4.636	4.522	4.430	4.143	3.994	3.902	3.840	3.680
20	4.823	4.637	4.495	4.382	4.290	4.005	3.856	3.765	3.703	3.544

ν_2 \ $\nu_1=$	12	14	16	18	20	30	40	50	60	120
21	4.696	4.512	4.371	4.258	4.167	3.884	3.736	3.645	3.583	3.424
22	4.583	4.401	4.260	4.149	4.058	3.776	3.629	3.538	3.476	3.317
23	4.483	4.301	4.162	4.051	3.961	3.680	3.533	3.442	3.380	3.222
24	4.393	4.212	4.074	3.963	3.873	3.593	3.447	3.356	3.295	3.136
25	4.312	4.132	3.994	3.884	3.794	3.515	3.369	3.279	3.217	3.058
26	4.238	4.059	3.921	3.812	3.723	3.445	3.299	3.208	3.147	2.988
27	4.171	3.993	3.856	3.747	3.658	3.380	3.234	3.144	3.082	2.923
28	4.109	3.932	3.795	3.687	3.598	3.321	3.176	3.085	3.024	2.864
29	4.053	3.876	3.740	3.632	3.543	3.267	3.121	3.031	2.970	2.810
30	4.001	3.825	3.689	3.581	3.493	3.217	3.072	2.981	2.920	2.760
31	3.953	3.777	3.642	3.534	3.446	3.171	3.025	2.935	2.873	2.713
32	3.908	3.733	3.598	3.491	3.403	3.128	2.983	2.892	2.831	2.670
33	3.867	3.692	3.558	3.450	3.363	3.088	2.943	2.853	2.791	2.630
34	3.828	3.654	3.520	3.413	3.325	3.051	2.906	2.815	2.753	2.592
35	3.792	3.618	3.484	3.378	3.290	3.016	2.871	2.781	2.719	2.557
36	3.758	3.585	3.451	3.345	3.258	2.984	2.839	2.748	2.686	2.524
37	3.727	3.554	3.420	3.314	3.227	2.953	2.808	2.717	2.655	2.493
38	3.697	3.524	3.391	3.285	3.198	2.925	2.779	2.689	2.627	2.464
39	3.669	3.497	3.364	3.258	3.171	2.898	2.752	2.662	2.599	2.436
40	3.642	3.471	3.338	3.232	3.145	2.872	2.727	2.636	2.574	2.410
41	3.618	3.446	3.313	3.207	3.121	2.848	2.703	2.612	2.549	2.386
42	3.594	3.423	3.290	3.184	3.098	2.825	2.680	2.589	2.526	2.362
43	3.572	3.401	3.268	3.163	3.076	2.804	2.658	2.567	2.505	2.340
44	3.550	3.380	3.247	3.142	3.055	2.783	2.638	2.546	2.484	2.319
45	3.530	3.360	3.228	3.122	3.036	2.763	2.618	2.527	2.464	2.299
46	3.511	3.341	3.209	3.103	3.017	2.745	2.599	2.508	2.445	2.280
47	3.493	3.323	3.191	3.086	2.999	2.727	2.582	2.490	2.427	2.261
48	3.475	3.305	3.174	3.069	2.982	2.710	2.565	2.473	2.410	2.244
49	3.459	3.289	3.157	3.052	2.966	2.694	2.548	2.457	2.394	2.227
50	3.443	3.273	3.142	3.037	2.951	2.679	2.533	2.441	2.378	2.211
60	3.315	3.147	3.017	2.912	2.827	2.555	2.409	2.316	2.252	2.082
120	3.016	2.851	2.723	2.620	2.534	2.262	2.113	2.017	1.950	1.767
240	2.876	2.713	2.585	2.482	2.397	2.124	1.972	1.874	1.804	1.609
∞	2.742	2.580	2.453	2.351	2.266	1.990	1.835	1.733	1.660	1.447

(V) 2群～7群の t 分布表の両側5％(パーセント)点表　　a は群数　ν は自由度

a 個別%点	2 5%	3 5/3%	4 5/6%	5 5/10%	6 5/15%	7 5/21%
$\nu=$ 2	4.303	7.649	10.886	14.089	17.277	20.457
3	3.182	4.857	6.232	7.453	8.575	9.624
4	2.776	3.961	4.851	5.598	6.254	6.847
5	2.571	3.534	4.219	4.773	5.247	5.666
6	2.447	3.287	3.863	4.317	4.698	5.030
7	2.365	3.128	3.636	4.029	4.355	4.636
8	2.306	3.016	3.479	3.833	4.122	4.370
9	2.262	2.933	3.364	3.690	3.954	4.179
10	2.228	2.870	3.277	3.581	3.827	4.035
11	2.201	2.820	3.208	3.497	3.728	3.923
12	2.179	2.779	3.153	3.428	3.649	3.833
13	2.160	2.746	3.107	3.372	3.584	3.760
14	2.145	2.718	3.069	3.326	3.530	3.699
15	2.131	2.694	3.036	3.286	3.484	3.648
16	2.120	2.673	3.008	3.252	3.444	3.604
17	2.110	2.655	2.984	3.222	3.410	3.565
18	2.101	2.639	2.963	3.197	3.380	3.532
19	2.093	2.625	2.944	3.174	3.354	3.503
20	2.086	2.613	2.927	3.153	3.331	3.477
21	2.080	2.601	2.912	3.135	3.310	3.453
22	2.074	2.591	2.899	3.119	3.291	3.432
23	2.069	2.582	2.886	3.104	3.274	3.413
24	2.064	2.574	2.875	3.091	3.258	3.396
25	2.060	2.566	2.865	3.078	3.244	3.380
26	2.056	2.559	2.856	3.067	3.231	3.366
27	2.052	2.552	2.847	3.057	3.219	3.353
28	2.048	2.546	2.839	3.047	3.208	3.340
29	2.045	2.541	2.832	3.038	3.198	3.329
30	2.042	2.536	2.825	3.030	3.189	3.319
31	2.040	2.531	2.818	3.022	3.180	3.309
32	2.037	2.526	2.812	3.015	3.172	3.300
33	2.035	2.522	2.807	3.008	3.164	3.291
34	2.032	2.518	2.802	3.002	3.157	3.283
35	2.030	2.515	2.797	2.996	3.150	3.276
36	2.028	2.511	2.792	2.990	3.144	3.269
37	2.026	2.508	2.788	2.985	3.138	3.262
38	2.024	2.505	2.783	2.980	3.132	3.256
39	2.023	2.502	2.780	2.976	3.127	3.250
40	2.021	2.499	2.776	2.971	3.122	3.244
41	2.020	2.496	2.772	2.967	3.117	3.239
42	2.018	2.494	2.769	2.963	3.112	3.234
43	2.017	2.491	2.766	2.959	3.108	3.229
44	2.015	2.489	2.763	2.956	3.104	3.224
45	2.014	2.487	2.760	2.952	3.100	3.220
46	2.013	2.485	2.757	2.949	3.096	3.216
47	2.012	2.483	2.755	2.946	3.093	3.212
48	2.011	2.481	2.752	2.943	3.089	3.208
49	2.010	2.479	2.750	2.940	3.086	3.205
50	2.009	2.477	2.747	2.937	3.083	3.201
60	2.000	2.463	2.729	2.915	3.057	3.173
80	1.990	2.445	2.705	2.887	3.026	3.138
100	1.984	2.435	2.692	2.871	3.007	3.118
120	1.980	2.428	2.683	2.860	2.995	3.104
240	1.970	2.411	2.660	2.833	2.965	3.071
∞	1.960	2.394	2.638	2.807	2.935	3.038

(著者編集)

(VI) スチューデント化した範囲のパーセント点表　αは危険率　aは群数　νは自由度

α＝0.05

ν＼a	2	3	4	5	6	7	8	9	10
1	17.97	26.98	32.82	37.08	40.41	43.12	45.40	47.36	49.07
2	6.085	8.331	9.798	10.88	11.73	12.44	13.03	13.54	13.99
3	4.501	5.910	6.825	7.502	8.037	8.48	8.853	9.18	9.462
4	3.927	5.040	5.757	6.287	6.706	7.05	7.347	7.60	7.826
5	3.635	4.602	5.218	5.673	6.033	6.33	6.582	6.80	6.995
6	3.461	4.339	4.896	5.305	5.628	5.90	6.122	6.32	6.493
7	3.344	4.165	4.681	5.060	5.359	5.61	5.815	6.00	6.158
8	3.261	4.041	4.529	4.886	5.167	5.40	5.596	5.77	5.918
9	3.199	3.949	4.415	4.755	5.024	5.24	5.432	5.59	5.738
10	3.151	3.877	4.327	4.654	4.912	5.12	5.304	5.46	5.598
11	3.11	3.82	4.26	4.57	4.82	5.03	5.20	5.35	5.49
12	3.081	3.773	4.199	4.508	4.750	4.95	5.119	5.27	5.395
13	3.06	3.73	4.15	4.45	4.69	4.88	5.05	5.19	5.32
14	3.033	3.701	4.111	4.407	4.639	4.83	4.990	5.13	5.253
15	3.01	3.67	4.08	4.37	4.59	4.78	4.94	5.08	5.20
16	2.998	3.649	4.046	4.333	4.557	4.74	4.896	5.03	5.150
17	2.98	3.63	4.02	4.30	4.52	4.70	4.86	4.99	5.11
18	2.971	3.609	3.997	4.276	4.494	4.67	4.824	4.96	5.071
19	2.96	3.59	3.98	4.25	4.47	4.65	4.79	4.92	5.04
20	2.950	3.578	3.958	4.232	4.445	4.62	4.768	4.90	5.008
24	2.919	3.532	3.901	4.166	4.373	4.54	4.684	4.81	4.915
30	2.888	3.486	3.845	4.102	4.302	4.46	4.601	4.72	4.824
40	2.858	3.442	3.791	4.039	4.232	4.39	4.521	4.63	4.735
60	2.829	3.399	3.737	3.977	4.163	4.31	4.441	4.55	4.646
120	2.800	3.356	3.685	3.917	4.096	4.24	4.363	4.47	4.560
∞	2.772	3.315	3.633	3.858	4.030	4.17	4.286	4.39	4.474

ν＼a	11	12	13	14	15	16	17	18	19
1	50.59	51.96	53.20	54.33	55.36	56.32	57.22	58.04	58.83
2	14.39	14.75	15.08	15.38	15.65	15.91	16.14	16.37	16.57
3	9.72	9.95	10.15	10.35	10.52	10.69	10.84	10.98	11.11
4	8.03	8.21	8.37	8.52	8.664	8.79	8.91	9.03	9.13
5	7.17	7.32	7.47	7.60	7.716	7.83	7.93	8.03	8.12
6	6.65	6.79	6.92	7.03	7.143	7.24	7.34	7.43	7.51
7	6.30	6.43	6.55	6.66	6.759	6.85	6.94	7.02	7.10
8	6.05	6.18	6.29	6.39	6.483	6.57	6.65	6.73	6.80
9	5.87	5.98	6.09	6.19	6.276	6.36	6.44	6.51	6.58
10	5.72	5.83	5.93	6.03	6.114	6.19	6.27	6.34	6.40
11	5.61	5.71	5.81	5.90	5.98	6.06	6.13	6.20	6.27
12	5.51	5.61	5.71	5.80	5.878	5.95	6.02	6.09	6.15
13	5.43	5.53	5.63	5.71	5.79	5.86	5.93	5.99	6.05
14	5.36	5.46	5.55	5.64	5.714	5.79	5.85	5.91	5.97
15	5.31	5.40	5.49	5.57	5.65	5.72	5.78	5.85	5.90
16	5.26	5.35	5.44	5.52	5.593	5.66	5.73	5.79	5.84
17	5.21	5.31	5.39	5.47	5.54	5.61	5.67	5.73	5.79
18	5.17	5.27	5.35	5.43	5.501	5.57	5.63	5.69	5.74
19	5.14	5.23	5.31	5.39	5.46	5.53	5.59	5.65	5.70
20	5.11	5.20	5.28	5.36	5.427	5.49	5.55	5.61	5.66
24	5.01	5.10	5.18	5.25	5.319	5.38	5.44	5.49	5.55
30	4.92	5.00	5.08	5.15	5.211	5.27	5.33	5.38	5.43
40	4.82	4.90	4.98	5.04	5.106	5.16	5.22	5.27	5.31
60	4.73	4.81	4.88	4.94	5.001	5.06	5.11	5.15	5.20
120	4.64	4.71	4.78	4.84	4.898	4.95	5.00	5.04	5.09
∞	4.55	4.62	4.68	4.74	4.796	4.85	4.89	4.93	4.97

α＝0.01

ν＼a	2	3	4	5	6	7	8	9	10
1	90.02	135.0	164.3	185.6	202.2	215.8	227.2	237.0	245.5
2	14.04	19.02	22.29	24.72	26.63	28.20	29.53	30.68	31.69
3	8.260	10.62	12.17	13.32	14.24	15.08	15.64	16.20	16.69
4	6.511	8.120	9.173	9.958	10.58	11.15	11.54	11.93	12.26
5	5.702	6.976	7.804	8.422	8.913	9.32	9.669	9.97	10.24
6	5.243	6.331	7.033	7.556	7.972	8.32	8.613	8.87	9.097
7	4.949	5.919	6.542	7.005	7.373	7.68	7.939	8.17	8.367
8	4.745	5.635	6.204	6.625	6.959	7.24	7.474	7.68	7.863
9	4.596	5.428	5.957	6.347	6.657	6.91	7.134	7.33	7.495
10	4.482	5.270	5.769	6.136	6.428	6.67	6.875	7.05	7.213
11	4.39	5.15	5.62	5.97	6.25	6.48	6.67	6.84	6.99
12	4.320	5.046	5.502	5.836	6.101	6.32	6.507	6.67	6.814
13	4.26	4.96	5.40	5.73	5.98	6.19	6.37	6.53	6.67
14	4.210	4.895	5.322	5.634	5.881	6.08	6.258	6.41	6.543

a $\nu=$	2	3	4	5	6	7	8	9	10
15	4.17	4.84	5.25	5.56	5.80	5.99	6.16	6.31	6.44
16	4.131	4.786	5.192	5.489	5.722	5.92	6.079	6.22	6.348
17	4.10	4.74	5.14	5.43	5.66	5.85	6.01	6.15	6.27
18	4.071	4.703	5.094	5.379	5.603	5.79	5.944	6.08	6.201
19	4.05	4.67	5.05	5.33	5.55	5.73	5.89	6.02	6.14
20	4.024	4.639	5.018	5.293	5.510	5.69	5.839	5.97	6.087
24	3.956	4.546	4.907	5.168	5.374	5.54	5.685	5.81	5.919
30	3.889	4.455	4.799	5.048	5.242	5.40	5.536	5.65	5.756
40	3.825	4.367	4.695	4.931	5.115	5.26	5.392	5.50	5.599
60	3.762	4.282	4.594	4.818	4.991	5.13	5.253	5.36	5.447
120	3.702	4.200	4.497	4.709	4.872	5.01	5.118	5.21	5.299
∞	3.643	4.120	4.403	4.603	4.757	4.88	4.987	5.08	5.157

a $\nu=$	11	12	13	14	15	16	17	18	19
1	253.2	260.0	266.2	271.8	277.0	281.8	286.3	290.4	294.3
2	32.59	33.40	34.13	34.81	35.43	36.00	36.53	37.03	37.50
3	17.13	17.53	17.89	18.22	18.52	18.81	19.07	19.32	19.55
4	12.57	12.84	13.09	13.32	13.53	13.73	13.91	14.08	14.24
5	10.48	10.70	10.89	11.08	11.24	11.40	11.55	11.68	11.81
6	9.30	9.48	9.65	9.81	9.951	10.08	10.21	10.32	10.43
7	8.55	8.71	8.86	9.00	9.124	9.24	9.35	9.46	9.55
8	8.03	8.18	8.31	8.44	8.552	8.66	8.76	8.85	8.94
9	7.65	7.78	7.91	8.03	8.132	8.23	8.33	8.41	8.49
10	7.36	7.49	7.60	7.71	7.812	7.91	7.99	8.08	8.15
11	7.13	7.25	7.36	7.46	7.56	7.65	7.73	7.81	7.88
12	6.94	7.06	7.17	7.26	7.356	7.44	7.52	7.59	7.66
13	6.79	6.90	7.01	7.10	7.19	7.27	7.35	7.42	7.48
14	6.66	6.77	6.87	6.96	7.047	7.13	7.20	7.27	7.33
15	6.55	6.66	6.76	6.84	6.93	7.00	7.07	7.14	7.20
16	6.46	6.56	6.66	6.74	6.823	6.90	6.97	7.03	7.09
17	6.38	6.48	6.57	6.66	6.73	6.81	6.87	6.94	7.00
18	6.31	6.41	6.50	6.58	6.655	6.73	6.79	6.85	6.91
19	6.25	6.34	6.43	6.51	6.58	6.65	6.72	6.78	6.84
20	6.19	6.28	6.37	6.45	6.523	6.59	6.65	6.71	6.77
24	6.02	6.11	6.19	6.26	6.330	6.39	6.45	6.51	6.56
30	5.85	5.93	6.01	6.08	6.142	6.20	6.26	6.31	6.36
40	5.69	5.76	5.83	5.90	5.961	6.02	6.07	6.12	6.16
60	5.53	5.60	5.67	5.73	5.785	5.84	5.89	5.93	5.97
120	5.37	5.44	5.50	5.56	5.614	5.66	5.71	5.75	5.79
∞	5.23	5.29	5.35	5.40	5.449	5.49	5.54	5.57	5.61

(著者編集)

(VII) マン・ホイットニのU検定表　有意点(両側確率)　n_1, n_2 はサンプル数

n_1	n_2	.05	.01	n_1	n_2	.05	.01	n_1	n_2	.05	.01
2	8	0	—	4	13	8	3	6	20	27	18
	9	0	—		14	9	4	7	7	8	4
	10	0	—		15	10	5		8	10	6
	11	0	—		16	11	5		9	12	7
	12	1	—		17	11	6		10	14	9
	13	1	—		18	12	6		11	16	10
	14	1	—		19	12	7		12	18	12
	15	1	—		20	13	8		13	20	13
	16	1	—	5	5	2	1		14	22	15
	17	2	—		6	3	1		15	24	16
	18	2	—		7	5	1		16	26	18
	19	2	0		8	6	2		17	28	19
	20	2	0		9	7	3		18	30	21
3	5	0	—		10	8	4		19	32	22
	6	1	—		11	9	5		20	34	24
	7	1	—		12	11	6	8	8	13	7
	8	2	—		13	12	7		9	15	9
	9	2	0		14	13	7		10	17	11
	10	3	0		15	14	8		11	19	13
	11	3	0		16	15	9		12	22	15
	12	4	1		17	17	10		13	24	17
	13	4	1		18	18	11		14	26	18
	14	5	1		19	19	12		15	29	20
	15	5	2		20	20	13		16	31	22
	16	6	2	6	6	5	2		17	34	24
	17	6	2		7	6	3		18	36	26
	18	7	2		8	8	4		19	38	28
	19	7	3		9	10	5		20	41	30
	20	8	3		10	11	6	9	9	17	11
4	4	0	—		11	13	7		10	20	13
	5	1	—		12	14	9		11	23	16
	6	2	—		13	16	10		12	26	18
	7	3	0		14	17	11		13	28	20
	8	4	0		15	19	12		14	31	22
	9	4	1		16	21	13		15	34	24
	10	5	1		17	22	15		16	37	27
	11	6	2		18	24	16		17	39	29
	12	7	3		19	25	17				

n_1	n_2	.05	.01	n_1	n_2	.05	.01	n_1	n_2	.05	.01
9	18	42	31	13	13	45	34	18	18	99	81
	19	45	33		14	50	38		19	106	87
	20	48	36		15	54	42		20	112	92
10	10	23	16		16	59	45	19	19	113	93
	11	26	18		17	63	49		20	119	99
	12	29	21		18	67	53	20	20	127	105
	13	33	24		19	72	57				
	14	36	26		20	76	60				
	15	39	29	14	14	55	42				
	16	42	31		15	59	46				
	17	45	34		16	64	50				
	18	48	37		17	67	54				
	19	52	39		18	74	58				
	20	55	42		19	78	63				
11	11	30	21		20	83	67				
	12	33	24	15	15	64	51				
	13	37	27		16	70	55				
	14	40	30		17	75	60				
	15	44	33		18	80	64				
	16	47	36		19	85	69				
	17	51	39		20	90	73				
	18	55	42	16	16	75	60				
	19	58	45		17	81	65				
	20	62	48		18	86	70				
12	12	37	27		19	92	74				
	13	41	31		20	98	79				
	14	45	34	17	17	87	70				
	15	49	37		18	93	75				
	16	53	41		19	99	81				
	17	57	44		20	105	86				
	18	61	47								
	19	65	51								
	20	69	54								

(著者編集)

(Ⅷ) ウィルコクソン順位和検定表　有意点（両側確率）　n_1, n_2 はサンプル数

n_1	n_2	.05	.01	n_1	n_2	.05	.01	n_1	n_2	.05	.01
2	8	3;19	—	4	13	18;54	13;59	6	20	48;114	39;123
	9	3;21	—		14	19;57	14;62	7	7	36;69	32;73
	10	3;23	—		15	20;60	15;65		8	38;74	34;78
	11	3;25	—		16	21;63	15;69		9	40;79	35;84
	12	4;26	—		17	21;67	16;72		10	42;84	37;89
	13	4;28	—		18	22;70	16;76		11	44;89	38;95
	14	4;30	—		19	23;73	17;79		12	46;94	40;100
	15	4;32	—		20	24;76	18;82		13	48;99	41;106
	16	4;34	—	5	5	17;38	15;40		14	50;104	43;111
	17	5;35	—		6	18;42	16;44		15	52;109	44;117
	18	5;37	—		7	20;45	16;49		16	54;114	46;122
	19	5;39	3;41		8	21;49	17;53		17	56;119	47;128
	20	5;41	3;43		9	22;53	18;57		18	58;124	49;133
3	5	6;21	—		10	23;57	19;61		19	60;129	50;139
	6	7;23	—		11	24;61	20;65		20	62;134	52;144
	7	7;26	—		12	26;64	21;69	8	8	49;87	43;93
	8	8;28	—		13	27;68	22;73		9	51;93	45;99
	9	8;31	6;33		14	28;72	22;78		10	53;99	47;105
	10	9;33	6;36		15	29;76	23;82		11	55;105	49;111
	11	9;36	6;39		16	30;80	24;86		12	58;110	51;117
	12	10;38	7;41		17	32;83	25;90		13	60;116	53;123
	13	10;41	7;44		18	33;87	26;94		14	62;122	54;130
	14	11;43	7;47		19	34;91	27;98		15	65;127	56;136
	15	11;46	8;49		20	35;95	28;102		16	67;133	58;142
	16	12;48	8;52	6	6	26;52	23;55		17	70;138	60;148
	17	12;51	8;55		7	27;57	24;60		18	72;144	62;154
	18	13;53	8;58		8	29;61	25;65		19	74;150	64;160
	19	13;56	9;60		9	31;65	26;70		20	77;155	66;166
	20	14;58	9;63		10	32;70	27;75	9	9	62;109	56;115
4	4	10;26	—		11	34;74	28;80		10	65;115	58;122
	5	11;29	—		12	35;79	30;84		11	68;121	61;128
	6	12;32	10;34		13	37;83	31;89		12	71;127	63;135
	7	13;35	10;38		14	38;88	32;94		13	73;134	65;142
	8	14;38	11;41		15	40;92	33;99		14	76;140	67;149
	9	14;42	11;45		16	42;96	34;104		15	79;146	69;156
	10	15;45	12;48		17	43;101	36;108		16	82;152	72;162
	11	16;48	12;52		18	45;105	37;113		17	84;159	74;169
	12	17;51	13;55		19	46;110	38;118				

n_1	n_2	.05	.01	n_1	n_2	.05	.01	n_1	n_2	.05	.01
9	18	87;165	76;176	13	13	136;215	125;226	18	18	270;396	252;414
	19	90;171	78;183		14	141;223	129;235		19	277;407	258;426
	20	93;177	81;189		15	145;232	133;244		20	283;419	263;439
10	10	78;132	71;139		16	150;240	136;254	19	19	303;438	283;458
	11	81;139	73;147		17	154;249	140;263		20	309;451	289;471
	12	84;146	76;154		18	158;258	144;272	20	20	337;483	315;505
	13	88;152	79;161		19	163;266	148;281				（著者編集）
	14	91;159	81;169		20	167;275	151;291				
	15	94;166	84;176	14	14	160;246	147;259				
	16	97;173	86;184		15	164;256	151;269				
	17	100;180	89;191		16	169;265	155;279				
	18	103;187	92;198		17	174;274	159;289				
	19	107;193	94;206		18	179;283	163;299				
	20	110;200	97;213		19	183;293	168;308				
11	11	96;157	87;166		20	188;302	172;318				
	12	99;165	90;174	15	15	184;281	171;294				
	13	103;172	93;182		16	190;290	175;305				
	14	106;180	96;190		17	195;300	180;315				
	15	110;187	99;198		18	200;310	184;326				
	16	113;195	102;206		19	205;320	189;336				
	17	117;202	105;214		20	210;330	193;347				
	18	121;209	108;222	16	16	211;317	196;332				
	19	124;217	111;230		17	217;327	201;343				
	20	128;224	114;238		18	222;338	206;354				
12	12	115;185	105;195		19	228;348	210;366				
	13	119;193	109;203		20	234;358	215;377				
	14	123;201	112;212								
	15	127;209	115;221	17	17	240;355	223;372				
	16	131;217	119;229		18	246;366	228;384				
	17	135;225	122;238		19	252;377	234;395				
	18	139;233	125;247		20	258;388	239;407				
	19	143;241	129;255								
	20	147;249	132;264								

（Ⅸ）ウィルコクソン符号付順位和検定表　有意点（両側確率）　nは対応あるデータ数

n	0.05	0.01		n	0.05	0.01
6	0	—		41	279	233
7	2	—		42	294	247
8	3	0		43	310	261
9	5	1		44	327	276
10	8	3		45	343	291
				46	361	307
11	10	5		47	378	322
12	13	7		48	396	339
13	17	9		49	415	355
14	21	12		50	434	373
15	25	15				
16	29	19				
17	34	23				
18	40	27				
19	46	32				
20	52	37				
21	58	42				
22	65	48				
23	73	54				
24	81	61				
25	89	68				
26	98	75				
27	107	83				
28	116	91				
29	126	100				
30	137	109				
31	147	118				
32	159	128				
33	170	138				
34	182	148				
35	195	159				
36	208	171				
37	221	182				
38	235	194				
39	249	207				
40	264	220				

（統計数値表編集委員会編：簡約統計数値表、日本規格協会、1977 より一部省略して引用）

(X) クラスカル・ワリス検定表　　Kは群数　Nはサンプル数合計

K=3 N	n_1	n_2	n_3	.05	.01
6	2	2	2	—	—
7	2	2	3	4.714	—
8	2	2	4	5.333	—
	2	3	3	5.361	—
9	2	2	5	5.160	6.533
	2	3	4	5.444	6.444
	3	3	3	5.600	7.200
10	2	2	6	5.346	6.655
	2	3	5	5.251	6.909
	2	4	4	5.455	7.036
	3	3	4	5.791	6.746
11	2	2	7	5.143	7.000
	2	3	6	5.349	6.970
	2	4	5	5.273	7.205
	3	3	5	5.649	7.079
	3	4	4	5.599	7.144
12	2	2	8	5.356	6.664
	2	3	7	5.357	7.839
	2	4	6	5.340	7.340
	2	5	5	5.339	7.339
	3	3	6	5.615	7.410
	3	4	5	5.656	7.445
	4	4	4	5.692	7.654
13	2	2	9	5.260	6.897
	2	3	8	5.316	7.022
	2	4	7	5.376	7.321
	2	5	6	5.339	7.376
	3	3	7	5.620	7.228
	3	4	6	5.610	7.500
	3	5	5	5.706	7.578
	4	4	5	5.657	7.760

K=3 N	n_1	n_2	n_3	.05	.01
14	2	2	10	5.120	6.537
	2	3	9	5.340	7.006
	2	4	8	5.393	7.350
	2	5	7	5.393	7.450
	2	6	6	5.410	7.467
	3	3	8	5.617	7.350
	3	4	7	5.623	7.550
	3	5	6	5.602	7.591
	4	4	6	5.681	7.795
	4	5	5	5.666	7.823
15	2	2	11	5.164	6.766
	2	3	10	5.362	7.042
	2	4	9	5.400	7.364
	2	5	8	5.415	7.440
	2	6	7	5.357	7.491
	3	3	9	5.589	7.422
	3	4	8	5.623	7.585
	3	5	7	5.607	7.697
	3	6	6	5.625	7.725
	4	4	7	5.650	7.814
	4	5	6	5.661	7.936
	5	5	5	5.780	8.000
16	2	2	12	5.173	6.761
	2	3	11	5.374	7.094
	2	4	10	5.345	7.357
	2	5	9	5.396	7.447
	2	6	8	5.404	7.522
	2	7	7	5.398	7.491
	3	3	10	5.588	7.372
	3	4	9	5.652	7.614
	3	5	8	5.614	7.706
	3	6	7	5.689	7.756
	4	4	8	5.779	7.853
	4	5	7	5.733	7.931

K=3 N	n_1	n_2	n_3	.05	.01
16	4	6	6	5.724	8.000
	5	5	6	5.729	8.028
17	2	2	13	5.199	6.792
	2	3	12	5.350	7.134
	2	4	11	5.365	7.396
	2	5	10	5.420	7.514
	2	6	9	5.392	7.566
	2	7	8	5.403	7.571
	3	3	11	5.583	7.418
	3	4	10	5.661	7.617
	3	5	9	5.670	7.733
	3	6	8	5.678	7.796
	3	7	7	5.688	7.810
	4	4	9	5.704	7.910
	4	5	8	5.718	7.992
	4	6	7	5.706	8.039
	5	5	7	5.708	8.108
	5	6	6	5.765	8.124

K=4 N	n_1	n_2	n_3	n_4	.05	.01
8	2	2	2	2	6.167	6.667
9	2	2	2	3	6.333	7.133
10	2	2	2	4	6.546	7.391
	2	2	3	3	6.527	7.636
11	2	2	2	5	6.564	7.773
	2	2	3	4	6.621	7.871
	2	3	3	3	6.727	8.015
12	2	2	2	6	6.539	7.923
	2	2	3	5	6.664	8.203
	2	2	4	4	6.731	8.346
	2	3	3	4	6.795	8.333
	3	3	3	3	7.000	8.539
13	2	2	2	7	6.565	8.053
	2	2	3	6	6.703	8.363
	2	2	4	5	6.725	8.473
	2	3	3	5	6.822	8.607
	2	3	4	4	6.874	8.621
	3	3	3	4	6.984	8.659
14	2	2	2	8	6.571	8.207
	2	2	3	7	6.718	8.407
	2	2	4	6	6.743	8.610
	2	2	5	5	6.777	8.634
	2	3	3	6	6.876	8.695
	2	3	4	5	6.926	8.802
	2	4	4	4	6.957	8.871
	3	3	3	5	7.019	8.848
	3	3	4	4	7.038	8.876

(統計数値表編集委員会編：簡約統計数値表、日本規格協会、1977 より一部省略して引用)

追加　K=5

N	n_1	n_2	n_3	n_4	n_5	.05	.01
10	2	2	2	2	2	7.42	8.29
11	2	2	2	2	3	7.68	8.68
12	2	2	2	3	3	7.91	9.12
13	2	2	2	3	3	8.04	9.51

N	n_1	n_2	n_3	n_4	n_5	.05	.01
14	2	3	3	3	3	8.20	9.88
15	3	3	3	3	3	8.33	10.20

（ⅩⅠ）フリードマン検定表　　Kは群　Lは行

K=3 L	.05	.01	K=4 L	.05	.01
3	6.00	—	2	6.00	—
4	6.50	8.00	3	7.40	9.00
5	6.40	8.40	4	7.80	9.60
6	7.00	9.00	5	7.80	9.96
7	7.14	8.86	∞	7.81	11.34
8	6.25	9.00			
9	6.22	9.56			
∞	5.99	9.21			

（統計数値表編集委員会編：簡約統計数値表、日本規格協会、1977 より一部省略して引用）

(XⅡ) ピアソンの相関係数検定表　rの有意点（両側確率）

組データ数 n	自由度 ν	0.05	0.01	0.001
3	1	.997	1.000	1.000
4	2	.950	.990	.999
5	3	.878	.959	.991
6	4	.811	.917	.974
7	5	.755	.875	.951
8	6	.707	.834	.925
9	7	.666	.798	.898
10	8	.632	.765	.872
11	9	.602	.735	.847
12	10	.576	.708	.823
13	11	.553	.684	.801
14	12	.532	.661	.780
15	13	.514	.641	.760
16	14	.497	.623	.742
17	15	.482	.606	.725
18	16	.468	.590	.708
19	17	.456	.575	.693
20	18	.444	.561	.679
21	19	.433	.549	.665
22	20	.423	.537	.652
23	21	.413	.526	.640
24	22	.404	.515	.629
25	23	.396	.505	.618
26	24	.388	.496	.607
27	25	.381	.487	.597
28	26	.374	.479	.588
29	27	.367	.471	.579
30	28	.361	.463	.570
31	29	.355	.456	.562
32	30	.349	.449	.554
33	31	.344	.442	.547
34	32	.339	.436	.539
35	33	.334	.430	.532
36	34	.329	.424	.525
37	35	.325	.418	.519
38	36	.320	.413	.513
39	37	.316	.408	.507
40	38	.312	.403	.501
42	40	.304	.393	.490
44	42	.297	.384	.479
46	44	.291	.376	.469
48	46	.285	.368	.460
50	48	.279	.361	.451
60	58	.254	.330	.414
70	68	.235	.306	.385
80	78	.220	.286	.361
90	88	.207	.270	.341
100	98	.197	.256	.324

（統計数値表編集委員会編：簡約統計数値表、日本規格協会、1977 より一部省略して引用）

(XIII) スピアマンの順位相関係数検定表　r_sの有意点（両側確率）

組データ数 n	自由度 ν	0.05	0.01
5	3	1.000	–
6	4	.886	1.000
7	5	.786	.929
8	6	.738	.881
9	7	.700	.833
10	8	.648	.794
11	9	.618	.755
12	10	.587	.727
13	11	.560	.703
14	12	.539	.675
15	13	.521	.654
16	14	.503	.635
17	15	.485	.615
18	16	.472	.600
19	17	.460	.584
20	18	.447	.570
21	19	.435	.556
22	20	.425	.544
23	21	.415	.532
24	22	.406	.521
25	23	.398	.511
26	24	.390	.501
27	25	.382	.491
28	26	.375	.483
29	27	.368	.475
30	28	.362	.467

(Zar, J.H. : Significance testing of the Spearman rank correlation coefficient, J. American Statistic Aassocietion, 67:578-580, 1970 より引用)

日本語索引

●あ行

ある統計ソフト　4 steps エクセル統計　124, 141
あわて者の危険率　27
(一元配置の)等分散性の検定　14, 37, 90, 92
一元配置の直交多項式推定　157, 162, 163
一元配置の分散分析　14, 90, 96, 101, 102, 142, 193
移動平均 M　2, 3
因果関係　22
演繹法　1
枝分かれ型　185, 209
イェーツの補正 χ^2 値　13, 75, 77, 78, 79
イランイラン芳香刺激　111, 128, 153, 162, 174
イランイランとローズマリー芳香刺激　200
ウィルコクスン順位和検定 13, 38, 57, 58, 60, 64, 65, 166, 168
ウィルコクスン符号付順位和検定　13, 65, 66, 69
ウェルチの t 検定　14, 43, 44, 45
エラーバー(標準誤差バー)　11, 40, 41, 47, 62, 233
オッズ比　13, 87, 88
ε_{GG} (イプシロン G-G)　104, 109, 110, 207, 215
ε_{HF} (イプシロン H-F)　104, 109, 110, 207, 215
SPSS Ver.11J　55
H-F 調整　104, 108, 109, 110, 206, 207, 212, 215, 216, 223
F 分布, F 分布曲線　25, 36, 93, 122, 189, 196, 223
F 値(分散比) 分散比 F 値
　36, 37, 93, 95, 97, 99, 102, 104, 105, 107, 144, 145, 151,
　167, 170, 189, 192, 196, 199, 205, 208, 209, 211, 222, 226, 231
M×N 分割表のピアソン独立性 χ^2 検定　13, 129, 130
M×N 分割表　13, 129, 130, 131, 132, 133, 135, 136, 139

●か行

回帰係数 α 推定　158, 160
各群の順位和　116, 118, 120, 123, 239, 240
各群の順位和合計の群平均　120, 123, 239, 240
確率分布　23
仮説検定　25
片側検定
　25, 26, 30, 31, 35, 36, 38, 50, 75, 84, 85, 91, 92, 93, 98, 103,
　117, 121, 122, 130, 133, 135, 137, 167, 187, 189, 196, 206,
　223, 230, 248
加法性　89, 184
観察度数　30, 31, 75, 79, 130, 247
間隔尺度　12, 13, 59, 82, 117, 179
完全(備)ブロック法　89, 106
頑健(強)性　89, 94, 184, 189
合併交互分散(固有値)共分散行列　207, 214, 215
合併分散共分散行列　207, 214
棄却域　25, 26, 31, 36, 92

危険率 p(Probability,)　8, 26
　α 危険率　27, 28
　β 危険率　27, 28
期待度数　30, 31, 32, 75, 76, 77, 78, 85, 130, 247
帰納法　1
帰無仮説　25, 26, 27, 39, 50
共分散行列　103, 108, 206, 207, 213
境界値　23, 26, 28
行列　121, 124
行・列の 2 方向に順序関係がある場合　136
行間(A 要因による)変動の偏差平方和　194, 198
行間(A 要因による)変動の自由度　194, 198
行間(A 要因による)変動の分散　194, 198
行間(処理間, 個体間)変動の偏差平方和
　203, 210, 220, 222
行間(処理間, 個体間)変動の自由度　203, 210, 220, 222
行間(処理間, 個体間)変動の分散　204, 210, 220, 222
組合せ部分和　194, 198, 203, 210, 219
繰返しのない二元配置の分散分析　193
繰返しのある二元配置の分散分析　184, 194, 196, 230, 231
群間(A 要因による)変動の偏差平方和　97, 98, 145
群間(A 要因による)変動の自由度　97, 98, 145
群間(A 要因による)変動の分散　97, 98
群間(要因 A による)変動の自由度
　116, 118, 120, 123, 239, 239
群間(要因 A による)変動の順位分散
　116, 118, 120, 123, 124, 239, 240
群間(経時・処理)変動の偏差平方和
　102, 105, 107, 149, 150,
群間(経時・処理)変動の自由度　102, 105, 107, 149, 150
群間(経時・処理)変動の分散　102, 105, 107, 149, 150
群内(誤差)変動の偏差平方和
　11, 92, 97, 99, 102, 105, 107, 143, 145, 150, 151, 188,
　191, 195, 199, 205, 211, 222, 226
群内(誤差)変動の自由度
　97, 99, 102, 105, 107, 143, 145, 150, 151, 195, 199, 205, 211,
　222, 226
群内(誤差)変動の分散
　97, 99, 102, 105, 107, 143, 145, 150, 151, 195, 199, 205, 211,
　222, 226
群内(誤差)変動の順位分散
　117, 118, 120, 122, 123, 124, 239, 240
経時間×クロスオーバー変動の偏差平方和　222, 225
経時間×クロスオーバー変動の自由度　222, 226
経時間×クロスオーバー変動の分散　222, 226
(経時間の)セルごとのデータの各平均値　221

経時型一元配置の分散分析　14, 89, 101, 103, 193
経時型二元配置の分散分析　14, 186, 202, 206, 227, 229
計数値
　　12, 23, 75, 76, 83, 86, 87, 88, 129, 130, 132, 134, 139, 180
計量値　12, 21, 23, 72, 78, 83, 116, 132, 180, 238, 242, 243
系列相関　103, 108, 206, 213, 216, 223
検定値　25
交互作用(パターン, プロフィル)の偏差平方和
　　204, 210, 220, 224
交互作用(パターン, プロフィル)の自由度　204, 210, 220, 224
交互作用(パターン, プロフィル)の分散　204, 210, 220, 224
交互作用の偏差平方和　195, 198
交互作用の自由度　195, 199
交互作用の分散　195, 199
交互作用　184, 185, 196, 218
交互分散(固有値)共分散行列　104
交絡作用　184, 196, 197
カプラン・マイヤー法　244
クエード検定　13, 90, 121, 123, 124
クラーメルV値　13, 139, 140
クラスカル・ワリス検定　13, 90, 116, 117, 119, 135
クロスオーバ(交差)型　184, 185
クロスオーバ経時型(反復測定)の二元配置の分散分析
　　14, 186, 219, 221, 227, 229
クロスオーバ変動の偏差平方和　221, 225
クロスオーバ変動の自由度　221, 225
クロスオーバ変動の分散　221, 225
コクランQ検定　13, 137, 138
ゴセット(Gosset)　8, 24, 38
χ^2分布, χ^2分布曲線　24, 25, 30, 31, 75, 91, 117, 187
χ^2検定(χ^2)
　　13, 29, 30, 31, 75, 76, 77, 78, 79, 83, 84, 85, 86, 92, 117, 120, 121, 123, 129, 130, 133, 135, 137, 138, 139, 140, 187, 191, 239, 240, 247, 248, 249, 250
99%正常範囲　20, 21

●さ行

再測定　14
最小値　56, 62, 121, 124, 125
最大値　56, 58, 62, 121, 124, 125
最頻値 Mo(モード)　2, 3
採択域　25
算術平均(相加平均、アリスマティック・ミーン)　1, 2
四分位偏差 QD　56, 78
持越し効果　219
自然対数　30, 91, 157
自由度　4, 24, 25, 26, 28
実験群　16, 17, 18, 19, 25, 26, 27, 30, 90
尺度　12
順位期待値
　　57, 59, 60, 61, 63, 64, 66, 165, 167, 168, 170, 172

順序尺度　12, 13, 117
順位分散
　　58, 59, 60, 61, 63, 64, 66, 67, 165, 167, 168, 169, 170, 172
順位和
　　58, 59, 61, 64, 66, 116, 118, 120, 122, 123, 165, 167, 168, 169, 172, 238, 239, 240
順位相関図　72, 73, 74
順序尺度　13, 59
水準　89, 184
数量化データ　12, 13, 15, 19
正規確率紙　29, 30, 32, 186
正規性のピアソン適合度χ^2検定　13, 30, 31, 32, 35
生存分析　244, 246
全変動の偏差平方和
　　97, 98, 99, 102, 105, 107, 149, 150, 195, 199, 204, 210, 220, 224
全変動の自由度
　　97, 99, 102, 105, 107, 149, 150, 195, 199, 204, 211, 220, 225
整塊法　89
相関関係　21, 22, 52, 72, 197
相関係数　21, 22, 23, 52, 53, 54, 70, 72, 115
相関図　23, 53, 54
相殺作用　184, 217
相乗作用　184, 217
相乗平均(幾何平均、ジオメトリック・ミーン)　1, 2
総データ数
　　89, 91, 92, 97, 98, 101, 105, 107, 116, 118, 143, 145, 149, 150, 158, 165, 167, 169, 170, 186, 194, 198, 203, 210, 219, 224, 233
総平均値
　　97, 98, 101, 104, 105, 107, 109, 149, 150, 158, 160, 194, 198, 203, 207, 210, 214, 219, 220, 222, 224, 225, 233
シェフェ法　142, 144, 145, 167, 170, 171, 231, 235
シグマ(Σ)　1, 138
スコア　29, 116
スコアデータ　15, 17, 18, 19, 58, 65, 69, 74, 116, 165
スチューデントのt検定　14, 36, 38, 40, 45, 142
スピアマン順位相関係数のZ検定
　　13, 70, 71, 72, 74, 129, 136
セル平均値
　　194, 195, 198, 203, 204, 206, 210, 213, 219, 220, 222, 224, 233
G-G調整　103, 104, 108, 109, 110, 206, 212, 215, 216
Student(ゴセット　William Gosset)　8, 24, 38
Z分布(正規分布, ガウス分布), 正規分布曲線
　　24, 39, 40, 58, 82
Z検定(Z)
　　21, 39, 40, 50, 51, 58, 59, 60, 61, 63, 64, 66, 67, 70, 71, 72, 82, 83, 134, 136, 168, 172, 179, 180, 181, 182, 183

●た行

対応のある t 検定　14, 45, 46, 47, 49, 50, 52
（対応のある 2×2 分割表の）マクニマー χ^2 検定
　　13, 83, 84
対応のある 1 要因多群のノンパラ多重比較法　13, 173
対照群　16, 17, 18, 19, 26, 27, 30, 38, 89, 90, 144, 184
対数線形モデル　13
対立仮説　25
第 1 四分位点　56, 62
第 1 種の過誤 α　27, 28
第 2 種の過誤 β　27, 28
第 3 四分位点　56, 62
多群比率の Z 検定と多重比較法　14, 137, 179
多重性の問題　89, 142
中央値 Me（メディアン）　2, 3, 56, 57, 58, 59, 60, 61, 66, 67
調整自由度
　　103, 104, 109, 110, 112, 206, 207, 215, 223, 225
調和平均 H（ハーモニック・ミーン）　2
直交多項式推定　157
直交多項式展開　158, 159
田口の回帰係数 α　160
等間隔の場合　158
等間隔の場合の 1 次回帰式の近似係数　158, 159, 160, 161
等間隔の場合の 2 次回帰式の近似係数　158, 159, 160, 161
等間隔の場合の 3 次回帰式の近似係数　158, 159, 160, 161
等間隔の場合の 4 次回帰式の近似係数　158, 159, 160, 161
等間隔の場合の 5 次回帰式の近似係数　158, 159, 160, 161
等間隔の場合の篠原誘導式（チェビシェフ）　161
等分散性の F 検定　14, 35, 36, 37, 38, 44, 45, 56, 90
統計検定表　9, 37, 45
同順位（タイ）
　　57, 58, 60, 63, 65, 67, 116, 120, 121, 165, 167
ダネット法　142, 144, 157, 167, 231
チェビシェフの回帰係数 α　158
データ数　11
データの中心　2
等分散　36, 37, 38, 40, 42, 45, 57, 90, 91, 92, 93, 94, 95, 96
t 分布, t 分布曲線　24, 25, 26, 39
t 検定（t）
　　9, 11, 38, 40, 43, 44, 45, 46, 51, 52, 143, 144, 145, 151, 157, 165, 166, 167, 168, 170, 172, 230, 235

●な行

生データ（ロー・データ, raw data）
　　16, 17, 18, 19, 35, 38, 89, 90, 115, 184
二元配置の等分散性検定　186, 187, 189, 191, 192
二元配置の分散分析　14, 185, 186, 193, 194, 229, 231
二元配置のシェフェ法　231, 235
二元配置のチューキー・クレーマ法　230, 235
二元配置のフィッシャーLSD 法　229
二元配置のボンフェローニ・ダン法　230, 235

2×2 分割表（クロス集計表）の独立性 χ^2 検定　75, 83
2 群の Z 検定　39, 40
2 群の計数値の統計学　75
（2 段階）枝分かれ型　185, 209
2 要因多群フリードマン検定　238, 239, 241
捏造データ　16, 17, 18, 19, 26, 35, 38, 89, 184
捏造統計処理　15
ノンパラメトリック統計学　13, 29, 56, 88, 116
　のスチール・ドワス法　165, 167, 168
　のシェフェ法　167, 170, 171
　のチューキー・クレーマ法　166, 170, 171
　のフィッシャーLSD 法（最小有意差限界法）　166, 171
　のボンフェローニ・ダン法　166, 170, 171
　のスチール法　167
　のシャーリー・ウイリアムズ法　13, 179
　の多重傾向法　179
　の多重比較法　13, 165, 168, 173, 179

●は行

外れ値　14, 15, 41, 56, 57, 70, 89, 90, 116
倍精度 8 桁　108, 200, 212
箱髭（ひげ）図　62, 65, 67
範囲　56, 57, 121, 124
（2 群の）比率の差の Z 検定　82, 83
比例尺度　13, 14
標準化変量　4
標準誤差 S.E.　4, 5, 9, 10, 11, 98, 196, 229
標準偏差 S.D.　4, 5
不等間隔の場合　159
不等間隔の場合の 1 次回帰式の近似係数　159, 160, 161
不等間隔の場合の 2 次回帰式の近似係数　159, 160, 161
不等間隔の場合の 3 次回帰式の近似係数　160
不等間隔の場合の篠原誘導式（田口）　161
不等分散
　　35, 36, 38, 43, 45, 57, 90, 92, 93, 96, 186, 187, 189
部分和
　　91, 92, 96, 98, 101, 107, 149, 150, 158, 186, 189, 194, 198, 203, 210, 219, 224
物理化学的な単位がない%データ　15
分割型（重複測定）　185, 208
分割交差型　185
分散共分散行列　103, 108, 109
分散の偏り度　91, 94, 187, 190, 191
分散分析表
　　98, 99, 102, 105, 196, 199, 205, 208, 211, 222, 226
分類尺度　12
分母の n－1　4
平均順位　116, 120, 121, 124, 238, 240
平均値の差　8, 9, 10, 11, 38, 43, 89, 143, 145, 196, 229, 232
平均分散（併合分散）　91, 94, 187, 190
平均偏差 M.D.　3, 4, 92, 94, 188, 191

偏差値　5
偏差平方和
　　1, 4, 89, 97, 102, 143, 149, 150, 151, 184, 186, 188, 194
変化率の捏造データ　17, 19, 35, 38, 184
変化量の捏造データ　18, 19, 35, 38, 184
変動係数 C.V.　4, 7
補正係数　91, 94, 187, 190, 191
母数型　185
母平均の検定　21
母平均の区間推定　14, 20
母平均のZ検定　21, 50, 51, 70
バートレット検定
　　14, 90, 91, 92, 93, 94, 186, 187, 189, 190
バラツキ(散らばり)　3, 4, 5, 7, 9, 10, 89, 184
パラメトリック統計学　14, 29, 56, 88, 89, 116
　　のシェフェ法　142, 144, 145, 151, 231, 235
　　のチューキー・クレーマ法　142, 144, 145, 151, 230, 235
　　のフィッシャーLSD法(最小有意差限界法)
　　　　142, 143, 229
　　のボンフェローニ/ダン法　143, 145, 151, 230, 235
　　のダネット法　142, 144
　　のウィリアムズ法　157
　　の多重傾向法　14, 157
　　の多重比較法
　　　　14, 142, 145, 149, 150, 151, 212, 229, 231, 233
比例尺度　12, 14, 59, 117
ピアソン相関係数　21, 22, 70
ピアソン相関係数のt検定　14, 22, 52, 115
ピアソン適合度χ^2検定　12, 29, 30, 31
ピアソン独立性χ^2検定　13, 75, 76, 78, 79
ヒストグラム(histogram)　30, 31, 32,
フィッシャーの直接確率P値　13, 76, 77, 78, 79
フリードマン検定
　　13, 90, 120, 122, 123, 133, 186, 238, 239, 241
ブロック項
　　102, 103, 106, 114, 153, 154, 156, 205, 212, 216
ブロック(個体間)の平均値
　　102, 105, 107, 149, 151
ブロック(個体間)変動の偏差平方和
　　102, 105, 107, 150, 151
ブロック(個体間)変動の自由度
　　102, 105, 107, 150, 151
ブロック(対象,実験個体)の平均値　205, 211, 220
ブロック(対象,実験個体)誤差変動の偏差平方和
　　204, 205, 211, 221
ブロック(対象,実験個体)誤差変動の自由度
　　205, 211, 221
ブロック(対象,実験個体)誤差変動の分散　205, 211, 222
ペインスケール(VAS)　12, 15, 29

ベースライン　89, 90, 184
ボンフェローニの補正　142
ぼんやり者の危険率　27
VAS(Visual Analog Scale)
　　15, 29, 58, 65, 68, 69, 74, 116, 127, 165
Φ(ファイ)係数　13, 86, 87

●ま行
見せかけの(疑似)相関，22
名義尺度　12, 13, 59, 82, 88, 117, 179
マン・ホイットニ検定　13, 38, 57, 58, 59, 62, 65, 134, 168
マンテル・ヘンツェルχ^2検定　13, 85, 86

●や行
有意差検定　25
有効数字6桁，200, 212
要因
　　12, 13, 84, 85, 87, 89, 97, 98, 116, 118, 120, 123, 124, 139,
　　165, 173, 179, 184, 185, 189, 194, 195, 196, 197, 198, 202,
　　206, 219, 239, 240, 241
ヨンキー傾向検定，13, 129

●ら行
乱塊法　89
離散量データ　12, 13
両側検定
　　25, 26, 27, 28, 31, 36, 38, 39, 43, 45, 46, 50, 51, 52, 57, 58,
　　59, 65, 66, 70, 82, 92, 134, 136, 165, 180
累積傾向一元配置の分散分析　14, 115
列間(B要因による)変動の偏差平方和　194, 198
列間(B要因による)変動の自由度　195, 198
列間(B要因による)変動の分散　195, 198
列間(経時間,時点,個体内)変動の偏差平方和
　　204, 210, 220, 224
列間(経時間,時点,個体内)変動の自由度
　　204, 210, 220, 224
列間(経時間,時点,個体内)変動の分散
　　204, 210, 220, 224
連関係数(分析係数)C値　12, 13, 86, 87, 139, 140
連続量データ　12, 13, 15
リジッド分析　181, 182
レーベン(ルベーン)検定
　　14, 37, 90, 92, 93, 94, 186, 187, 189
ローズマリー芳香刺激　113, 128, 155, 163, 176
ログランク検定　247, 248

■著者紹介

篠原　鼎（しのはら　かなえ）

1945年10月30日東京に生まれる
1948年　東京都港区南青山4-17-2に住む
1958年　東京都港区立青南小学校卒業
1961年　東京都港区立青山中学校卒業
1964年　都立日比谷高校卒業
1969年　慶応義塾大学理工学部機械工学科卒業
1971年　慶応義塾大学理工学部大学院修了
　　　　(株)小松製作所・技術研究所入社
1981年　本山生命物理学研究所(本山博)入所
1982年　新東洋医学研究所(山下九三夫)入所
1984年　日本鍼灸理療専門学校研究員
1988年　東京衛生学園専門学校研究員
　　　　(京都府亀岡市に転居)
1991年　明治鍼灸大学教員育成課程入学
　　　　明治鍼灸大学基礎鍼灸医学教室　講師
　　　　明治鍼灸大学健康鍼灸医学教室　講師
　　　　(東京都港区南青山に戻る)
2006年　帝京平成大学鍼灸学科　教授
2010年　帝京平成大学言語聴覚学科　教授
2011年　定年退職
2023年　東京都港区南青山4-6-1に住む

手計算で誰もがわかる医学統計学

──────────────────────

■発行日：2025年2月28日　初版第1刷発行

■著　者：篠原　鼎

■発行者：杉田宗詞

■発行所：図書出版 浪速社
　　　　〒637-0006　奈良県五條市岡口1丁目9番58号
　　　　TEL 090-5643-8940　FAX 0747-23-0621

■印刷・製本：亜細亜印刷㈱

※2025年 © 篠原 鼎 Printed in Japan
※本書を無断で複写することは、著作権法で禁止されています。
※ISBN978-4-88854-573-0